薬の影響を考える

臨床検査値
ハンドブック

第4版

監修・編集 木村 聡
昭和大学横浜市北部病院
臨床病理診断科 教授

編集 三浦 雅一
北陸大学薬学部 教授

JN005572

じほう

第4版発刊にあたって

　2012年の初版発行以来，本書は医師，薬剤師，臨床検査技師の方々から好評をいただいて参りました。おかげさまで第4版を発行するにあたり，類似の書籍との違いを簡単に解説します。

- 要点を10秒で把握できるよう，解説文に見出しを入れ，鍵となる用語やフレーズにマーカーを付しました。

- 検査項目からだけでなく，医薬品名（一般名だけでなく商品名も）からも症状や，薬剤の影響を受ける検査名が引けます。「附録　重大な副作用に関連した検査項目と症状別医薬品リスト」をご覧ください。

　第4版では基準値や解説文，図表のアップデートを行いました。また身近となった遺伝子検査について，理解を深めるべく「コラム」や図表を追加しました。類似項目が複数ある検査は表に示し，個々の検査の特徴を際立たせるようにしました。

　本書は初版の発行以来，臨床検査の専門会社である株式会社LSIメディエンスの「検査項目解説」〈http://data.medience.co.jp/compendium/top.asp〉をもとにアップデートを重ねています。そちらもご参照ください。

　なお出版にあたっては初版に引き続き，北陸大学理事・薬学部の三浦雅一教授と金沢医科大学病院薬剤部の長井宏文氏にご協力いただきました。本文やコラムの執筆では，前　株式会社LSIメディエンスで学術担当の小田光博氏，編集では株式会社じほうの関口美紀子氏に多大なご助力をいただいたことを申し添えます。

　本書が忙しい医療従事者の業務改善に役立つことを心より願っております。

2022年2月
COVID-19との終わりの見えない闘いの合間に

昭和大学横浜市北部病院 内科系診療センター 臨床病理診断科
教授　木村　聡
（日本臨床検査医学会認定　臨床検査専門医）

執筆者一覧

執筆者

木村　聡
昭和大学横浜市北部病院 内科系診療センター
臨床病理診断科 教授

三浦雅一
北陸大学 理事
薬学部 薬学臨床系病態解析学分野 教授

長井宏文
金沢医科大学病院 薬剤部

執筆協力者

小田光博
前 株式会社LSIメディエンス

本書の構成と使い方

本書の構成

　臨床の現場で実施頻度の高い検体検査を中心に解説した「検査項目解説」（第I章〜第IX章），医薬品による検査値への影響を副作用の症状別に分類した「附録　重大な副作用に関連した検査項目と症状別医薬品リスト」から構成されます。巻頭には薬局店頭などで使える「異常値判定スペクトル」を添えました。

本書収録データ

　第I章〜第IX章の「検査項目解説」については，株式会社LSIメディエンスの『検査項目解説』をもとに執筆者による加筆，項目追加など，改変を行っています。

　「重大な副作用に関連した検査項目と症状別医薬品リスト」については，本書制作時において株式会社じほう，株式会社医薬情報研究所が入手した添付文書およびその他の資料を使用しました。

検査項目解説

検査値を読み解くために
これだけは知っておきたい！

　検査の意義やその原理，また病態に応じた読み解き方を解説。基準値，臨床的意義，薬剤の影響などのポイントを簡潔にわかりやすく記載しました。

凡例

A. 検査項目名
原則，略語〔検査項目名〕，および英語表記などを併記しました。

B. 基準値・測定法・検体
臨床で利用しやすいよう各検査項目名の直後に掲載しました。
Ⓜ…男性，Ⓕ…女性

C. 臨床的意義
検査の目的や特長などのポイントを簡潔に記載しました。

D. 解説
検査の原理や，基準値から逸脱する病態のメカニズムなど，検査値を正しく判読するために必要な知識を解説しました。

E. 注目
生理的変動，保存方法・経時的変化など，検査値の変動等に関して注目すべきポイントなど，知っておきたい重要な事柄を記載しました。

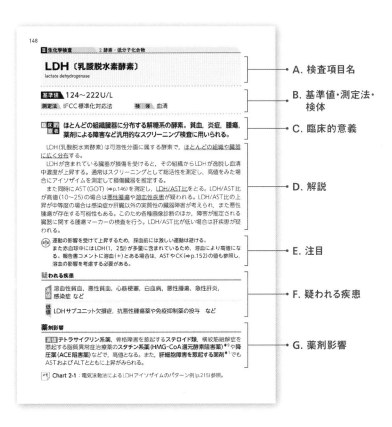

- A. 検査項目名
- B. 基準値・測定法・検体
- C. 臨床的意義
- D. 解説
- E. 注目
- F. 疑われる疾患
- G. 薬剤影響

F. 疑われる疾患

検査値が基準値を逸脱した場合に考えられる疾患や病態などを記載しました。

G. 薬剤影響

薬剤の影響について記載し，下記マークを付しました。

◆…添付文書の「重大な副作用」欄に関連記載のある薬剤

　◆に添えられた1～15の数字は，「附録 重大な副作用に関連した検査項目と症状別医薬品リスト」(p.1～68) の項目番号を示します。

▼…添付文書の「臨床検査結果に及ぼす影響」欄に記載のある薬剤

▼…添付文書上，「臨床検査結果に及ぼす影響」以外の箇所に記載のみられる薬剤

重大な副作用に関連した検査項目と症状別医薬品リスト

　検査値は疑われる疾患等の診断，病態変化の把握に用いられるだけでなく，薬物治療の有効性や安全性の確保を図るための指標にもなります。

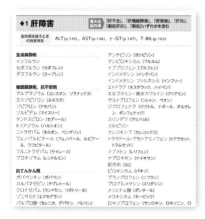

副作用のキーワードから調べる場合（p.1〜68）

医薬品添付文書の「重大な副作用」欄に，肝障害，腎障害，浮腫，頻脈，電解質・微量金属異常などのキーワードが含まれる薬剤を列挙しました。

現場での活用を想定し，薬効分類ごとに一般名※の五十音順で記載しています。

※塩・水和物等を除く活性本体

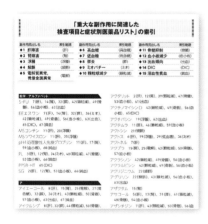

代表的な医薬品名から調べる場合（p.69〜104）

「検査値に変動があったけれど，服用中の薬の副作用だろうか？」

そんな疑問をもったときに，代表的な医薬品名から「重大な副作用」に記載のある病態を検索できます。

安全な薬剤管理，副作用の早期発見に！

※本データは検査項目名で抽出したデータではないため，症例によっては検査値に影響がみられない場合もあります。また，剤形，規格により副作用が異なる場合もあります。なお，本リストは2021年12月下旬入手データに基づき作成しています。

異常値判定スペクトル

基準値について
患者さんから尋ねられたら…

　「検査値が高いけれど大丈夫でしょうか?」などと,薬局を訪れた患者さんから質問を受けた際の目安になります。

　スペクトルには,「基準値(ひとまず大丈夫)」(緑色)と「生活習慣改善／経過観察」(黄色),「すぐに受診を考慮すべき異常値」(赤色)を示しています。

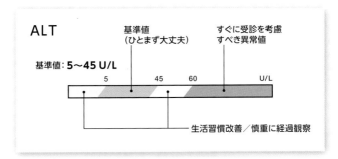

※本スペクトルはエビデンスに立脚したものではなく,著者の臨床経験をもとに調剤薬局を訪れる外来患者の指導を想定した一般的な目安です。性別,年齢,日内変動,食事や薬の影響,個人の病態など,検査項目ごとに変動する要因はさまざまであり,あくまで参考程度としての利用にとどめ,臨床判断については医師に相談してください。なお,すでに受診中の患者さんについては,主治医の判断が優先されるためこの限りではありません。

※「すぐに受診を考慮すべき異常値」をみた場合,測定エラー,検体採取法や保存条件の正しさを確認のうえ,これらに問題がなく,かつ未受診の場合は,速やかに医療機関を受診するよう受診勧奨することをお勧めします。

本書のご利用にあたって

　本書の記載内容については,正確かつ最新の情報であるよう努めて編集にあたっておりますが,日々,医学,医療は進歩しており,本書記載内容が発刊後に必ずしも最新・正確とは限りません。

　したがって,検査に関する判読については,最新の検査機器・試薬の説明書および医薬品添付文書等を確認いただき,ご自身にて行われるようお願い申し上げます。

　本書の記載内容に関連して生じたいかなる問題についても,監修者,編集者,執筆者ならびに出版者はその責任を負いかねます。

株式会社　じほう

異常値判定スペクトル

分類	検査項目略語 和名・慣用名	基準値・異常値判定スペクトル[※1]	参照ページ
血液一般 検査	WBC 白血球数	**3,300〜9,000 個/μL** 3,000　9,000　個/μL 2,000　10,000	108
	RBC 赤血球数	**男：430〜570×10⁴/μL　女：380〜500×10⁴/μL** 男　320　430　570　610　×10⁴/μL 女　300　380　500　580	109
	Hb ヘモグロビン （血色素量）	**男：13.5〜17.5 g/dL　女：11.5〜15.0 g/dL** 9　11　17　g/dL	111
	Ht ヘマトクリット	**男：39.7〜52.4%　女：34.8〜45.0%** 男　34　39　52　60　% 女　30　35　45　55	113
	PLT 血小板数	**14.0〜34.0×10⁴/μL** 10　14　34　40　×10⁴/μL	114
	PT-INR プロトロンビン時間	**0.85〜1.15**　2.5 0.85　1.15 ※疾患および抗凝固薬使用の有無で異なる	116
	APTT 活性化部分 トロンボプラスチン時間	**25.0〜36.0 秒** 20　25　36　45　秒	119
	血中FDP	**5.0 μg/mL未満** 5　10　μg/mL	120

【注】※1　本スペクトルはエビデンスに立脚したものではなく，著者の臨床経験をもとに調剤薬局を訪れる外来患者の指導を想定した一般的な目安にすぎない．臨床判断には，病歴，所見，ほかの検査データ等を総合的に考慮したうえで，経験豊富な医師の診立てが必要である．したがって，<u>あくまで参考程度としての利用にとどめ，臨床判断については医師に相談すること</u>．なお，すでに受診中の患者については，医師の判断が優先されるためこの限りではない．

※2　「すぐに受診を考慮すべき異常値」をみた場合，測定エラー，検体採取法や保存条件の正しさを確認のうえ，これらに問題がなく，かつ未受診の場合は，速やかに医療機関を受診するよう勧めること．

異常値判定スペクトルの見方

■ すぐに受診を考慮すべき異常値※2		□ 生活習慣改善／慎重に経過観察
		▨ 基準値（ひとまず大丈夫）

分類	検査項目略語 和名・慣用名	基準値・異常値判定スペクトル※1	参照ページ
肝機能 検査	**TP** 総蛋白	**6.7～8.3 g/dL** 5.5　6.7　　　8.3　　10.0　g/dL 5.0　6.0　　8.0　　9.0	134
	Alb アルブミン	**3.8～5.2 g/dL** 3.0　3.8　　　5.2　g/dL	135
	ALT GPT	**5～45 U/L** 5　　45　　60　　　　U/L	145
	AST GOT	**10～40 U/L** 10　　40　　60　　　　U/L	146
	γ-GT γ-GTP	**男：80 U/L以下　　女：30 U/L以下** 男 80 女 30　　　　100　　　　　　U/L	147
	T-BIL 総ビリルビン	**0.2～1.2 mg/dL** 0.2　　　1.2　　　1.8　　mg/dL	162
	ChE コリンエステラーゼ	**男：234～493 U/L　　女：200～452 U/L** 男　100　　234　　　　　493　　600　U/L 女　　　200　　　　　452	150
	LDH 乳酸脱水素酵素	**124～222 U/L** 60　124　　　　222　　400　U/L	148

異常値判定スペクトル

分類	検査項目略語 和名・慣用名	基準値・異常値判定スペクトル[※1]	参照ページ
腎機能 検査	比重〈尿〉	**1.006〜1.030** 1.008　　　　1.030　　1.036 1.006　　　　1.024 ※季節や水分摂取量の影響が大きい。	321
	BUN 血中尿素窒素	**8.0〜20.0 mg/dL** 8　　20　　30　　mg/dL	157
	CRE クレアチニン	**男：0.61〜1.04 mg/dL　女：0.47〜0.79 mg/dL** 0.4　　1.1　　1.4　　mg/dL	158
	eGFR 推算糸球体濾過値量	**90 mL/min/1.73m² 以上** 40　　60　　90　mL/min/1.73m² （高齢者）	160
糖・脂質代謝 関連検査	GLU 血糖値	**70〜109 mg/dL** （空腹時） 50　70　　110　140　　mg/dL	164
	HbA1c A1c	**NGSP値：4.6〜6.2%（JDS値：4.3〜5.8%）** 4.6　　6.0　6.5　　（NGSP値）%	170
	TC 総コレステロール	**120〜219 mg/dL** 60　120　220　300　mg/dL	176
	TG 中性脂肪	**30〜149 mg/dL（早朝空腹時採血）** 10　30　　150　　400 mg/dL	174

【注】※1　本スペクトルはエビデンスに立脚したものではなく，著者の臨床経験をもとに調剤薬局を訪れる外来患者の指導を想定した一般的な目安にすぎない。臨床判断には，病歴，所見，ほかの検査データ等を総合的に考慮したうえで，経験豊富な医師の診立てが必要である。したがって，あくまで参考程度としての利用にとどめ，臨床判断については医師に相談すること。なお，すでに受診中の患者については，医師の判断が優先されるためこの限りではない。

※2　「すぐに受診を考慮すべき異常値」をみた場合，測定エラー，検体採取法や保存条件の正しさを確認のうえ，これらに問題がなく，かつ未受診の場合は，速やかに医療機関を受診するよう勧めること。

異常値判定スペクトルの見方

すぐに受診を考慮すべき異常値※2		生活習慣改善／慎重に経過観察
		基準値（ひとまず大丈夫）

分類	検査項目略語 和名・慣用名	基準値・異常値判定スペクトル※1	参照ページ
生化学 検査	CRP C反応性蛋白	定性：陰性（−）　定量：0.30 mg/dL以下 0.3　　2.0　mg/dL 0.05　　1.0	138
	CK クレアチンキナーゼ	男：60〜270 U/L　女：40〜150 U/L 60　270　400　U/L 40　150　350	152
	UA 尿酸	男：3.8〜7.0 mg/dL　女：2.5〜7.0 mg/dL 2.5　7.0　8.0　mg/dL	155
	Na ナトリウム	137〜147 mEq/L 132　137　147　153 mEq/L	184
	K カリウム	3.5〜5.0 mEq/L 3.5　5.0　mEq/L 3.0　5.5	186
	Cl クロール	98〜108 mEq/L 85　98　108　115 mEq/L	187
	Fe 血清鉄	男：50〜200 µg/dL　女：40〜180 µg/dL 男　20　50　200　350　µg/dL 女　10　40　180　320	190

目次

I 血液学検査

1 血球化学検査

2 凝固・線溶系検査

Ⅱ 生化学検査

1 蛋白

2 酵素・低分子化合物

Ⅲ 内分泌学検査

IV 免疫学的検査

1 免疫

Ⅴ 腫瘍マーカー

1 腫瘍マーカー

Ⅵ 感染症

1 ウイルス感染症

附録

重大な副作用に関連した
検査項目と症状別医薬品リスト

見出し

◆1 肝障害〜◆15 溶血性貧血において，添付文書の「重大な副作用」欄より，各見出し冒頭に記載の「　」内の語句を含む医薬品を抽出した。

薬効分類

原則として「**保険薬事典 Plus⁺**」（発行：じほう）の分類に基づき記載した。

医薬品名

薬効分類ごとに一般名（塩，水和物等を除く活性本体）の五十音順で配列し，〔　〕内には代表的製品名（原則として剤形，規格単位，アルファベット等を除く）を記載した。なお，後発医薬品はブランド商品名を除き省略した。

注意：本データは検査項目名で抽出したデータではないため，症例によっては検査値に影響がみられない場合もあります。また，投与経路，剤形，規格により副作用が異なる場合もあります。よって臨床上の判断につきましては，最新の医薬品添付文書や検査機器・試薬の説明書等を確認いただき，ご自身で細心の注意を払われますようお願い申し上げます。なお，本リストは2021年12月下旬入手データに基づき作成しています。

◆1 肝障害

| 重大な副作用 | 「肝不全」，「肝機能障害」，「肝障害」，「肝炎」，「劇症肝炎」，「黄疸」いずれかを含む |

| 副作用を疑うときの検査項目 | ALT(p.145)，AST(p.146)，γ-GT(p.147)，T-BIL(p.162) |

全身麻酔剤
イソフルラン
セボフルラン〔セボフレン〕
デスフルラン〔スープレン〕

催眠鎮静剤，抗不安剤
アルプラゾラム〔コンスタン，ソラナックス〕
エスゾピクロン〔ルネスタ〕
ゾピクロン〔アモバン〕
ゾルピデム〔マイスリー〕
タンドスピロン〔セディール〕
トリアゾラム〔ハルシオン〕
ニトラゼパム〔ネルボン，ベンザリン〕
フェノバルビタール〔フェノバール，ルピアール，ワコビタール〕
フルニトラゼパム〔サイレース〕
ブロチゾラム〔レンドルミン〕

抗てんかん剤
ガバペンチン〔ガバペン〕
カルバマゼピン〔テグレトール〕
クロナゼパム〔ランドセン，リボトリール〕
ゾニサミド〔エクセグラン〕
バルプロ酸〔セレニカ，デパケン，バレリン〕
フェニトイン〔アレビアチン，ヒダントール〕
フェノバルビタール〔ノーベルバール，フェノバール〕
ホスフェニトイン〔ホストイン〕
ラモトリギン〔ラミクタール〕
レベチラセタム〔イーケプラ〕

解熱鎮痛消炎剤
アクタリット〔オークル，モーバー〕
アスピリン
アスピリン・ダイアルミネート〔イスキア，バファリン〕
アセトアミノフェン〔アセリオ，アルピニー，アンヒバ，カロナール，パラセタ，ピレチノール〕
アセメタシン〔ランツジール〕

アンチピリン〔ヨシピリン〕
アンピロキシカム〔フルカム〕
イブプロフェン〔ブルフェン〕
インドメタシン〔インテバン〕
インドメタシン ファルネシル〔インフリー〕
エトドラク〔オステラック，ハイペン〕
エルゴタミン・無水カフェイン〔クリアミン〕
ザルトプロフェン〔ソレトン，ペオン〕
ジクロフェナク〔ジクトル，ナボール，ボルタレン，ボンフェナック〕
スリンダク〔クリノリル〕
スルピリン
セレコキシブ〔セレコックス〕
トラマドール・アセトアミノフェン〔トアラセット，トラムセット〕
ナブメトン〔レリフェン〕
ナプロキセン〔ナイキサン〕
配合剤〔SG〕
ピロキシカム〔バキソ〕
プラノプロフェン〔ニフラン〕
プログルメタシン〔ミリダシン〕
メフェナム酸〔ポンタール〕
メロキシカム〔モービック〕
ロキソプロフェン〔サンロキソ，ロキソニン，ロキフェン，ロキプロナール〕
ロルノキシカム〔ロルカム〕
ワクシニアウイルス接種家兎炎症皮膚抽出液〔ノイロトロピン〕

抗パーキンソン剤
アマンタジン〔シンメトレル〕
エンタカポン〔コムタン〕
カベルゴリン〔カバサール〕
ゾニサミド〔トレリーフ〕
プラミペキソール〔ビ・シフロール，ミラペックス〕
ペルゴリド〔ペルゴリン，ペルマックス〕
レボドパ・カルビドパ・エンタカポン〔スタレボ〕
ロチゴチン〔ニュープロ〕

精神神経用剤
アセナピン〔シクレスト〕
アトモキセチン〔ストラテラ〕
アモキサピン〔アモキサン〕
アリピプラゾール〔エビリファイ〕
イミプラミン〔イミドール，トフラニール〕
エチゾラム〔デパス〕
オランザピン〔ジプレキサ〕
クエチアピン〔セロクエル，ビプレッソ〕
クロザピン〔クロザリル〕
クロチアゼパム〔リーゼ〕
クロミプラミン〔アナフラニール〕
クロルプロマジン〔ウインタミン，コントミン〕
スルピリド〔ドグマチール〕
セルトラリン〔ジェイゾロフト〕
デュロキセチン〔サインバルタ〕
ネモナプリド〔エミレース〕
パリペリドン〔インヴェガ，ゼプリオン〕
パロキセチン〔パキシル〕
ハロペリドール〔セレネース，ネオペリドール，
　ハロマンス〕
ヒドロキシジン〔アタラックス〕
フルボキサミン〔デプロメール，ルボックス〕
ブロナンセリン〔ロナセン〕
ペモリン〔ベタナミン〕
マプロチリン〔ルジオミール〕
ミアンセリン〔テトラミド〕
ミルタザピン〔リフレックス，レメロン〕
ミルナシプラン〔トレドミン〕
メチルフェニデート〔コンサータ，リタリン〕
リスペリドン〔リスパダール〕

総合感冒剤
配合剤〔PL，サラザック，セラピナ，トーワチー
　ム，ピーエイ，ペレックス，マリキナ〕

その他の中枢神経系用薬
エダラボン〔ラジカット〕
ガバペンチン エナカルビル〔レグナイト〕
ガランタミン〔レミニール〕
タルチレリン〔セレジスト〕
ドネペジル〔アリセプト〕
ナタリズマブ〔タイサブリ〕
ナルフラフィン〔レミッチ〕

フマル酸ジメチル〔テクフィデラ〕
プレガバリン〔リリカ〕
ミロガバリン〔タリージェ〕
メマンチン〔メマリー〕
リバスチグミン〔イクセロン，リバスタッチ〕
リルゾール〔リルテック〕

局所麻酔剤
ブピバカイン〔マーカイン〕

骨格筋弛緩剤
ダントロレン〔ダントリウム〕

自律神経剤
チキジウム〔チアトン〕
メペンゾラート・フェノバルビタール〔トラン
　コロンP〕

鎮けい剤
チザニジン〔チザニジン，テルネリン〕
ピペリドレート〔ダクチラン，ダクチル〕

強心剤
アミノフィリン〔アプニション，キョーフィリン，
　ネオフィリン〕
ドカルパミン〔タナドーパ〕
ピモベンダン

不整脈用剤
アプリンジン〔アスペノン〕
アミオダロン〔アンカロン〕
ジソピラミド〔リスモダン〕
シベンゾリン〔シベノール〕
ピルシカイニド〔サンリズム〕
フレカイニド〔タンボコール〕
プロパフェノン〔プロノン〕
メキシレチン〔チルミメール，メキシチール〕

利尿剤
アセタゾラミド〔ダイアモックス〕
トラセミド〔ルプラック〕
トルバプタン〔サムスカ〕

血圧降下剤

アジルサルタン〔アジルバ〕
アジルサルタン・アムロジピン〔ザクラス〕
アゼルニジピン〔カルブロック〕
イルベサルタン〔アバプロ, イルベタン〕
イルベサルタン・アムロジピン〔アイミクス, イルアミクス〕
イルベサルタン・トリクロルメチアジド〔イルトラ〕
ウラピジル〔エブランチル〕
エナラプリル〔レニベース〕
オルメサルタン〔オルメテック〕
オルメサルタン・アゼルニジピン〔レザルタス〕
カルベジロール〔アーチスト〕
カンデサルタン〔ブロプレス〕
カンデサルタン・アムロジピン〔カムシア, ユニシア〕
カンデサルタン・ヒドロクロロチアジド〔エカード, カデチア〕
シルニジピン〔アテレック〕
テモカプリル〔エースコール〕
テラゾシン〔ハイトラシン, バソメット〕
テルミサルタン〔ミカルディス〕
テルミサルタン・アムロジピン〔テラムロ, ミカムロ〕
テルミサルタン・アムロジピン・ヒドロクロロチアジド〔ミカトリオ〕
テルミサルタン・ヒドロクロロチアジド〔テルチア, ミコンビ〕
ドキサゾシン〔カルデナリン〕
トランドラプリル〔オドリック〕
ニカルジピン〔ペルジピン〕
ニルバジピン〔ニバジール〕
バルサルタン〔ディオバン〕
バルサルタン・アムロジピン〔アムバロ, エックスフォージ〕
バルサルタン・シルニジピン〔アテディオ〕
バルサルタン・ヒドロクロロチアジド〔コディオ, バルヒディオ〕
バルニジピン〔ヒポカ〕
ヒドララジン〔アプレゾリン〕
ベナゼプリル〔チバセン〕
メチルドパ〔アルドメット〕
メトプロロール〔セロケン, ロプレソール〕
ラベタロール〔トランデート〕
リシノプリル〔ゼストリル, ロンゲス〕
ロサルタン〔ニューロタン〕
ロサルタン・ヒドロクロロチアジド〔プレミネント, ロサルヒド〕

血管拡張剤

アムロジピン〔アムロジン, ノルバスク〕
一硝酸イソソルビド〔アイトロール〕
カルペリチド〔ハンプ〕
ジルチアゼム〔ヘルベッサー〕
トラピジル〔ロコルナール〕
ニコランジル〔シグマート〕
ニトレンジピン〔バイニロード, バイロテンシン〕
ニフェジピン〔アダラート, セパミット〕
ベニジピン〔コニール〕

高脂血症用剤

アトルバスタチン〔リピトール〕
エゼチミブ〔ゼチーア〕
エゼチミブ・アトルバスタチン〔アトーゼット〕
エゼチミブ・ロスバスタチン〔ロスーゼット〕
オメガー3脂肪酸エチル〔ロトリガ〕
シンバスタチン〔リポバス〕
ピタバスタチン〔リバロ〕
フェノフィブラート〔トライコア, リピディル〕
プラバスタチン〔メバレクト, メバロチン〕
フルバスタチン〔ローコール〕
ベザフィブラート〔ベザトール, ミデナール〕
ロスバスタチン〔クレストール〕
ロミタピド〔ジャクスタピッド〕

その他の循環器官用薬

アムロジピン・アトルバスタチン〔アマルエット, カデュエット〕
アルガトロバン〔スロンノン, ノバスタン〕
アルプロスタジル〔パルクス, リプル〕
アルプロスタジル　アルファデクス〔アルテジール, プロスタンディン〕
セベラマー〔フォスブロック, レナジェル〕
ビキサロマー〔キックリン〕
ベラプロスト〔ケアロード, ベラサス〕
ボセンタン〔トラクリア〕

鎮咳剤
ジプロフィリン・ジヒドロコデイン〔カフコデ〕

去たん剤
カルボシステイン〔ムコダイン〕
フドステイン〔クリアナール，スペリア〕

気管支拡張剤
テオフィリン〔スロービッド，テオドール，テオロング，ユニコン，ユニフィル〕

消化性潰瘍用剤
エソメプラゾール〔ネキシウム〕
オメプラゾール〔オメプラゾン，オメプラール〕
シメチジン〔カイロック，タガメット〕
スルピリド〔ドグマチール〕
ソファルコン
テプレノン〔セルテプノン，セルベックス〕
トロキシピド〔アプレース〕
ニザチジン〔アシノン〕
ファモチジン〔ガスター，ブロスター〕
ボノプラザン〔タケキャブ〕
ポラプレジンク〔プロマック〕
ラニチジン〔ザンタック〕
ラフチジン〔プロテカジン〕
ラベプラゾール〔パリエット〕
ランソプラゾール〔タケプロン〕
レバミピド〔ムコスタ〕
ロキサチジン〔アルタット〕

その他の消化器官用薬
イトプリド〔ガナトン〕
インフリキシマブ〔レミケード〕
トリメブチン〔セレキノン〕
ドンペリドン〔ナウゼリン〕
メサラジン〔アサコール，ペンタサ，リアルダ〕
モサプリド〔ガスモチン〕

甲状腺，副甲状腺ホルモン剤
チアマゾール〔メルカゾール〕
プロピルチオウラシル〔チウラジール，プロパジール〕
リオチロニン〔チロナミン〕
レボチロキシン〔チラーヂン〕

たん白同化ステロイド剤
メテノロン〔プリモボラン〕

副腎ホルモン剤
メチルプレドニゾロンコハク酸エステルナトリウム〔ソル・メドロール，ソル・メルコート〕

卵胞ホルモン及び黄体ホルモン剤
クロルマジノン〔プロスタール，プロスタット，ロンステロン〕

その他のホルモン剤(抗ホルモン剤を含む。)
ゴセレリン〔ゾラデックス〕
シクロフェニル〔セキソビット〕
ダナゾール〔ボンゾール〕
デガレリクス〔ゴナックス〕
デュタステリド〔アボルブ，ザガーロ〕
トルバプタン〔サムスカ〕
ナファレリン〔ナサニール，ナファレリール〕
パシレオチド〔シグニフォー〕
フィナステリド〔プロペシア〕
ブセレリン〔スプレキュア，ブセレキュア〕
ミトタン〔オペプリム〕
リュープロレリン〔リュープリン〕
レルゴリクス〔レルミナ〕

その他の泌尿生殖器官及び肛門用薬
イミダフェナシン〔ウリトス，ステーブラ〕
ソリフェナシン〔ベシケア〕
シロドシン〔ユリーフ〕
タムスロシン〔ハルナール，パルナック〕
ナフトピジル〔フリバス〕
フラボキサート〔ブラダロン〕
プロピベリン〔バップフォー〕
リトドリン〔ウテメリン〕

ビタミンA及びD剤
アルファカルシドール〔アルシオドール，アルファロール，カルフィーナ，ワンアルファ〕
ファレカルシトリオール〔フルスタン，ホーネル〕

血液凝固阻止剤

アピキサバン〔エリキュース〕
エドキサバン〔リクシアナ〕
エノキサパリン〔クレキサン〕
ダビガトラン〔プラザキサ〕
フォンダパリヌクス〔アリクストラ〕
リバーロキサバン〔イグザレルト〕
ワルファリン〔ワーファリン〕

その他の血液・体液用薬

アスピリン〔ゼンアスピリン,バイアスピリン〕
アスピリン・ダイアルミネート〔アスファネート,ニトギス,バッサミン,バファリン〕
アスピリン・ボノプラザン〔キャブピリン〕
アスピリン・ランソプラゾール〔タケルダ〕
イコサペント酸〔エパデール,エパロース〕
クロピドグレル〔プラビックス〕
クロピドグレル・アスピリン〔コンプラビン〕
サルポグレラート〔アンプラーグ〕
シロスタゾール〔コートリズム,シロシナミン,シロスレット,プレタール,プレトモール,ホルダゾール〕
チクロピジン〔パナルジン〕
プラスグレル〔エフィエント〕
リマプロスト アルファデクス〔オパルモン,プロレナール〕

肝臓疾患用剤

チオプロニン〔チオラ〕
プロパゲルマニウム〔セロシオン〕

解毒剤

デフェラシロクス〔ジャドニュ〕
ペニシラミン〔メタルカプターゼ〕
ホリナート〔ユーゼル,ロイコボリン〕
レボホリナート〔アイソボリン〕

習慣性中毒用剤

シアナミド〔シアナマイド〕
ジスルフィラム〔ノックビン〕

痛風治療剤

アロプリノール〔アノプロリン,ザイロリック,サロベール〕

トピロキソスタット〔ウリアデック,トピロリック〕
フェブキソスタット〔フェブリク〕
ベンズブロマロン〔ユリノーム〕

糖尿病用剤

アカルボース〔グルコバイ〕
アナグリプチン・メトホルミン〔メトアナ〕
アログリプチン〔ネシーナ〕
アログリプチン・ピオグリタゾン〔リオベル〕
アログリプチン・メトホルミン〔イニシンク〕
エンパグリフロジン・リナグリプチン〔トラディアンス〕
グリクラジド〔グリミクロン〕
グリベンクラミド〔オイグルコン,ダオニール〕
グリメピリド〔アマリール〕
シタグリプチン〔グラクティブ,ジャヌビア〕
シタグリプチン・イプラグリフロジン〔スージャヌ〕
テネリグリプチン〔テネリア〕
テネリグリプチン・カナグリフロジン〔カナリア〕
ナテグリニド〔スターシス,ファスティック〕
ピオグリタゾン〔アクトス〕
ピオグリタゾン・グリメピリド〔ソニアス〕
ピオグリタゾン・メトホルミン〔メタクト〕
ビルダグリプチン〔エクア〕
ビルダグリプチン・メトホルミン〔エクメット〕
ボグリボース〔ベイスン〕
ミグリトール〔セイブル〕
ミチグリニド〔グルファスト〕
ミチグリニド・ボグリボース〔グルベス〕
メトホルミン〔グリコラン,メトグルコ〕
リナグリプチン〔トラゼンタ〕
レパグリニド〔シュアポスト〕

他に分類されない代謝性医薬品

アザチオプリン〔アザニン,イムラン〕
アダリムマブ〔ヒュミラ〕
アナモレリン〔エドルミズ〕
アレンドロン酸〔フォサマック,ボナロン〕
イグラチモド〔ケアラム〕
ウパダシチニブ〔リンヴォック〕
エタネルセプト〔エンブレル〕
エチドロン酸〔ダイドロネル〕
エパルレスタット〔キネダック〕

エポエチン ベータ〔エポジン〕
エポエチン ベータ ペゴル〔ミルセラ〕
エルカトニン〔アデビロック，エルシトニン，ラスカルトン〕
エルトロンボパグ〔レボレード〕
オザグレル〔オザペン，カタクロット，キサンボン〕
カモスタット〔フオイパン〕
ギボシラン〔ギブラーリ〕
サリルマブ〔ケブザラ〕
シクロスポリン〔サンディミュン，ネオーラル〕
シベレスタット〔エラスポール〕
タクロリムス〔グラセプター，プログラフ〕
ダルベポエチン アルファ〔ネスプ〕
トファシチニブ〔ゼルヤンツ〕
ナファモスタット〔コアヒビター，フサン，ロナスタット〕
ニンテダニブ〔オフェブ〕
バダデュスタット〔バフセオ〕
バリシチニブ〔オルミエント〕
ピルフェニドン〔ピレスパ〕
フィルゴチニブ〔ジセレカ〕
ペフィシチニブ〔スマイラフ〕
ミコフェノール酸〔セルセプト〕
ミゾリビン〔ブレディニン〕
ミノドロン酸〔ボノテオ，リカルボン〕
メトトレキサート〔メトレート，リウマトレックス〕
ラロキシフェン〔エビスタ〕
リセドロン酸〔アクトネル，ベネット〕
レフルノミド〔アラバ〕

アルキル化剤

エストラムスチン〔エストラサイト〕
シクロホスファミド〔エンドキサン〕
ストレプトゾシン〔ザノサー〕
ダカルバジン
テモゾロミド〔テモダール〕
メルファラン〔アルケラン〕

代謝拮抗剤

カペシタビン〔ゼローダ〕
クロファラビン〔エボルトラ〕
ゲムシタビン〔ジェムザール〕
シタラビン〔キロサイド〕
テガフール〔フトラフール〕

テガフール・ウラシル〔ユーエフティ〕
テガフール・ギメラシル・オテラシル〔EEエスワン，エスエーワン，エスワンケーケー，エスワンタイホウ，エヌケーエスワン，ティーエスワン〕
ドキシフルリジン〔フルツロン〕
ネララビン〔アラノンジー〕
フルオロウラシル〔5-FU〕
メトトレキサート〔メソトレキセート〕

抗腫瘍性抗生物質製剤

イノツズマブ〔ベスポンサ〕
ゲムツズマブ〔マイロターグ〕
ドキソルビシン〔ドキシル〕

抗腫瘍性植物成分製剤

イリノテカン〔オニバイド，カンプト，トポテシン〕
カバジタキセル〔ジェブタナ〕
ドセタキセル〔タキソテール，ワンタキソテール〕
パクリタキセル〔アブラキサン，タキソール〕
ビンクリスチン〔オンコビン〕

その他の腫瘍用薬

アキシチニブ〔インライタ〕
アザシチジン〔ビダーザ〕
アスパラギナーゼ〔ロイナーゼ〕
アテゾリズマブ〔テセントリク〕
アナストロゾール〔アリミデックス〕
アビラテロン〔ザイティガ〕
アファチニブ〔ジオトリフ〕
アベマシクリブ〔ベージニオ〕
アベルマブ〔バベンチオ〕
アレクチニブ〔アレセンサ〕
アレムツズマブ〔マブキャンパス〕
イピリムマブ〔ヤーボイ〕
イブルチニブ〔イムブルビカ〕
イマチニブ〔グリベック〕
エキセメスタン〔アロマシン〕
エリブリン〔ハラヴェン〕
エルロチニブ〔タルセバ〕
エンコラフェニブ〔ビラフトビ〕
オキサリプラチン〔エルプラット〕
オシメルチニブ〔タグリッソ〕
オビヌツズマブ〔ガザイバ〕

オファツムマブ〔アーゼラ〕
カプマチニブ〔タブレクタ〕
カルフィルゾミブ〔カイプロリス〕
カルボプラチン〔パラプラチン〕
ギルテリチニブ〔ゾスパタ〕
クリゾチニブ〔ザーコリ〕
ゲフィチニブ〔イレッサ〕
サリドマイド〔サレド〕
シスプラチン〔アイエーコール, ランダ〕
スニチニブ〔スーテント〕
セリチニブ〔ジカディア〕
セルペルカチニブ〔レットヴィモ〕
ソラフェニブ〔ネクサバール〕
ダコミチニブ〔ビジンプロ〕
ダブラフェニブ〔タフィンラー〕
タモキシフェン〔ノルバデックス〕
タラポルフィン〔レザフィリン〕
チラブルチニブ〔ベレキシブル〕
デニロイキン ジフチトクス〔レミトロ〕
テポチニブ〔テプミトコ〕
デュルバルマブ〔イミフィンジ〕
トラスツズマブ〔ハーセプチン〕
トラスツズマブ エムタンシン〔カドサイラ〕
トラベクテジン〔ヨンデリス〕
トラメチニブ〔メキニスト〕
トレミフェン〔フェアストン〕
ニボルマブ〔オプジーボ〕
ニロチニブ〔タシグナ〕
パゾパニブ〔ヴォトリエント〕
パノビノスタット〔ファリーダック〕
バンデタニブ〔カプレルサ〕
ビカルタミド〔カソデックス〕
ビニメチニブ〔メクトビ〕
ブリグチニブ〔アルンブリグ〕
フルタミド〔オダイン〕
フルベストラント〔フェソロデックス〕
ブレンツキシマブ〔アドセトリス〕
ベキサロテン〔タルグレチン〕
ペムブロリズマブ〔キイトルーダ〕
ベムラフェニブ〔ゼルボラフ〕
ボスチニブ〔ボシュリフ〕
ポナチニブ〔アイクルシグ〕
ポマリドミド〔ポマリスト〕
ポラツズマブ〔ポライビー〕

ボルテゾミブ〔ベルケイド〕
ミリプラチン〔ミリプラ〕
モガムリズマブ〔ポテリジオ〕
ラパチニブ〔タイケルブ〕
ラムシルマブ〔サイラムザ〕
ラロトレクチニブ〔ヴァイトラックビ〕
リツキシマブ〔リツキサン〕
ルキソリチニブ〔ジャカビ〕
レゴラフェニブ〔スチバーガ〕
レトロゾール〔フェマーラ〕
レナリドミド〔レブラミド〕
レンバチニブ〔レンビマ〕
ロルラチニブ〔ローブレナ〕

抗ヒスタミン剤

クレマスチン〔クレ・ママレット, タベジール, テルギン〕
メキタジン〔ゼスラン, ニポラジン〕

刺激療法剤

ブシラミン〔リマチル〕

その他のアレルギー用薬

アブロシチニブ〔サイバインコ〕
イブジラスト〔ケタス〕
エバスチン〔エバステル〕
エピナスチン〔アルピード, アレジオン〕
オキサトミド〔オキサトーワ〕
オロパタジン〔アレロック〕
ケトチフェン〔ケトチフェン, ザジテン〕
スプラタスト〔アイピーディ〕
セチリジン〔ジルテック〕
セラトロダスト〔ブロニカ〕
デスロラタジン〔デザレックス〕
トラニラスト〔リザベン〕
フェキソフェナジン〔アレグラ〕
フェキソフェナジン・プソイドエフェドリン〔ディレグラ〕
プランルカスト〔オノン〕
ベロトラルスタット〔オラデオ〕
モンテルカスト〔キプレス, シングレア〕
ラマトロバン〔バイナス〕
ルパタジン〔ルパフィン〕
レボセチリジン〔ザイザル〕

ロラタジン〔クラリチン〕

その他の組織細胞機能用医薬品

オナセムノゲン　アベパルボベク〔ゾルゲンス
マ〕

漢方製剤

茵蔯蒿湯，温清飲，黄連解毒湯，乙字湯，
葛根湯，加味逍遙散，荊芥連翹湯，桂枝茯
苓丸，牛車腎気丸，柴胡加竜骨牡蛎湯，柴
胡桂枝湯，柴胡桂枝乾姜湯，柴朴湯，柴苓
湯，三黄瀉心湯，三物黄芩湯，芍薬甘草湯，
十全大補湯，潤腸湯，小柴胡湯，小柴胡湯
加桔梗石膏，小青竜湯，辛夷清肺湯，清上
防風湯，清心蓮子飲，清肺湯，大建中湯，
大柴胡湯，二朮湯，女神散，人参養栄湯，
麦門冬湯，半夏瀉心湯，防已黄耆湯，防風
通聖散，補中益気湯，麻黄附子細辛湯，抑
肝散，六君子湯，竜胆瀉肝湯

主としてグラム陽性菌に作用するもの

クリンダマイシン〔ダラシン〕
テイコプラニン〔タゴシッド〕
バンコマイシン

主としてグラム陰性菌に作用するもの

チゲサイクリン〔タイガシル〕
レレバクタム・イミペネム・シラスタチン〔レ
カルブリオ〕

主としてグラム陽性・陰性菌に作用するもの

アモキシシリン〔アモリン，サワシリン，パセト
シン，ワイドシリン〕
アモキシシリン・クラブラン酸〔オーグメンチ
ン，クラバモックス〕
アンピシリン・スルバクタム〔スルバクシン，
スルバシリン，ピシリバクタ，ピスルシン，ユー
シオン，ユナシン，ユナスピン〕
イミペネム・シラスタチン〔チエクール，チエ
ナム，チエペネム〕
セファクロル〔ケフラール，トキクロル〕
セファゾリン〔セファメジン〕
セフィキシム〔セフィーナ，セフスパン〕
セフェピム〔マキシピーム〕

セフォゾプラン〔ファーストシン〕
セフォタキシム〔クラフォラン，セフォタックス〕
セフォチアム〔パンスポリン〕
セフォペラゾン・スルバクタム〔スルペラゾン，
セフォセフ，セフォン，セフロニック，バク
フォーゼ，ワイスタール〕
セフカペン〔フロモックス〕
セフジトレン〔メイアクト〕
セフジニル〔セフゾン〕
セフタジジム〔モダシン〕
セフチゾキシム〔エポセリン〕
セフテラム〔トミロン〕
セフトリアキソン〔セフキソン，ロセフィン〕
セフポドキシム〔バナン〕
セフメタゾール〔セフメタゾン〕
セフメノキシム〔ベストコール〕
タゾバクタム・ピペラシリン〔ゾシン，タゾピペ〕
ドリペネム〔フィニバックス〕
バカンピシリン〔ペングッド〕
パニペネム・ベタミプロン〔カルベニン〕
ビアペネム〔オメガシン〕
ピペラシリン〔ペントシリン〕
ファロペネム〔ファロム〕
フロモキセフ〔フルマリン〕
ホスホマイシン〔ホスミシン〕
メロペネム〔メロペン〕

主としてグラム陽性菌，
マイコプラズマに作用するもの

アジスロマイシン〔ジスロマック〕
エリスロマイシン〔エリスロシン〕
クラリスロマイシン〔クラリシッド，クラリス，マ
インベース〕
ロキシスロマイシン〔ルリッド〕

主としてグラム陽性・陰性菌，リケッチア，
クラミジアに作用するもの

ドキシサイクリン〔ビブラマイシン〕
ミノサイクリン〔ミノマイシン〕

主として抗酸菌に作用するもの

ストレプトマイシン
リファブチン〔ミコブチン〕
リファンピシン〔リファジン〕

主としてカビに作用するもの

アムホテリシンB〔アムビゾーム, ファンギゾン〕
カスポファンギン〔カンサイダス〕
ポサコナゾール〔ノクサフィル〕
ボリコナゾール〔ブイフェンド〕
ミカファンギン〔ファンガード〕

その他の抗生物質製剤(複合抗生物質製剤を含む。)

ボノプラザン・アモキシシリン・クラリスロ
　マイシン〔ボノサップ〕
ボノプラザン・アモキシシリン・メトロニダ
　ゾール〔ボノピオン〕
ラベプラゾール・アモキシシリン・クラリス
　ロマイシン〔ラベキュア〕
ラベプラゾール・アモキシシリン・メトロニ
　ダゾール〔ラベファイン〕

サルファ剤

サラゾスルファピリジン〔アザルフィジン, サラ
　ゾピリン〕

抗結核剤

アルミノパラアミノサリチル酸〔アルミノニッ
　パスカルシウム〕
イソニアジド〔イスコチン, ネオイスコチン, ヒドラ〕
エタンブトール〔エサンブトール, エブトール〕
エチオナミド〔ツベルミン〕
パラアミノサリチル酸〔ニッパスカルシウム〕
ピラジナミド〔ピラマイド〕
ベダキリン〔サチュロ〕

合成抗菌剤

オフロキサシン〔タリビッド〕
ガレノキサシン〔ジェニナック〕
シタフロキサシン〔グレースビット〕
シプロフロキサシン〔シバスタン, シプロキサン〕
トスフロキサシン〔オゼックス, トスキサシン〕
ノルフロキサシン〔バクシダール〕
パズフロキサシン〔パシル, パズクロス〕
モキシフロキサシン〔アベロックス〕
ラスクフロキサシン〔ラスビック〕
リネゾリド〔ザイボックス〕
レボフロキサシン〔クラビット〕

抗ウイルス剤

アシクロビル〔ゾビラックス〕
アタザナビル〔レイアタッツ〕
エトラビリン〔インテレンス〕
エファビレンツ〔ストックリン〕
エンテカビル〔バラクルード〕
オセルタミビル〔タミフル〕
グレカプレビル・ピブレンタスビル〔マヴィレッ
　ト〕
ソホスブビル・ベルパタスビル〔エプクルーサ〕
ダルナビル〔プリジスタ〕
ダルナビル・コビシスタット〔プレジコビックス〕
ダルナビル・コビシスタット・エムトリシタビ
　ン・テノホビル アラフェナミド〔シムツーザ〕
ドルテグラビル〔テビケイ〕
ドルテグラビル・アバカビル・ラミブジン〔ト
　リーメク〕
ドルテグラビル・ラミブジン〔ドウベイト〕
ドルテグラビル・リルピビリン〔ジャルカ〕
ネビラピン〔ビラミューン〕
バラシクロビル〔バルトレックス〕
ペラミビル〔ラピアクタ〕
マラビロク〔シーエルセントリ〕
ラルテグラビル〔アイセントレス〕
リトナビル〔ノービア〕
リバビリン〔コペガス, レベトール〕
レムデシビル〔ベクルリー〕
ロピナビル・リトナビル〔カレトラ〕

その他の化学療法剤

アトバコン〔サムチレール〕
イトラコナゾール〔イトリゾール〕
スルファメトキサゾール・トリメトプリム〔ダイ
　フェン, バクタ, バクトラミン〕
テルビナフィン〔テルビー, ネドリール, ラミ
　シール〕
フルコナゾール〔ジフルカン〕
ホスフルコナゾール〔プロジフ〕
ホスラブコナゾール〔ネイリン〕
ミコナゾール〔フロリード〕

ワクチン類

インフルエンザHAワクチン

血液製剤類

pH4処理酸性人免疫グロブリン〔ピリヴィジェン，ポリグロビン〕

ポリエチレングリコール処理人免疫グロブリン〔ヴェノグロブリン〕

解凍人赤血球液〔解凍赤血球液〕

乾燥イオン交換樹脂処理人免疫グロブリン〔ガンマガード〕

乾燥スルホ化人免疫グロブリン〔ベニロン〕

乾燥ポリエチレングリコール処理人免疫グロブリン〔グロベニン〕

合成血〔合成血液〕

新鮮凍結人血漿〔新鮮凍結血漿〕

洗浄人赤血球液〔洗浄赤血球液〕

人血小板濃厚液〔洗浄血小板，濃厚血小板〕

人赤血球液〔赤血球液〕

人全血液

その他の生物学的製剤

インターフェロン アルファ(NAMALWA)〔スミフェロン〕

インターフェロン ベータ〔フエロン〕

インターフェロン ベータ-1a〔アボネックス〕

インターフェロン ベータ-1b〔ベタフェロン〕

抗ヒト胸腺細胞ウサギ免疫グロブリン〔サイモグロブリン〕

サトラリズマブ〔エンスプリング〕

トシリズマブ〔アクテムラ〕

ペグインターフェロン アルファ-2a〔ペガシス〕

抗原虫剤

アトバコン・プログアニル〔マラロン〕

スピラマイシン

スルファメトキサゾール・トリメトプリム〔バクトラミン〕

メトロニダゾール〔アネメトロ，フラジール〕

メフロキン〔メファキン〕

駆虫剤

アルベンダゾール〔エスカゾール〕

イベルメクチン〔ストロメクトール〕

X線造影剤

イオパミドール〔イオパミロン，オイパロミン，バイステージ〕

イオプロミド〔プロスコープ〕

イオヘキソール〔イオパーク，イオベリン，オムニパーク〕

イオベルソール〔オプチレイ〕

イオメプロール〔イオメロン〕

その他の診断用薬(体外診断用医薬品を除く。)

アミノレブリン酸〔アラグリオ，アラベル〕

他に分類されない治療を主目的としない医薬品

バレニクリン〔チャンピックス〕

ヨード化ケシ油脂肪酸エチルエステル〔ミリプラ〕

あへんアルカロイド系麻薬

オキシコドン〔オキシコンチン，オキノーム，オキファスト〕

モルヒネ硫酸塩〔MSコンチン，MSツワイスロン，モルペス〕

合成麻薬

メサドン〔メサペイン〕

◆2 腎障害

 重大な副作用 「腎障害」，「腎機能障害」，「急性腎不全」，「ネフローゼ症候群」いずれかを含む

副作用を疑うときの検査項目 BUN(p.157)，CRE(p.158)，シスタチンC(p.159)，β₂マイクログロブリン(p.137)

抗てんかん剤
ガバペンチン〔ガバペン〕
カルバマゼピン〔テグレトール〕
ゾニサミド〔エクセグラン〕
フェニトイン〔アレビアチン，ヒダントール〕
ホスフェニトイン〔ホストイン〕
レベチラセタム〔イーケプラ〕

解熱鎮痛消炎剤
アクタリット〔オークル，モーバー〕
アセトアミノフェン〔アセリオ，アルピニー，アンヒバ，カロナール，パラセタ，ピレチノール〕
アセメタシン〔ランツジール〕
アンピロキシカム〔フルカム〕
イブプロフェン〔ブルフェン〕
インドメタシン〔インテバン〕
インドメタシン ファルネシル〔インフリー〕
オキサプロジン〔アルボ〕
ケトプロフェン〔カピステン〕
ザルトプロフェン〔ソレトン，ペオン〕
ジクロフェナク〔ジクトル，ナボール，ボルタレン，ボンフェナック〕
スリンダク〔クリノリル〕
スルピリン
セレコキシブ〔セレコックス〕
トラマドール・アセトアミノフェン〔トアラセット，トラムセット〕
ナブメトン〔レリフェン〕
ナプロキセン〔ナイキサン〕
配合剤〔SG〕
ピロキシカム〔バキソ〕
プラノプロフェン〔ニフラン〕
フルルビプロフェン〔フロベン〕
フルルビプロフェン アキセチル〔ロピオン〕
プログルメタシン〔ミリダシン〕
メフェナム酸〔ポンタール〕
メロキシカム〔モービック〕
ロキソプロフェン〔サンロキソ，ロキソニン，ロキフェン，ロキプロナール〕

ロルノキシカム〔ロルカム〕

抗パーキンソン剤
アマンタジン〔シンメトレル〕
ゾニサミド〔トレリーフ〕

精神神経用剤
炭酸リチウム〔リーマス〕

総合感冒剤
配合剤〔PL，サラザック，セラピナ，トーワチーム，ピーエイ，ペレックス，マリキナ〕

その他の中枢神経系用薬
エダラボン〔ラジカット〕
ガバペンチン エナカルビル〔レグナイト〕
ドネペジル〔アリセプト〕
フマル酸ジメチル〔テクフィデラ〕

強心剤
オルプリノン〔コアテック〕

不整脈用剤
ピルシカイニド〔サンリズム〕

利尿剤
アセタゾラミド〔ダイアモックス〕
スピロノラクトン〔アルダクトン〕
トリアムテレン〔トリテレン〕

血圧降下剤
アジルサルタン〔アジルバ〕
アジルサルタン・アムロジピン〔ザクラス〕
アリスキレン〔ラジレス〕
イミダプリル〔タナトリル〕
エナラプリル〔レニベース〕
カプトプリル〔カプトリル，カプトルナ〕
カルベジロール〔アーチスト〕
カンデサルタン〔ブロプレス〕

カンデサルタン・アムロジピン〔カムシア，ユニシア〕

カンデサルタン・ヒドロクロロチアジド〔エカード，カデチア〕

シラザプリル〔インヒベース〕

デラプリル〔アデカット〕

テルミサルタン〔ミカルディス〕

テルミサルタン・アムロジピン〔テラムロ，ミカムロ〕

テルミサルタン・アムロジピン・ヒドロクロロチアジド〔ミカトリオ〕

テルミサルタン・ヒドロクロロチアジド〔テルチア，ミコンビ〕

トランドラプリル〔オドリック〕

ヒドララジン〔アプレゾリン〕

ベナゼプリル〔チバセン〕

ペリンドプリルエルブミン〔コバシル，ペリンドプリル〕

リシノプリル〔ゼストリル，ロンゲス〕

ロサルタン・ヒドロクロロチアジド〔プレミネント，ロサルヒド〕

その他の循環器官用薬

イブプロフェン L-リシン〔イブリーフ〕

インドメタシン〔インダシン〕

サクビトリルバルサルタン〔エンレスト〕

マンニトール〔マンニット，マンニトール〕

鎮咳剤

ジプロフィリン・ジヒドロコデイン〔カフコデ〕

消化性潰瘍用剤

エソメプラゾール〔ネキシウム〕

オメプラゾール〔オメプラゾン，オメプラール〕

シメチジン〔カイロック，タガメット〕

ファモチジン〔ガスター，ブロスター〕

ラベプラゾール〔パリエット〕

その他の消化器官用薬

メサラジン〔アサコール，ペンタサ，リアルダ〕

脳下垂体ホルモン剤

ソマトロピン〔グロウジェクト，ジェノトロピン，ノルディトロピン，ヒューマトロープ〕

その他のホルモン剤(抗ホルモン剤を含む。)

ミトタン〔オペプリム〕

その他の泌尿生殖器官及び肛門用薬

プロピベリン〔バップフォー〕

化膿性疾患用剤

バシトラシン・フラジオマイシン〔バラマイシン〕

フラジオマイシン〔ソフラチュール〕

鎮痛，鎮痒，収斂，消炎剤

エスフルルビプロフェン・ハッカ油〔ロコア〕

その他の外皮用薬

カルシポトリオール〔ドボネックス〕

カルシポトリオール・ベタメタゾンジプロピオン酸エステル〔ドボベット〕

ジアフェニルスルホン〔レクチゾール〕

マキサカルシトール〔オキサロール〕

マキサカルシトール・ベタメタゾン酪酸エステルプロピオン酸エステル〔マーデュオックス〕

ビタミンA及びD剤

アルファカルシドール〔アルシオドール，アルファロール，カルフィーナ，ワンアルファ〕

エルデカルシトール〔エディロール〕

輸液類

ソルビトール・マンニトール〔マンニットール〕

血液代用剤

デキストラン40・ブドウ糖〔デキストラン〕

乳酸リンゲル液(デキストラン40加)〔サヴィオゾール〕

ヒドロキシエチルデンプン130000〔ボルベン〕

止血剤

モノエタノールアミン〔オルダミン〕

その他の血液・体液用薬

シロスタゾール〔コートリズム，シロシナミン，シロスレット，プレタール，プレトモール，ホルダゾール〕

チクロピジン〔パナルジン〕

肝臓疾患用剤
チオプロニン〔チオラ〕

解毒剤
デフェラシロクス〔ジャドニュ〕
デフェロキサミン〔デスフェラール〕
ヒドロキソコバラミン〔シアノキット〕
ペニシラミン〔メタルカプターゼ〕
ホリナート〔ユーゼル, ロイコボリン〕
メチルチオニニウム〔メチレンブルー〕
レボホリナート〔アイソボリン〕

痛風治療剤
アロプリノール〔アノプロリン, ザイロリック, サロベール〕
プロベネシド〔ベネシッド〕

酵素製剤
ガルスルファーゼ〔ナグラザイム〕

糖尿病用剤
シタグリプチン〔グラクティブ, ジャヌビア〕
シタグリプチン・イプラグリフロジン〔スージャヌ〕

他に分類されない代謝性医薬品
エタネルセプト〔エンブレル〕
エベロリムス〔サーティカン〕
オザグレル〔オザペン, カタクロット, キサンボン〕
ギボシラン〔ギブラーリ〕
シクロスポリン〔サンディミュン, ネオーラル〕
ゾレドロン酸〔ゾメタ, リクラスト〕
タクロリムス〔グラセプター, プログラフ〕
パミドロン酸
ミコフェノール酸〔セルセプト〕
ミゾリビン〔ブレディニン〕
メトトレキサート〔メトレート, リウマトレックス〕

その他の細胞賦活用薬
アデニン〔ロイコン〕

アルキル化剤
イホスファミド〔イホマイド〕
シクロホスファミド〔エンドキサン〕
ストレプトゾシン〔ザノサー〕
チオテパ〔リサイオ〕

代謝拮抗剤
カペシタビン〔ゼローダ〕
テガフール〔フトラフール〕
テガフール・ウラシル〔ユーエフティ〕
テガフール・ギメラシル・オテラシル〔EEエスワン, エスエーワン, エスワンケーケー, エスワンタイホウ, エヌケーエスワン, ティーエスワン〕
ドキシフルリジン〔フルツロン〕
フルオロウラシル〔5-FU〕
メトトレキサート〔メソトレキセート〕

抗腫瘍性抗生物質製剤
ゲムツズマブ〔マイロターグ〕
ダウノルビシン〔ダウノマイシン〕
マイトマイシンC〔マイトマイシン〕

抗腫瘍性植物成分製剤
イリノテカン〔オニバイド, カンプト, トポテシン〕
ドセタキセル〔タキソテール, ワンタキソテール〕
パクリタキセル〔アブラキサン, タキソール〕
ビノレルビン〔ナベルビン, ロゼウス〕

その他の腫瘍用薬
アテゾリズマブ〔テセントリク〕
アフリベルセプト ベータ〔ザルトラップ〕
アベルマブ〔バベンチオ〕
イピリムマブ〔ヤーボイ〕
イマチニブ〔グリベック〕
エルロチニブ〔タルセバ〕
エンホルツマブ〔パドセブ〕
オキサリプラチン〔エルプラット〕
オファツムマブ〔アーゼラ〕
カプマチニブ〔タブレクタ〕
カルフィルゾミブ〔カイプロリス〕
カルボプラチン〔パラプラチン〕
キザルチニブ〔ヴァンフリタ〕
ギルテリチニブ〔ゾスパタ〕

クラドリビン〔ロイスタチン〕
シスプラチン〔アイエーコール，ランダ〕
シロリムス〔ラパリムス〕
スニチニブ〔スーテント〕
ソラフェニブ〔ネクサバール〕
ダサチニブ〔スプリセル〕
テポチニブ〔テプミトコ〕
デュルバルマブ〔イミフィンジ〕
トラスツズマブ〔ハーセプチン〕
ニボルマブ〔オプジーボ〕
ネダプラチン〔アクプラ〕
パゾパニブ〔ヴォトリエント〕
バンデタニブ〔カプレルサ〕
ベバシズマブ〔アバスチン〕
ペムブロリズマブ〔キイトルーダ〕
ベムラフェニブ〔ゼルボラフ〕
ペントスタチン〔コホリン〕
ポマリドミド〔ポマリスト〕
ミリプラチン〔ミリプラ〕
ラムシルマブ〔サイラムザ〕
リツキシマブ〔リツキサン〕
ルテチウムオキソドトレオチド(^{177}Lu)〔ルタテラ〕
レナリドミド〔レブラミド〕
レンバチニブ〔レンビマ〕
溶連菌抽出物〔ピシバニール〕

刺激療法剤
オーラノフィン
金チオリンゴ酸〔シオゾール〕
ブシラミン〔リマチル〕

その他のアレルギー用薬
スプラタスト〔アイピーディ〕
トラニラスト〔リザベン〕

主としてグラム陽性菌に作用するもの
アルベカシン〔ハベカシン〕
クリンダマイシン〔ダラシン〕
ダプトマイシン〔キュビシン〕
テイコプラニン〔タゴシッド〕
バンコマイシン
ベンジルペニシリン〔ペニシリンGカリウム〕
ベンジルペニシリンベンザチン〔バイシリン〕

主としてグラム陰性菌に作用するもの
アズトレオナム〔アザクタム〕
アミカシン
イセパマイシン〔エクサシン〕
コリスチン〔オルドレブ〕
トブラマイシン〔トービイ，トブラシン〕
レレバクタム・イミペネム・シラスタチン〔レカルブリオ〕

主としてグラム陽性・陰性菌に作用するもの
アモキシシリン〔アモリン，サワシリン，パセトシン，ワイドシリン〕
アモキシシリン・クラブラン酸〔オーグメンチン，クラバモックス〕
アンピシリン〔ビクシリン〕
アンピシリン・スルバクタム〔スルバクシン，スルバシリン，ピシリバクタ，ピスルシン，ユーシオン，ユナシン，ユナスピン〕
イミペネム・シラスタチン〔チエクール，チエナム，チエペネム〕
ゲンタマイシン〔ゲンタシン〕
ジベカシン〔パニマイシン〕
セファクロル〔ケフラール，トキクロル〕
セファゾリン〔セファメジン〕
セファレキシン〔ケフレックス，ラリキシン〕
セファロチン〔コアキシン〕
セフィキシム〔セフィーナ，セフスパン〕
セフェピム〔マキシピーム〕
セフォゾプラン〔ファーストシン〕
セフォタキシム〔クラフォラン，セフォタックス〕
セフォチアム〔パンスポリン〕
セフォペラゾン・スルバクタム〔スルペラゾン，セフォセフ，セフォン，セフロニック，バクフォーゼ，ワイスタール〕
セフカペン〔フロモックス〕
セフジトレン〔メイアクト〕
セフジニル〔セフゾン〕
セフタジジム〔モダシン〕
セフチゾキシム〔エポセリン〕
セフテラム〔トミロン〕
セフトリアキソン〔セフキソン，ロセフィン〕
セフトロザン・タゾバクタム〔ザバクサ〕
セフポドキシム〔バナン〕
セフメタゾール〔セフメタゾン〕

セフメノキシム〔ベストコール〕
セフロキシム〔オラセフ〕
タゾバクタム・ピペラシリン〔ゾシン, タゾピペ〕
ドリペネム〔フィニバックス〕
バカンピシリン〔ペングッド〕
パニペネム・ベタミプロン〔カルベニン〕
ビアペネム〔オメガシン〕
ピペラシリン〔ペントシリン〕
ファロペネム〔ファロム〕
フロモキセフ〔フルマリン〕
メロペネム〔メロペン〕
ラタモキセフ〔シオマリン〕

主としてグラム陽性菌,
マイコプラズマに作用するもの
アジスロマイシン〔ジスロマック〕
エリスロマイシン〔エリスロシン〕
クラリスロマイシン〔クラリシッド, クラリス, マ
　インベース〕

主としてグラム陽性・陰性菌, リケッチア,
クラミジアに作用するもの
ミノサイクリン〔ミノマイシン〕

主として抗酸菌に作用するもの
アミカシン〔アリケイス〕
カナマイシン
ストレプトマイシン
リファブチン〔ミコブティン〕
リファンピシン〔リファジン〕

主としてカビに作用するもの
アムホテリシンB〔アムビゾーム, ファンギゾン〕
ポサコナゾール〔ノクサフィル〕
ボリコナゾール〔ブイフェンド〕
ミカファンギン〔ファンガード〕

その他の抗生物質製剤(複合抗生物質製剤を含む。)
アンピシリン・クロキサシリン〔ビクシリン〕
ボノプラザン・アモキシシリン・クラリスロ
　マイシン〔ボノサップ〕
ボノプラザン・アモキシシリン・メトロニダ
　ゾール〔ボノピオン〕

ラベプラゾール・アモキシシリン・クラリス
　ロマイシン〔ラベキュア〕
ラベプラゾール・アモキシシリン・メトロニ
　ダゾール〔ラベファイン〕

サルファ剤
サラゾスルファピリジン〔アザルフィジン, サラ
　ゾピリン〕

抗結核剤
イソニアジド〔イスコチン, ヒドラ〕

合成抗菌剤
オフロキサシン〔タリビッド〕
ガレノキサシン〔ジェニナック〕
シタフロキサシン〔グレースビット〕
シプロフロキサシン〔シバスタン, シプロキサン〕
トスフロキサシン〔オゼックス, トスキサシン〕
ノルフロキサシン〔バクシダール〕
パズフロキサシン〔パシル, パズクロス〕
レボフロキサシン〔クラビット〕
ロメフロキサシン〔バレオン〕

抗ウイルス剤
アシクロビル〔ゾビラックス〕
アデホビル〔ヘプセラ〕
エトラビリン〔インテレンス〕
エムトリシタビン・テノホビル　アラフェナミ
　ド〔デシコビ〕
エムトリシタビン・テノホビル　ジソプロキ
　シル〔ツルバダ〕
エルビテグラビル・コビシスタット・エムトリ
　シタビン・テノホビル　アラフェナミド〔ゲ
　ンボイヤ〕
エルビテグラビル・コビシスタット・エムトリ
　シタビン・テノホビル　ジソプロキシル〔ス
　タリビルド〕
オセルタミビル〔タミフル〕
ダルナビル・コビシスタット・エムトリシタビ
　ン・テノホビル　アラフェナミド〔シムツー
　ザ〕
テノホビル　アラフェナミド〔ベムリディ〕
テノホビル　ジソプロキシル〔テノゼット, ビリ
　アード〕

バラシクロビル〔バルトレックス〕
ビクテグラビル・エムトリシタビン・テノホ
ビル　アラフェナミド〔ビクタルビ〕
ファムシクロビル〔ファムビル〕
ペラミビル〔ラピアクタ〕
ホスカルネット〔ホスカビル〕
リバビリン〔コペガス，レベトール〕
リルピビリン・エムトリシタビン・テノホビル
アラフェナミド〔オデフシィ〕

その他の化学療法剤
スルファメトキサゾール・トリメトプリム〔ダイ
フェン，バクタ，バクトラミン〕
フルコナゾール〔ジフルカン〕
ホスフルコナゾール〔プロジフ〕
ミコナゾール〔フロリード〕

ワクチン類
インフルエンザHAワクチン

血液製剤類
pH4処理酸性人免疫グロブリン〔ピリヴィ
ジェン，ポリグロビン〕
解凍人赤血球液〔解凍赤血球液〕
乾燥イオン交換樹脂処理人免疫グロブリン
〔ガンマガード〕
乾燥スルホ化人免疫グロブリン〔ベニロン〕
乾燥ポリエチレングリコール処理人免疫グ
ロブリン〔グロベニン〕
合成血〔合成血漿〕
新鮮凍結人血漿〔新鮮凍結血漿〕
洗浄人赤血球液〔洗浄赤血球液〕
人血小板濃厚液〔洗浄血小板，濃厚血小板〕
人赤血球液〔赤血球液〕
人全血液
ポリエチレングリコール処理人免疫グロブリ
ン〔ヴェノグロブリン〕

その他の生物学的製剤
インターフェロン　アルファ(NAMALWA)
〔スミフェロン〕
インターフェロン　ガンマ-1a〔イムノマックス〕
インターフェロン　ベータ〔フエロン〕
インターフェロン　ベータ-1b〔ベタフェロン〕

ペグインターフェロン　アルファ-2a〔ペガシ
ス〕

抗原虫剤
スルファメトキサゾール・トリメトプリム〔バク
トラミン〕
パロモマイシン〔アメパロモ〕
ペンタミジン〔ベナンバックス〕

X線造影剤
アミドトリゾ酸〔ウログラフイン〕
イオジキサノール〔ビジパーク〕
イオトロクス酸〔ビリスコピン〕
イオパミドール〔イオパミロン，オイパロミン，
バイステージ〕
イオプロミド〔プロスコープ〕
イオヘキソール〔イオパーク，イオベリン，オム
ニパーク〕
イオベルソール〔オプチレイ〕
イオメプロール〔イオメロン〕

他に分類されない治療を主目的としない医薬品
ヨード化ケシ油脂肪酸エチルエステル〔ミリ
プラ〕
リン酸二水素ナトリウム一水和物・無水リン
酸水素二ナトリウム〔ビジクリア〕

◆3 浮腫

 重大な副作用 「浮腫（ただし，脳浮腫，乳頭浮腫を除く）」を含む

副作用を疑うときの検査項目 Alb(p.135)，ChE(p.150)，BUN(p.157)，CRE(p.158)，尿蛋白(p.322)

※ここでは肝臓および腎臓疾患による浮腫の指標をあげたが，ほかにもアレルギーや心不全など浮腫の原因は多様であるため，検査指標はこの限りではない。

解熱鎮痛消炎剤
アセメタシン〔ランツジール〕
インドメタシン〔インテバン〕
スリンダク〔クリノリル〕
プログルメタシン〔ミリダシン〕
メロキシカム〔モービック〕

抗パーキンソン剤
アマンタジン〔シンメトレル〕

精神神経用剤
アセナピン〔シクレスト〕
アミトリプチリン〔トリプタノール〕

その他の中枢神経系用薬
アカンプロサート〔レグテクト〕
プレガバリン〔リリカ〕

眼科用剤
オミデネパグ〔エイベリス〕

血圧降下剤
アジルサルタン〔アジルバ〕
アジルサルタン・アムロジピン〔ザクラス〕
アラセプリル〔セタプリル〕
アリスキレン〔ラジレス〕
イミダプリル〔タナトリル〕
イルベサルタン〔アバプロ，イルベタン〕
イルベサルタン・アムロジピン〔アイミクス，イルアミクス〕
イルベサルタン・トリクロルメチアジド〔イルトラ〕
エナラプリル〔レニベース〕
オルメサルタン〔オルメテック〕
オルメサルタン・アゼルニジピン〔レザルタス〕
カプトプリル〔カプトリル，カプトルナ〕
カンデサルタン〔ブロプレス〕

カンデサルタン・アムロジピン〔カムシア，ユニシア〕
カンデサルタン・ヒドロクロロチアジド〔エカード，カデチア〕
シラザプリル〔インヒベース〕
テモカプリル〔エースコール〕
デラプリル〔アデカット〕
テルミサルタン〔ミカルディス〕
テルミサルタン・アムロジピン〔テラムロ，ミカムロ〕
テルミサルタン・アムロジピン・ヒドロクロロチアジド〔ミカトリオ〕
テルミサルタン・ヒドロクロロチアジド〔テルチア，ミコンビ〕
トランドラプリル〔オドリック〕
バルサルタン〔ディオバン〕
バルサルタン・アムロジピン〔アムバロ，エックスフォージ〕
バルサルタン・シルニジピン〔アテディオ〕
バルサルタン・ヒドロクロロチアジド〔コディオ，バルヒディオ〕
フェロジピン〔スプレンジール〕
ベナゼプリル〔チバセン〕
ペリンドプリルエルブミン〔コバシル，ペリンドプリル〕
リシノプリル〔ゼストリル，ロンゲス〕
ロサルタン〔ニューロタン〕
ロサルタン・ヒドロクロロチアジド〔プレミネント，ロサルヒド〕

血管収縮剤
リザトリプタン〔マクサルト〕

高脂血症用剤
アトルバスタチン〔リピトール〕

その他の循環器官用薬
サクビトリルバルサルタン〔エンレスト〕
タダラフィル〔アドシルカ〕

鎮咳去たん剤
コデイン
ジヒドロコデイン
ジヒドロコデイン・エフェドリン〔セキコデ〕
配合剤〔オピセゾールコデイン〕

消化性潰瘍用剤
ランソプラゾール〔タケプロン〕

その他のホルモン剤(抗ホルモン剤を含む。)
インスリン　アスパルト〔ノボラピッド〕
インスリン　グラルギン
インスリン　デテミル〔レベミル〕
インスリン　ヒト〔イノレット, ノボリン, ヒューマリン〕
インスリン　リスプロ〔ヒューマログ, ルムジェブ〕
エキセナチド〔バイエッタ, ビデュリオン〕
デュラグルチド〔トルリシティ〕
リキシセナチド〔リキスミア〕

その他の泌尿生殖器官及び肛門用薬
タダラフィル〔ザルティア〕
フェソテロジン〔トビエース〕

その他の血液・体液用薬
チカグレロル〔ブリリンタ〕

酵素製剤
アルテプラーゼ〔アクチバシン, グルトパ〕

糖尿病用剤
アログリプチン・ピオグリタゾン〔リオベル〕
ピオグリタゾン〔アクトス〕
ピオグリタゾン・グリメピリド〔ソニアス〕
ピオグリタゾン・メトホルミン〔メタクト〕
ビルダグリプチン〔エクア〕
ビルダグリプチン・メトホルミン〔エクメット〕

他に分類されない代謝性医薬品
シポニモド〔メーゼント〕
フィンゴリモド〔イムセラ, ジレニア〕

アルキル化剤
エストラムスチン〔エストラサイト〕
チオテパ〔リサイオ〕

代謝拮抗剤
シタラビン〔キロサイド〕

抗腫瘍性植物成分製剤
カバジタキセル〔ジェブタナ〕
ドセタキセル〔タキソテール, ワンタキソテール〕

その他の腫瘍用薬
アナストロゾール〔アリミデックス〕
セツキシマブ　サロタロカンナトリウム〔アキャルックス〕
ダサチニブ〔スプリセル〕
タキシフェン〔ノルバデックス〕
ポマリドミド〔ポマリスト〕

その他のアレルギー用薬
アレルゲンエキス〔アシテア〕
モンテルカスト〔キプレス, シングレア〕

その他の化学療法剤
イミキモド〔ベセルナ〕

他に分類されない治療を主目的としない医薬品
アデノシン〔アデノスキャン〕
バレニクリン〔チャンピックス〕

あへんアルカロイド系麻薬
アヘン
アヘン・トコン〔ドーフル〕
アヘンアルカロイド〔パンオピン〕
アヘンチンキ
オキシコドン〔オキシコンチン, オキノーム, オキファスト〕
コデイン
ジヒドロコデイン

モルヒネ塩酸塩〔アンペック，オプソ，パシー
　フ，プレペノン〕
モルヒネ硫酸塩〔MSコンチン，MSツワイスロ
　ン，モルペス〕

合成麻薬
ペチジン
ペチジン・レバロルファン〔ペチロルファン〕
メサドン〔メサペイン〕

◆4 頻脈

重大な副作用 「頻脈」,「心室細動」,「心室(性)頻拍」,「心房細動」いずれかを含む

副作用を疑うときの検査項目 TSH(p.227), FT₃(p.233), FT₄(p.232), T₃(p.231), T₄(p.230), BNP(p.254), NT-proBNP(p.255), 心電図

全身麻酔剤
イソフルラン
ドロペリドール 〔ドロレプタン〕
プロポフォール 〔ディプリバン〕

催眠鎮静剤, 抗不安剤
デクスメデトミジン 〔プレセデックス〕
ミダゾラム 〔ドルミカム〕

抗てんかん剤
フェニトイン 〔アレビアチン〕
ホスフェニトイン 〔ホストイン〕
ミダゾラム 〔ミダフレッサ〕

精神神経用剤
イミプラミン 〔イミドール, トフラニール〕
エスシタロプラム 〔レクサプロ〕
クロミプラミン 〔アナフラニール〕
クロルプロマジン 〔ウインタミン, コントミン〕
スルトプリド 〔バルネチール〕
スルピリド 〔ドグマチール〕
セルトラリン 〔ジェイゾロフト〕
トラゾドン 〔デジレル, レスリン〕
ハロペリドール 〔セレネース, ネオペリドール, ハロマンス〕
ヒドロキシジン 〔アタラックス〕
ベンラファキシン 〔イフェクサー〕
マプロチリン 〔ルジオミール〕
ミアンセリン 〔テトラミド〕
ミルタザピン 〔リフレックス, レメロン〕

その他の中枢神経系用薬
チアプリド 〔グラマリール〕
ドネペジル 〔アリセプト〕

自律神経剤
アセチルコリン 〔オビソート〕

強心剤
オルプリノン 〔コアテック〕
コルホルシンダロパート 〔アデール〕
デノパミン 〔カルグート, デノパミール〕
ドカルパミン 〔タナドーパ〕
ドブタミン 〔ドブトレックス〕
ピモベンダン
ブクラデシン 〔アクトシン〕
ミルリノン 〔ミルリーラ〕

不整脈用剤
キニジン
ジソピラミド 〔リスモダン〕
ソタロール 〔ソタコール〕
ピルシカイニド 〔サンリズム〕
ピルメノール 〔ピメノール〕
フレカイニド 〔タンボコール〕
プロカインアミド 〔アミサリン〕
プロパフェノン 〔プロノン〕
ベプリジル 〔ベプリコール〕
メキシレチン 〔メキシチール〕

利尿剤
トルバプタン 〔サムスカ〕

血管収縮剤
ゾルミトリプタン 〔ゾーミッグ〕

血管拡張剤
硝酸イソソルビド 〔ニトロール〕

その他の循環器官用薬
イバブラジン 〔コララン〕
イロプロスト 〔ベンテイビス〕

鎮咳剤
エフェドリン 〔エフェドリン〕

気管支拡張剤

アクリジニウム〔エクリラ〕
イプラトロピウム〔アトロベント〕
インダカテロール・グリコピロニウム〔ウルティブロ〕
ウメクリジニウム〔エンクラッセ〕
ウメクリジニウム・ビランテロール〔アノーロ〕
グリコピロニウム〔シーブリ〕
グリコピロニウム・ホルモテロール〔ビベスピ〕
チオトロピウム〔スピリーバ〕
チオトロピウム・オロダテロール〔スピオルト〕

その他の呼吸器官用薬

ブデソニド・グリコピロニウム・ホルモテロール〔ビレーズトリ〕
フルチカゾン・ウメクリジニウム・ビランテロール〔テリルジー〕

消化性潰瘍用剤

ファモチジン〔ガスター〕

脳下垂体ホルモン剤

バソプレシン〔ピトレシン〕

その他のホルモン剤(抗ホルモン剤を含む。)

ジノプロスト〔プロスタルモン〕
トルバプタン〔サムスカ〕

その他の泌尿生殖器官及び肛門用薬

イミダフェナシン〔ステーブラ〕
ソリフェナシン〔ベシケア〕
フェソテロジン〔トビエース〕
プロピベリン〔バップフォー〕
リトドリン

その他の血液・体液用薬

シロスタゾール〔コートリズム, シロシナミン, シロスレット, プレタール, プレトモール, ホルダゾール〕

解毒剤

スガマデクス〔ブリディオン〕
ホリナート〔ユーゼル, ロイコボリン〕

酵素製剤

モンテプラーゼ〔クリアクター〕

他に分類されない代謝性医薬品

ミコフェノール酸〔セルセプト〕

代謝拮抗剤

テガフール〔フトラフール〕

その他の腫瘍用薬

アナグレリド〔アグリリン〕
パノビノスタット〔ファリーダック〕
ポマリドミド〔ポマリスト〕

漢方製剤

芍薬甘草湯

主としてグラム陽性菌, マイコプラズマに作用するもの

アジスロマイシン〔ジスロマック〕
エリスロマイシン〔エリスロシン〕
クラリスロマイシン〔クラリシッド, クラリス, マインベース〕
ロキシスロマイシン〔ルリッド〕

主として抗酸菌に作用するもの

リファブチン〔ミコブティン〕

主としてカビに作用するもの

アムホテリシンB〔アムビゾーム, ファンギゾン〕
ボリコナゾール〔ブイフェンド〕

その他の抗生物質製剤(複合抗生物質製剤を含む。)

ボノプラザン・アモキシシリン・クラリスロマイシン〔ボノサップ〕
ラベプラゾール・アモキシシリン・クラリスロマイシン〔ラベキュア〕

合成抗菌剤

オフロキサシン〔タリビッド〕
ガレノキサシン〔ジェニナック〕
シプロフロキサシン〔シバスタン, シプロキサン〕

モキシフロキサシン〔アベロックス〕
ラスクフロキサシン〔ラスビック〕
レボフロキサシン〔クラビット〕
ロメフロキサシン〔バレオン〕

抗ウイルス剤
アタザナビル〔レイアタッツ〕
リバビリン〔コペガス〕

その他の化学療法剤
フルコナゾール〔ジフルカン〕
ホスフルコナゾール〔プロジフ〕

その他の生物学的製剤
インターフェロン　アルファ(NAMALWA)
　〔スミフェロン〕
ペグインターフェロン　アルファ-2a〔ペガシ
　ス〕

抗原虫剤
スピラマイシン

X線造影剤
イオジキサノール〔ビジパーク〕
イオパミドール〔イオパミロン, オイパロミン,
　バイステージ〕
イオプロミド〔プロスコープ〕
イオヘキソール〔イオパーク, イオベリン, オム
　ニパーク〕
イオベルソール〔オプチレイ〕
イオメプロール〔イオメロン〕

他に分類されない治療を主目的としない医薬品
アデノシン〔アデノスキャン〕
塩化ナトリウム・塩化カリウム〔ミオテクター〕

合成麻薬
メサドン〔メサペイン〕

◆5 電解質異常，微量金属異常

重大な副作用 「電解質異常」，「偽アルドステロン症」，「抗利尿ホルモン不適合分泌症候群」いずれかを含む

副作用を疑うときの検査項目 Na(p.184)，K(p.186)，Cl(p.187)，Ca(p.188)，P(p.189)，Fe(p.190)，Zn(p.193)，Mg(p.194)，AVP(p.229)

※個々の電解質異常は，各検査項目を参照のこと。

抗てんかん剤
カルバマゼピン〔テグレトール〕
バルプロ酸〔セレニカ，デパケン，バレリン〕

抗パーキンソン剤
プラミペキソール〔ビ・シフロール，ミラペックス〕

精神神経用剤
アミトリプチリン〔トリプタノール〕
イミプラミン〔イミドール，トフラニール〕
エスシタロプラム〔レクサプロ〕
クロカプラミン〔クロフェクトン〕
クロミプラミン〔アナフラニール〕
クロルプロマジン〔ウインタミン，コントミン〕
セルトラリン〔ジェイゾロフト〕
デュロキセチン〔サインバルタ〕
ドスレピン〔プロチアデン〕
パリペリドン〔インヴェガ，ゼプリオン〕
パロキセチン〔パキシル〕
ハロペリドール〔セレネース，ネオペリドール，ハロマンス〕
フルフェナジン〔フルデカシン，フルメジン〕
フルボキサミン〔デプロメール，ルボックス〕
プロクロルペラジン〔ノバミン〕
ブロナンセリン〔ロナセン〕
プロペリシアジン〔ニューレプチル〕
ブロムペリドール
ペロスピロン〔ルーラン〕
ベンラファキシン〔イフェクサー〕
ボルチオキセチン〔トリンテリックス〕
ミルタザピン〔リフレックス，レメロン〕
ミルナシプラン〔トレドミン〕
リスペリドン〔リスパダール〕
レボメプロマジン〔ヒルナミン，レボトミン〕

不整脈用剤
アミオダロン〔アンカロン〕

利尿剤
アセタゾラミド〔ダイアモックス〕
アゾセミド〔ダイアート〕
カンレノ酸〔ソルダクトン〕
スピロノラクトン〔アルダクトン〕

血圧降下剤
エナラプリル〔レニベース〕
リシノプリル〔ゼストリル，ロンゲス〕

血管拡張剤
カルペリチド〔ハンプ〕

その他の循環器官用薬
マンニトール〔マンニット，マンニットール〕

肝臓疾患用剤
グリチルリチン・グリシン・システイン〔アミファーゲン，キョウミノチン，グリファーゲン，グルコリン，ネオミノファーゲンシー，ヒシファーゲン，レミゲン〕
グリチルリチン・グリシン・メチオニン〔グリチロン，ニチファーゲン，ネオファーゲン〕

アルキル化剤
イホスファミド〔イホマイド〕
シクロホスファミド〔エンドキサン〕

抗腫瘍性植物成分製剤
カバジタキセル〔ジェブタナ〕
ドセタキセル〔タキソテール，ワンタキソテール〕
ビノレルビン〔ナベルビン，ロゼウス〕
ビンクリスチン〔オンコビン〕

ビンデシン〔フィルデシン〕
ビンブラスチン〔エクザール〕

その他の腫瘍用薬

シスプラチン〔アイエーコール，ランダ〕
ジヌツキシマブ〔ユニツキシン〕
ネダプラチン〔アクプラ〕

生薬

カンゾウ〔小島甘草，トチモトのカンゾウ〕

漢方製剤

安中散，胃苓湯，温経湯，越婢加朮湯，黄耆建中湯，黄芩湯，黄連湯，乙字湯，葛根湯，葛根加朮附湯，葛根湯加川芎辛夷，加味帰脾湯，加味逍遙散，甘草湯，甘麦大棗湯，桔梗湯，帰脾湯，芎帰膠艾湯，芎帰調血飲，九味檳榔湯，荊芥連翹湯，桂枝湯，桂枝加黄耆湯，桂枝加葛根湯，桂枝加厚朴杏仁湯，桂枝加芍薬湯，桂枝加芍薬大黄湯，桂枝加朮附湯，桂枝加竜骨牡蛎湯，桂枝加苓朮附湯，桂枝人参湯，桂芍知母湯，啓脾湯，桂麻各半湯，香蘇散，五虎湯，五積散，五淋散，柴陥湯，柴胡桂枝湯，柴胡桂枝乾姜湯，柴胡清肝湯，柴朴湯，柴苓湯，酸棗仁湯，滋陰降火湯，滋陰至宝湯，四逆散，四君子湯，梔子柏皮湯，炙甘草湯，芍薬甘草湯，芍薬甘草附子湯，十全大補湯，十味敗毒湯，潤腸湯，小建中湯，小柴胡湯，小柴胡湯加桔梗石膏，小青竜湯，消風散，升麻葛根湯，参蘇飲，神秘湯，清上防風湯，清暑益気湯，清心蓮子飲，清肺湯，川芎茶調散，疎経活血湯，大黄甘草湯，大防風湯，竹茹温胆湯，治打撲一方，治頭瘡一方，調胃承気湯，釣藤散，通導散，桃核承気湯，当帰湯，当帰飲子，当帰建中湯，当帰四逆加呉茱萸生姜湯，二朮湯，二陳湯，女神散，人参湯，人参養栄湯，排膿散及湯，麦門冬湯，半夏瀉心湯，白虎加人参湯，附子理中湯，平胃散，防已黄耆湯，防風通聖散，補中益気湯，麻黄湯，麻杏甘石湯，麻杏薏甘湯，薏苡仁湯，抑肝散，抑肝散加陳皮半夏，六君子湯，立効散，竜胆瀉肝湯，苓甘姜味辛夏仁湯，苓姜朮甘湯，苓桂朮甘湯

主として抗酸菌に作用するもの

エンビオマイシン〔ツベラクチン〕

◆6 高血糖

重大な副作用 「高血糖」，「糖尿病」，「糖尿病性ケトアシドーシス」いずれかを含む

副作用を疑うときの検査項目 血糖値(p.164)，HbA1c(p.170)，1,5-AG(p.172)，GA(p.169)

精神神経用剤
アセナピン〔シクレスト〕
アリピプラゾール〔エビリファイ〕
オランザピン〔ジプレキサ〕
クエチアピン〔セロクエル，ビプレッソ〕
クロザピン〔クロザリル〕
パリペリドン〔インヴェガ，ゼプリオン〕
ブレクスピプラゾール〔レキサルティ〕
ブロナンセリン〔ロナセン〕
ペロスピロン〔ルーラン〕
リスペリドン〔リスパダール〕
ルラシドン〔ラツーダ〕

強心剤
アミノフィリン〔アプニション，キョーフィリン，ネオフィリン〕

高脂血症用剤
アトルバスタチン〔リピトール〕
エゼチミブ・アトルバスタチン〔アトーゼット〕

その他の循環器官用薬
アムロジピン・アトルバスタチン〔アマルエット，カデュエット〕

気管支拡張剤
テオフィリン〔スロービッド，テオドール，テオロング，ユニコン，ユニフィル〕

脳下垂体ホルモン剤
ソマトロピン〔グロウジェクト，ジェノトロピン，ノルディトロピン，ヒューマトロープ〕
ソマプシタン〔ソグルーヤ〕

副腎ホルモン剤
コルチゾン酢酸エステル〔コートン〕
デキサメタゾン〔レナデックス〕
デキサメタゾンリン酸エステルナトリウム〔オルガドロン，ソルコート，デカドロン，デキサート〕
トリアムシノロン〔レダコート〕
トリアムシノロンアセトニド〔ケナコルト〕
ヒドロコルチゾン〔コートリル〕
ヒドロコルチゾンコハク酸エステルナトリウム〔サクシゾン，ソル・コーテフ〕
ヒドロコルチゾンリン酸エステルナトリウム〔ハイドロコートン〕
フルドロコルチゾン酢酸エステル〔フロリネフ〕
プレドニゾロン
プレドニゾロンコハク酸エステルナトリウム〔プレドニン〕
プレドニゾロンリン酸エステルナトリウム〔プレドネマ〕
ベタメタゾン〔リンデロン〕
ベタメタゾン・d-クロルフェニラミンマレイン酸塩〔エンペラシン，サクコルチン，セレスターナ，セレスタミン，ヒスタブロック，プラデスミン，ベタセレミン〕
ベタメタゾンリン酸エステルナトリウム〔ステロネマ，リノロサール〕
メチルプレドニゾロン〔メドロール〕
メチルプレドニゾロンコハク酸エステルナトリウム〔ソル・メドロール，ソル・メルコート〕
メチルプレドニゾロン酢酸エステル〔デポ・メドロール〕

卵胞ホルモン及び黄体ホルモン剤
クロルマジノン〔プロスタール，プロスタット，ロンステロン〕

その他のホルモン剤(抗ホルモン剤を含む。)
ゴセレリン〔ゾラデックス〕
デガレリクス〔ゴナックス〕
パシレオチド〔シグニフォー〕
ブセレリン〔スプレキュア，ブセレキュア〕
リュープロレリン〔リュープリン〕

その他の泌尿生殖器官及び肛門用薬
リトドリン〔ウテメリン〕

輸液類

アミノ酸・糖・脂肪・電解質〔ミキシッド〕

アミノ酸・糖・電解質〔ピーエヌツイン〕

アミノ酸・糖・電解質・ビタミン〔エルネオパ，ネオパレン，フルカリック，ワンパル〕

高カロリー輸液用基本液〔カロナリー，ハイカリック，リハビックス〕

腹膜透析用剤

腹膜透析液〔ペリセート，ミッドペリック〕

糖尿病用剤

エンパグリフロジン〔ジャディアンス〕

トホグリフロジン〔アプルウェイ，デベルザ〕

ボグリボース〔ベイスン〕

他に分類されない代謝性医薬品

アナモレリン〔エドルミズ〕

エベロリムス〔サーティカン〕

タクロリムス〔グラセプター，プログラフ〕

ミコフェノール酸〔セルセプト〕

ミゾリビン〔ブレディニン〕

その他の腫瘍用薬

アスパラギナーゼ〔ロイナーゼ〕

アテゾリズマブ〔テセントリク〕

アベルマブ〔バベンチオ〕

エベロリムス〔アフィニトール〕

エンホルツマブ〔パドセブ〕

シスプラチン〔アイエーコール，ランダ〕

セリチニブ〔ジカディア〕

テムシロリムス〔トーリセル〕

デュルバルマブ〔イミフィンジ〕

ニボルマブ〔オプジーボ〕

ニロチニブ〔タシグナ〕

ペムブロリズマブ〔キイトルーダ〕

ボリノスタット〔ゾリンザ〕

モガムリズマブ〔ポテリジオ〕

抗ウイルス剤

アタザナビル〔レイアタッツ〕

ホスアンプレナビル〔レクシヴァ〕

リトナビル〔ノービア〕

リバビリン〔コペガス，レベトール〕

ロピナビル・リトナビル〔カレトラ〕

その他の生物学的製剤

インターフェロン　アルファ(NAMALWA)〔スミフェロン〕

インターフェロン　ガンマ-1a〔イムノマックス〕

インターフェロン　ベータ〔フエロン〕

インターフェロン　ベータ-1b〔ベタフェロン〕

ペグインターフェロン　アルファ-2a〔ペガシス〕

抗原虫剤

ペンタミジン〔ベナンバックス〕

◆7 低血糖 　[重大な副作用] 「低血糖」を含む

副作用を疑うときの検査項目　血糖値(p.164)，インスリン(p.251)

抗パーキンソン剤
セレギリン〔エフピー〕

精神神経用剤
アセナピン〔シクレスト〕
アリピプラゾール〔エビリファイ〕
オランザピン〔ジプレキサ〕
クエチアピン〔セロクエル，ビプレッソ〕
パリペリドン〔インヴェガ，ゼプリオン〕
リスペリドン〔リスパダール〕

その他の中枢神経系用薬
プレガバリン〔リリカ〕

不整脈用剤
カルテオロール〔ミケラン〕
ジソピラミド〔リスモダン〕
シベンゾリン〔シベノール〕
ピルメノール〔ピメノール〕

血圧降下剤
イルベサルタン〔アバプロ，イルベタン〕
イルベサルタン・アムロジピン〔アイミクス，イルアミクス〕
イルベサルタン・トリクロルメチアジド〔イルトラ〕
オルメサルタン〔オルメテック〕
オルメサルタン・アゼルニジピン〔レザルタス〕
カンデサルタン〔ブロプレス〕
カンデサルタン・アムロジピン〔カムシア，ユニシア〕
カンデサルタン・ヒドロクロロチアジド〔エカード，カデチア〕
テルミサルタン〔ミカルディス〕
テルミサルタン・アムロジピン〔テラムロ，ミカムロ〕
テルミサルタン・アムロジピン・ヒドロクロロチアジド〔ミカトリオ〕
テルミサルタン・ヒドロクロロチアジド〔テルチア，ミコンビ〕
バルサルタン〔ディオバン〕
バルサルタン・アムロジピン〔アムバロ，エックスフォージ〕
バルサルタン・シルニジピン〔アテディオ〕
バルサルタン・ヒドロクロロチアジド〔コディオ，バルヒディオ〕
ロサルタン〔ニューロタン〕
ロサルタン・ヒドロクロロチアジド〔プレミネント，ロサルヒド〕

その他の循環器官用薬
インドメタシン〔インダシン〕
サクビトリルバルサルタン〔エンレスト〕

その他のホルモン剤(抗ホルモン剤を含む。)
インスリン　アスパルト〔ノボラピッド，フィアスプ〕
インスリン　グラルギン〔ランタス〕
インスリン　グルリジン〔アピドラ〕
インスリン　デグルデク〔トレシーバ〕
インスリン　デグルデク・インスリン　アスパルト〔ライゾデグ〕
インスリン　デテミル〔レベミル〕
インスリン　ヒト〔イノレット，ノボリン，ヒューマリン〕
インスリン　リスプロ〔ヒューマログ，ルムジェブ〕
エキセナチド〔バイエッタ，ビデュリオン〕
セマグルチド〔オゼンピック，リベルサス〕
デュラグルチド〔トルリシティ〕
リキシセナチド〔リキスミア〕
リラグルチド〔ビクトーザ〕
ミトタン〔オペプリム〕

その他の泌尿生殖器官及び肛門用薬
リトドリン〔ウテメリン〕

その他の個々の器官系用医薬品
プロプラノロール〔ヘマンジオル〕

輸液類
肝不全用アミノ酸製剤〔テルフィス，ヒカリレバン〕
肝不全用成分栄養剤〔アミノレバン〕
経腸成分栄養剤〔エレンタール，ツインライン〕

糖尿病用剤
アカルボース〔グルコバイ〕
アセトヘキサミド〔ジメリン〕
アナグリプチン〔スイニー〕
アナグリプチン・メトホルミン〔メトアナ〕
アログリプチン〔ネシーナ〕
アログリプチン・ピオグリタゾン〔リオベル〕
アログリプチン・メトホルミン〔イニシンク〕
イプラグリフロジン〔スーグラ〕
イメグリミン〔ツイミーグ〕
インスリン　グラルギン・リキシセナチド〔ソリクア〕
インスリン　デグルデク・リラグルチド〔ゾルトファイ〕
エンパグリフロジン〔ジャディアンス〕
エンパグリフロジン・リナグリプチン〔トラディアンス〕
オマリグリプチン〔マリゼブ〕
カナグリフロジン〔カナグル〕
グリクラジド〔グリミクロン〕
グリクロピラミド〔デアメリン〕
グリベンクラミド〔オイグルコン，ダオニール〕
グリメピリド〔アマリール〕
クロルプロパミド
サキサグリプチン〔オングリザ〕
シタグリプチン〔グラクティブ，ジャヌビア〕
シタグリプチン・イプラグリフロジン〔スージャヌ〕
ダパグリフロジン〔フォシーガ〕
テネリグリプチン〔テネリア〕
テネリグリプチン・カナグリフロジン〔カナリア〕
トホグリフロジン〔アプルウェイ，デベルザ〕
トレラグリプチン〔ザファテック〕
ナテグリニド〔スターシス，ファスティック〕

ピオグリタゾン〔アクトス〕
ピオグリタゾン・グリメピリド〔ソニアス〕
ピオグリタゾン・メトホルミン〔メタクト〕
ビルダグリプチン〔エクア〕
ビルダグリプチン・メトホルミン〔エクメット〕
ブホルミン〔ジベトス，ジベトン〕
ボグリボース〔ベイスン〕
ミグリトール〔セイブル〕
ミチグリニド〔グルファスト〕
ミチグリニド・ボグリボース〔グルベス〕
メトホルミン〔グリコラン，メトグルコ〕
リナグリプチン〔トラゼンタ〕
ルセオグリフロジン〔ルセフィ〕
レパグリニド〔シュアポスト〕

他に分類されない代謝性医薬品
ヒドロキシクロロキン〔プラケニル〕

その他の腫瘍用薬
ベキサロテン〔タルグレチン〕

主としてグラム陽性・陰性菌に作用するもの
セフカペン〔フロモックス〕
セフジトレン〔メイアクト〕
セフテラム〔トミロン〕
テビペネム〔オラペネム〕

主としてカビに作用するもの
ボリコナゾール〔ブイフェンド〕

合成抗菌剤
オフロキサシン〔タリビッド〕
ガレノキサシン〔ジェニナック〕
シタフロキサシン〔グレースビット〕
シプロフロキサシン〔シバスタン，シプロキサン〕
トスフロキサシン〔オゼックス，トスキサシン〕
パズフロキサシン〔パシル，パズクロス〕
プルリフロキサシン〔スオード〕
モキシフロキサシン〔アベロックス〕
ラスクフロキサシン〔ラスビック〕
レボフロキサシン〔クラビット〕
ロメフロキサシン〔バレオン〕

その他の化学療法剤

スルファメトキサゾール・トリメトプリム〔ダイフェン，バクタ，バクトラミン〕

抗原虫剤

スルファメトキサゾール・トリメトプリム〔バクトラミン〕

ペンタミジン〔ベナンバックス〕

機能検査用試薬

グルカゴン

◆8 膵炎

| 重大な副作用 | 「膵炎」を含む |

副作用を疑うときの検査項目　AMY(p.153)

抗てんかん剤
バルプロ酸〔セレニカ, デパケン, バレリン〕
レベチラセタム〔イーケプラ〕

解熱鎮痛消炎剤
スリンダク〔クリノリル〕

その他の中枢神経系用薬
ドネペジル〔アリセプト〕

血圧降下剤
エナラプリル〔レニベース〕
カプトプリル〔カプトリル, カプトルナ〕
シラザプリル〔インヒベース〕
トランドラプリル〔オドリック〕
ベナゼプリル〔チバセン〕
リシノプリル〔ゼストリル, ロンゲス〕

高脂血症用剤
フェノフィブラート〔トライコア, リピディル〕

その他の消化器官用薬
メサラジン〔アサコール, ペンタサ, リアルダ〕

副腎ホルモン剤
コルチゾン酢酸エステル〔コートン〕
デキサメタゾン〔デカドロン, レナデックス〕
デキサメタゾンリン酸エステルナトリウム〔オルガドロン, ソルコート, デキサート〕
トリアムシノロン〔レダコート〕
トリアムシノロンアセトニド〔ケナコルト〕
フルドロコルチゾン酢酸エステル〔フロリネフ〕
プレドニゾロン〔プレドニン〕
プレドニゾロンコハク酸エステルナトリウム
プレドニゾロンリン酸エステルナトリウム〔プレドネマ〕
ベタメタゾン〔リンデロン〕

ベタメタゾン・d-クロルフェニラミンマレイン酸塩〔エンペラシン, サクコルチン, セレスターナ, セレスタミン, ヒスタブロック, プラデスミン, ベタセレミン〕
ベタメタゾンリン酸エステルナトリウム〔ステロネマ, リノロサール〕
メチルプレドニゾロンコハク酸エステルナトリウム〔ソル・メドロール, ソル・メルコート〕

その他のホルモン剤(抗ホルモン剤を含む。)
エキセナチド〔バイエッタ, ビデュリオン〕
セマグルチド〔オゼンピック, リベルサス〕
テデュグルチド〔レベスティブ〕
デュラグルチド〔トルリシティ〕
リキシセナチド〔リキスミア〕
リラグルチド〔ビクトーザ〕

解毒剤
ホリナート〔ユーゼル, ロイコボリン〕
レボホリナート〔アイソボリン〕

糖尿病用剤
アナグリプチン〔スイニー〕
アナグリプチン・メトホルミン〔メトアナ〕
アログリプチン〔ネシーナ〕
アログリプチン・ピオグリタゾン〔リオベル〕
アログリプチン・メトホルミン〔イニシンク〕
インスリン　グラルギン・リキシセナチド〔ソリクア〕
インスリン　デグルデク・リラグルチド〔ゾルトファイ〕
エンパグリフロジン・リナグリプチン〔トラディアンス〕
オマリグリプチン〔マリゼブ〕
サキサグリプチン〔オングリザ〕
シタグリプチン〔グラクティブ, ジャヌビア〕
シタグリプチン・イプラグリフロジン〔スージャヌ〕
テネリグリプチン〔テネリア〕

テネリグリプチン・カナグリフロジン〔カナリア〕
ビルダグリプチン〔エクア〕
ビルダグリプチン・メトホルミン〔エクメット〕
リナグリプチン〔トラゼンタ〕

他に分類されない代謝性医薬品
ジアゾキシド
シクロスポリン〔サンディミュン，ネオーラル〕
タクロリムス〔グラセプター，プログラフ〕
ミゾリビン〔ブレディニン〕
メトトレキサート〔メトレート，リウマトレックス〕
レフルノミド〔アラバ〕

アルキル化剤
イホスファミド〔イホマイド〕

代謝拮抗剤
シタラビン〔キロサイド〕
テガフール〔フトラフール〕
テガフール・ウラシル〔ユーエフティ〕
テガフール・ギメラシル・オテラシル〔EEエスワン，エスエーワン，エスワンケーケー，エスワンタイホウ，エヌケーエスワン，ティーエスワン〕
ドキシフルリジン〔フルツロン〕
フルオロウラシル〔5-FU〕
メトトレキサート〔メソトレキセート〕

抗腫瘍性抗生物質製剤
イノツズマブ〔ベスポンサ〕

抗腫瘍性植物成分製剤
カバジタキセル〔ジェブタナ〕
ドセタキセル〔タキソテール，ワンタキソテール〕
パクリタキセル〔アブラキサン，タキソール〕
ビノレルビン〔ナベルビン，ロゼウス〕

その他の腫瘍用薬
アスパラギナーゼ〔ロイナーゼ〕
アテゾリズマブ〔テセントリク〕
アファチニブ〔ジオトリフ〕
アベルマブ〔バベンチオ〕
カルボプラチン〔パラプラチン〕

ゲフィチニブ〔イレッサ〕
シスプラチン〔アイエーコール，ランダ〕
スニチニブ〔スーテント〕
セリチニブ〔ジカディア〕
ソラフェニブ〔ネクサバール〕
タモキシフェン〔ノルバデックス〕
ニボルマブ〔オプジーボ〕
ニロチニブ〔タシグナ〕
パゾパニブ〔ヴォトリエント〕
ブリグチニブ〔アルンブリグ〕
ブリナツモマブ〔ビーリンサイト〕
ブレンツキシマブ〔アドセトリス〕
ベキサロテン〔タルグレチン〕
ペムブロリズマブ〔キイトルーダ〕
ボスチニブ〔ボシュリフ〕
ポナチニブ〔アイクルシグ〕
ロルラチニブ〔ローブレナ〕

主としてグラム陰性菌に作用するもの
チゲサイクリン〔タイガシル〕

主としてグラム陽性・陰性菌，リケッチア，クラミジアに作用するもの
ミノサイクリン〔ミノマイシン〕

その他の抗生物質製剤(複合抗生物質製剤を含む。)
ボノプラザン・アモキシシリン・メトロニダゾール〔ボノピオン〕
ラベプラゾール・アモキシシリン・メトロニダゾール〔ラベファイン〕

抗ウイルス剤
アシクロビル〔ゾビラックス〕
アバカビル〔ザイアジェン〕
エムトリシタビン・テノホビル　ジソプロキシル〔ツルバダ〕
エルビテグラビル・コビシスタット・エムトリシタビン・テノホビル　ジソプロキシル〔スタリビルド〕
ガンシクロビル〔デノシン〕
ジドブジン〔レトロビル〕
ジドブジン・ラミブジン〔コンビビル〕
ダルナビル〔プリジスタ〕
ダルナビル・コビシスタット〔プレジコビックス〕

ダルナビル・コビシスタット・エムトリシタビ
ン・テノホビル　アラフェナミド〔シムツー
ザ〕

テノホビル　ジソプロキシル〔テノゼット，ビリ
アード〕

ドルテグラビル・アバカビル・ラミブジン〔ト
リーメク〕

ドルテグラビル・ラミブジン〔ドウベイト〕

バラシクロビル〔バルトレックス〕

バルガンシクロビル〔バリキサ〕

マラビロク〔シーエルセントリ〕

ラミブジン〔エピビル，ゼフィックス〕

ラミブジン・アバカビル〔エプジコム，ラバミ
コム〕

ロピナビル・リトナビル〔カレトラ〕

その他の化学療法剤

スルファメトキサゾール・トリメトプリム〔ダイ
フェン，バクタ，バクトラミン〕

ワクチン類

乾燥弱毒生おたふくかぜワクチン

抗原虫剤

スルファメトキサゾール・トリメトプリム〔バク
トラミン〕

ペンタミジン〔ベナンバックス〕

メトロニダゾール〔アネメトロ，フラジール〕

◆9 ミオパチー

 重大な副作用 「横紋筋融解症」,「ミオパチー」いずれかを含む

副作用を疑うときの検査項目 CK(p.152), ミオグロビン(p.143), LDH(p.148)

全身麻酔剤
セボフルラン 〔セボフレン〕
デスフルラン 〔スープレン〕
プロポフォール 〔ディプリバン〕

催眠鎮静剤, 抗不安剤
フルニトラゼパム 〔サイレース〕

抗てんかん剤
ガバペンチン 〔ガバペン〕
ゾニサミド 〔エクセグラン〕
バルプロ酸 〔セレニカ, デパケン, バレリン〕
フェニトイン 〔アレビアチン, ヒダントール〕
ホスフェニトイン 〔ホストイン〕
レベチラセタム 〔イーケプラ〕

解熱鎮痛消炎剤
ジクロフェナク 〔ジクトル, ナボール, ボルタレン, ボンフェナック〕
ロキソプロフェン 〔サンロキソ, ロキソニン, ロキフェン, ロキプロナール〕

抗パーキンソン剤
アマンタジン 〔シンメトレル〕
エンタカポン 〔コムタン〕
ゾニサミド 〔トレリーフ〕
プラミペキソール 〔ビ・シフロール, ミラペックス〕
レボドパ・カルビドパ・エンタカポン 〔スタレボ〕
ロチゴチン 〔ニュープロ〕

精神神経用剤
アセナピン 〔シクレスト〕
アリピプラゾール 〔エビリファイ〕
エチゾラム 〔デパス〕
オランザピン 〔ジプレキサ〕
クエチアピン 〔セロクエル, ビプレッソ〕
クロミプラミン 〔アナフラニール〕
クロルプロマジン 〔ウインタミン, コントミン〕
パリペリドン 〔インヴェガ, ゼプリオン〕

パロキセチン 〔パキシル〕
ハロペリドール 〔セレネース, ネオペリドール, ハロマンス〕
ブレクスピプラゾール 〔レキサルティ〕
ブロナンセリン 〔ロナセン〕
ブロムペリドール
ペロスピロン 〔ルーラン〕
ベンラファキシン 〔イフェクサー〕
マプロチリン 〔ルジオミール〕
リスペリドン 〔リスパダール〕
ルラシドン 〔ラツーダ〕
レボメプロマジン 〔ヒルナミン, レボトミン〕

総合感冒剤
配合剤 〔PL, サラザック, セラピナ, トーワチーム, ピーエイ, ペレックス, マリキナ〕

その他の中枢神経系用薬
エダラボン 〔ラジカット〕
ガバペンチン エナカルビル 〔レグナイト〕
ガランタミン 〔レミニール〕
ドネペジル 〔アリセプト〕
プレガバリン 〔リリカ〕
メマンチン 〔メマリー〕

骨格筋弛緩剤
スキサメトニウム 〔レラキシン〕
ベクロニウム

強心剤
アミノフィリン 〔アプニション, キョーフィリン, ネオフィリン〕

血圧降下剤
アジルサルタン 〔アジルバ〕
アジルサルタン・アムロジピン 〔ザクラス〕
イルベサルタン 〔アバプロ, イルベタン〕
イルベサルタン・アムロジピン 〔アイミクス, イルアミクス〕

イルベサルタン・トリクロルメチアジド〔イルトラ〕

オルメサルタン〔オルメテック〕

オルメサルタン・アゼルニジピン〔レザルタス〕

カンデサルタン〔ブロプレス〕

カンデサルタン・アムロジピン〔カムシア, ユニシア〕

カンデサルタン・ヒドロクロロチアジド〔エカード, カデチア〕

テルミサルタン〔ミカルディス〕

テルミサルタン・アムロジピン〔テラムロ, ミカムロ〕

テルミサルタン・アムロジピン・ヒドロクロロチアジド〔ミカトリオ〕

テルミサルタン・ヒドロクロロチアジド〔テルチア, ミコンビ〕

トランドラプリル〔オドリック〕

バルサルタン〔ディオバン〕

バルサルタン・アムロジピン〔アムバロ, エックスフォージ〕

バルサルタン・シルニジピン〔アテディオ〕

バルサルタン・ヒドロクロロチアジド〔コディオ, バルヒデイオ〕

ラベタロール〔トランデート〕

ロサルタン〔ニューロタン〕

ロサルタン・ヒドロクロロチアジド〔プレミネント, ロサルヒド〕

血管拡張剤

アムロジピン〔アムロジン, ノルバスク〕

高脂血症用剤

アトルバスタチン〔リピトール〕

エゼチミブ〔ゼチーア〕

エゼチミブ・アトルバスタチン〔アトーゼット〕

エゼチミブ・ロスバスタチン〔ロスーゼット〕

クロフィブラート

コレスチミド〔コレバイン〕

シンバスタチン〔リポバス〕

ピタバスタチン〔リバロ〕

フェノフィブラート〔トライコア, リピディル〕

プラバスタチン〔メバレクト, メバロチン〕

フルバスタチン〔ローコール〕

プロブコール〔シンレスタール, ロレルコ〕

ベザフィブラート〔ベザトール, ミデナール〕

ペマフィブラート〔パルモディア〕

ロスバスタチン〔クレストール〕

その他の循環器官用薬

アムロジピン・アトルバスタチン〔アマルエット, カデュエット〕

サクビトリルバルサルタン〔エンレスト〕

気管支拡張剤

テオフィリン〔スロービッド, テオドール, テオロング, ユニコン, ユニフィル〕

消化性潰瘍用剤

エソメプラゾール〔ネキシウム〕

オメプラゾール〔オメプラゾン, オメプラール〕

ファモチジン〔ガスター, ブロスター〕

ラニチジン〔ザンタック〕

ラフチジン〔プロテカジン〕

ラベプラゾール〔パリエット〕

ロキサチジン〔アルタット〕

その他の消化器官用薬

インフリキシマブ〔レミケード〕

脳下垂体ホルモン剤

バソプレシン〔ピトレシン〕

甲状腺, 副甲状腺ホルモン剤

チアマゾール〔メルカゾール〕

副腎ホルモン剤

コルチゾン酢酸エステル〔コートン〕

デキサメタゾン〔デカドロン, レナデックス〕

デキサメタゾンリン酸エステルナトリウム〔オルガドロン, ソルコート, デキサート〕

トリアムシノロン〔レダコート〕

トリアムシノロンアセトニド〔ケナコルト〕

ヒドロコルチゾン〔コートリル〕

ヒドロコルチゾンコハク酸エステルナトリウム〔サクシゾン, ソル・コーテフ〕

ヒドロコルチゾンリン酸エステルナトリウム〔ハイドロコートン〕

フルドロコルチゾン酢酸エステル〔フロリネフ〕

プレドニゾロン〔プレドニン〕
プレドニゾロンコハク酸エステルナトリウム
プレドニゾロンリン酸エステルナトリウム〔プレドネマ〕
ベタメタゾン〔リンデロン〕
ベタメタゾン・d-クロルフェニラミンマレイン酸塩〔エンペラシン, サクコルチン, セレスターナ, セレスタミン, ヒスタブロック, プラデスミン, ベタセレミン〕
ベタメタゾンリン酸エステルナトリウム〔ステロネマ, リノロサール〕
メチルプレドニゾロン〔メドロール〕
メチルプレドニゾロンコハク酸エステルナトリウム〔ソル・メドロール, ソル・メルコート〕
メチルプレドニゾロン酢酸エステル〔デポ・メドロール〕

その他の泌尿生殖器官及び肛門用薬
プロピベリン〔バップフォー〕
リトドリン〔ウテメリン〕
硫酸マグネシウム・ブドウ糖〔マグセント〕

ビタミンB剤(ビタミンB₁剤を除く。)
ピリドキサール〔ビタゼックス, ピドキサール〕
ピリドキシン〔ビーシックス, ビタミンB₆〕

その他の血液・体液用薬
クロピドグレル〔プラビックス〕
クロピドグレル・アスピリン〔コンプラビン〕

痛風治療剤
アロプリノール〔アノプロリン, ザイロリック, サロベール〕
コルヒチン

糖尿病用剤
アナグリプチン・メトホルミン〔メトアナ〕
アログリプチン〔ネシーナ〕
アログリプチン・ピオグリタゾン〔リオベル〕
アログリプチン・メトホルミン〔イニシンク〕
シタグリプチン〔グラクティブ, ジャヌビア〕
シタグリプチン・イプラグリフロジン〔スージャヌ〕
ピオグリタゾン〔アクトス〕

ピオグリタゾン・グリメピリド〔ソニアス〕
ピオグリタゾン・メトホルミン〔メタクト〕
ビルダグリプチン〔エクア〕
ビルダグリプチン・メトホルミン〔エクメット〕
メトホルミン〔グリコラン, メトグルコ〕

他に分類されない代謝性医薬品
シクロスポリン〔サンディミュン, ネオーラル〕
ヒドロキシクロロキン〔プラケニル〕

アルキル化剤
シクロホスファミド〔エンドキサン〕

代謝拮抗剤
テガフール・ギメラシル・オテラシル〔EEエスワン, エスエーワン, エスワンケーケー, エスワンタイホウ, エヌケーエスワン, ティーエスワン〕
ネララビン〔アラノンジー〕

その他の腫瘍用薬
アテゾリズマブ〔テセントリク〕
アビラテロン〔ザイティガ〕
アベルマブ〔バベンチオ〕
イマチニブ〔グリベック〕
エンコラフェニブ〔ビラフトビ〕
オキサリプラチン〔エルプラット〕
シスプラチン〔アイエーコール, ランダ〕
スニチニブ〔スーテント〕
ソラフェニブ〔ネクサバール〕
タミバロテン〔アムノレイク〕
デニロイキン ジフチトクス〔レミトロ〕
テムシロリムス〔トーリセル〕
デュルバルマブ〔イミフィンジ〕
トラベクテジン〔ヨンデリス〕
トラメチニブ〔メキニスト〕
ニボルマブ〔オプジーボ〕
ビニメチニブ〔メクトビ〕
ベキサロテン〔タルグレチン〕
ペムブロリズマブ〔キイトルーダ〕

その他のアレルギー用薬
プランルカスト〔オノン〕

生薬

カンゾウ〔小島甘草，トチモトのカンゾウ〕

漢方製剤

安中散，胃苓湯，温経湯，越婢加朮湯，黄耆建中湯，黄芩湯，黄連湯，乙字湯，葛根湯，葛根加朮附湯，葛根湯加川芎辛夷，加味帰脾湯，加味逍遙散，甘草湯，甘麦大棗湯，桔梗湯，帰脾湯，芎帰膠艾湯，芎帰調血飲，九味檳榔湯，荊芥連翹湯，桂枝湯，桂枝加黄耆湯，桂枝加葛根湯，桂枝加厚朴杏仁湯，桂枝加芍薬湯，桂枝加芍薬大黄湯，桂枝加朮附湯，桂枝加竜骨牡蛎湯，桂枝加苓朮附湯，桂枝人参湯，桂芍知母湯，啓脾湯，桂麻各半湯，香蘇散，五虎湯，五積散，五淋散，柴陥湯，柴胡桂枝湯，柴胡桂枝乾姜湯，柴胡清肝湯，柴朴湯，柴苓湯，酸棗仁湯，滋陰降火湯，滋陰至宝湯，四逆散，四君子湯，梔子柏皮湯，炙甘草湯，芍薬甘草湯，芍薬甘草附子湯，十全大補湯，十味敗毒湯，潤腸湯，小建中湯，小柴胡湯，小柴胡湯加桔梗石膏，小青竜湯，消風散，升麻葛根湯，参蘇飲，神秘湯，清上防風湯，清暑益気湯，清心蓮子飲，清肺湯，川芎茶調散，疎経活血湯，大黄甘草湯，大防風湯，竹茹温胆湯，治打撲一方，治頭瘡一方，調胃承気湯，釣藤散，通導散，桃核承気湯，当帰湯，当帰飲子，当帰四逆加呉茱萸生姜湯，二朮湯，二陳湯，女神散，人参湯，人参養栄湯，排膿散及湯，麦門冬湯，半夏瀉心湯，白虎加人参湯，附子理中湯，平胃散，防已黄耆湯，防風通聖散，補中益気湯，麻黄湯，麻杏甘石湯，麻杏薏甘湯，薏苡仁湯，抑肝散，抑肝散加陳皮半夏，六君子湯，立効散，竜胆瀉肝湯，苓甘姜味辛夏仁湯，苓姜朮甘湯，苓桂朮甘湯

主としてグラム陽性菌に作用するもの

ダプトマイシン〔キュビシン〕

主としてグラム陽性・陰性菌に作用するもの

セフカペン〔フロモックス〕

タゾバクタム・ピペラシリン〔ゾシン，タゾピペ〕

ピペラシリン〔ペントシリン〕

ファロペネム〔ファロム〕

主としてグラム陽性菌，マイコプラズマに作用するもの

アジスロマイシン〔ジスロマック〕

クラリスロマイシン〔クラリシッド，クラリス，マインベース〕

主としてカビに作用するもの

アムホテリシンB〔アムビゾーム，ファンギゾン〕

ボリコナゾール〔ブイフェンド〕

その他の抗生物質製剤（複合抗生物質製剤を含む。）

ボノプラザン・アモキシシリン・クラリスロマイシン〔ボノサップ〕

ラベプラゾール・アモキシシリン・クラリスロマイシン〔ラベキュア〕

ラベプラゾール・アモキシシリン・メトロニダゾール〔ラベファイン〕

合成抗菌剤

オフロキサシン〔タリビッド〕

ガレノキサシン〔ジェニナック〕

シプロフロキサシン〔シバスタン，シプロキサン〕

トスフロキサシン〔オゼックス，トスキサシン〕

ノルフロキサシン〔バクシダール〕

パズフロキサシン〔パシル，パズクロス〕

プルリフロキサシン〔スオード〕

モキシフロキサシン〔アベロックス〕

ラスクフロキサシン〔ラスビック〕

レボフロキサシン〔クラビット〕

ロメフロキサシン〔バレオン〕

抗ウイルス剤

エトラビリン〔インテレンス〕

ジドブジン・ラミブジン〔コンビビル〕

ドルテグラビル・アバカビル・ラミブジン〔トリーメク〕

ドルテグラビル・ラミブジン〔ドウベイト〕

ファムシクロビル〔ファムビル〕

ホスアンプレナビル〔レクシヴァ〕
ホスカルネット〔ホスカビル〕
ラミブジン〔エピビル，ゼフィックス〕
ラミブジン・アバカビル〔エプジコム，ラバミ
　コム〕
ラルテグラビル〔アイセントレス〕
リバビリン〔レベトール〕

その他の化学療法剤
スルファメトキサゾール・トリメトプリム〔ダイ
　フェン，バクタ，バクトラミン〕
テルビナフィン〔テルビー，ネドリール，ラミ
　シール〕

抗原虫剤
スルファメトキサゾール・トリメトプリム〔バク
　トラミン〕

◆10 顆粒球減少

重大な副作用 「白血球(数)減少」，「顆粒球(数)減少」，「無顆粒球症」，「好中球(数)減少」いずれかを含む

副作用を疑うときの検査項目 白血球数(p.108)，白血球像(p.106)

催眠鎮静剤，抗不安剤
エスタゾラム〔ユーロジン〕
フェノバルビタール〔フェノバール，ルピアール，ワコビタール〕

抗てんかん剤
カルバマゼピン〔テグレトール〕
スチリペントール〔ディアコミット〕
ゾニサミド〔エクセグラン〕
バルプロ酸〔セレニカ，デパケン，バレリン〕
フェニトイン〔アレビアチン，ヒダントール〕
フェノバルビタール〔ノーベルバール，フェノバール〕
ホスフェニトイン〔ホストイン〕
ラコサミド〔ビムパット〕
ラモトリギン〔ラミクタール〕
レベチラセタム〔イーケプラ〕

解熱鎮痛消炎剤
アクタリット〔オークル，モーバー〕
アスピリン
アスピリン・ダイアルミネート〔イスキア，バファリン〕
アセトアミノフェン〔アセリオ，アルピニー，アンヒバ，カロナール，パラセタ，ピレチノール〕
アセメタシン〔ランツジール〕
イブプロフェン〔ブルフェン〕
インドメタシン〔インテバン〕
インドメタシン ファルネシル〔インフリー〕
エトドラク〔オステラック，ハイペン〕
ザルトプロフェン〔ソレトン，ペオン〕
ジクロフェナク〔ジクトル，ナボール，ボルタレン，ボンフェナック〕
スリンダク〔クリノリル〕
スルピリン
セレコキシブ〔セレコックス〕
トラマドール・アセトアミノフェン〔トアラセット，トラムセット〕
ナプロキセン〔ナイキサン〕

プログルメタシン〔ミリダシン〕
ペンタゾシン〔ソセゴン〕
メフェナム酸〔ポンタール〕
メロキシカム〔モービック〕
ロキソプロフェン〔サンロキソ，ロキソニン，ロキフェン，ロキプロナール〕

抗パーキンソン剤
ゾニサミド〔トレリーフ〕
ドロキシドパ〔ドプス〕

精神神経用剤
アセナピン〔シクレスト〕
アミトリプチリン〔トリプタノール〕
アモキサピン〔アモキサン〕
アリピプラゾール〔エビリファイ〕
イミプラミン〔イミドール，トフラニール〕
オキシペルチン〔ホーリット〕
オランザピン〔ジプレキサ〕
クエチアピン〔セロクエル，ビプレッソ〕
クロカプラミン〔クロフェクトン〕
クロザピン〔クロザリル〕
クロミプラミン〔アナフラニール〕
クロルプロマジン〔ウインタミン，コントミン〕
スピペロン〔スピロピタン〕
スルトプリド〔バルネチール〕
スルピリド〔ドグマチール〕
セチプチリン〔テシプール〕
ゾテピン〔ロドピン〕
チミペロン〔トロペロン〕
トラゾドン〔デジレル，レスリン〕
トリミプラミン〔スルモンチール〕
ネモナプリド〔エミレース〕
ノルトリプチリン〔ノリトレン〕
パリペリドン〔インヴェガ，ゼプリオン〕
パロキセチン〔パキシル〕
ハロペリドール〔セレネース，ネオペリドール，ハロマンス〕
ピパンペロン〔プロピタン〕

フルフェナジン〔フルデカシン，フルメジン〕
フルボキサミン〔デプロメール，ルボックス〕
ブレクスピプラゾール〔レキサルティ〕
プロクロルペラジン〔ノバミン〕
ブロナンセリン〔ロナセン〕
プロペリシアジン〔ニューレプチル〕
ブロムペリドール
ペルフェナジン〔トリラホン，ピーゼットシー〕
ペロスピロン〔ルーラン〕
ベンラファキシン〔イフェクサー〕
マプロチリン〔ルジオミール〕
ミアンセリン〔テトラミド〕
ミルタザピン〔リフレックス，レメロン〕
ミルナシプラン〔トレドミン〕
モサプラミン〔クレミン〕
リスペリドン〔リスパダール〕
ルラシドン〔ラツーダ〕
レボメプロマジン〔ヒルナミン，レボトミン〕

総合感冒剤

配合剤〔PL，サラザック，セラピナ，トーワチーム，ピーエイ，ペレックス，マリキナ〕

その他の中枢神経系用薬

エダラボン〔ラジカット〕
フマル酸ジメチル〔テクフィデラ〕
リルゾール〔リルテック〕

自律神経剤

メペンゾラート・フェノバルビタール〔トランコロンP〕

不整脈用剤

アプリンジン〔アスペノン〕
アミオダロン〔アンカロン〕
キニジン
ジソピラミド〔リスモダン〕
シベンゾリン〔シベノール〕
プロカインアミド〔アミサリン〕
プロプラノロール〔インデラル〕
ベプリジル〔ベプリコール〕

利尿剤

アセタゾラミド〔ダイアモックス〕

アゾセミド〔ダイアート〕
フロセミド〔ラシックス〕

血圧降下剤

アジルサルタン・アムロジピン〔ザクラス〕
アラセプリル〔セタプリル〕
イルベサルタン・アムロジピン〔アイミクス，イルアミクス〕
エナラプリル〔レニベース〕
カプトプリル〔カプトリル，カプトルナ〕
カンデサルタン〔ブロプレス〕
カンデサルタン・アムロジピン〔カムシア，ユニシア〕
カンデサルタン・ヒドロクロロチアジド〔エカード，カデチア〕
テルミサルタン・アムロジピン〔テラムロ，ミカムロ〕
テルミサルタン・アムロジピン・ヒドロクロロチアジド〔ミカトリオ〕
ドキサゾシン〔カルデナリン〕
バルサルタン〔ディオバン〕
バルサルタン・アムロジピン〔アムバロ，エックスフォージ〕
バルサルタン・シルニジピン〔アテディオ〕
バルサルタン・ヒドロクロロチアジド〔コディオ，バルヒディオ〕
プロプラノロール〔インデラル〕
ベナゼプリル〔チバセン〕
マニジピン〔カルスロット〕
メチルドパ〔アルドメット〕
ロサルタン〔ニューロタン〕
ロサルタン・ヒドロクロロチアジド〔プレミネント，ロサルヒド〕

血管拡張剤

アムロジピン〔アムロジン，ノルバスク〕
ニフェジピン〔アダラート，セパミット〕

高脂血症用剤

アトルバスタチン〔リピトール〕
エゼチミブ・アトルバスタチン〔アトーゼット〕
クロフィブラート

その他の循環器官用薬

アムロジピン・アトルバスタチン〔アマルエット，カデュエット〕
アルプロスタジル〔パルクス，リプル〕
アルプロスタジル　アルファデクス〔アルテジール，プロスタンディン〕
サクビトリルバルサルタン〔エンレスト〕
トレプロスチニル〔トレプロスト〕
ボセンタン〔トラクリア〕

鎮咳剤

ジプロフィリン・ジヒドロコデイン〔カフコデ〕
ジプロフィリン・メトキシフェナミン〔アストーマ〕
配合剤〔クロフェドリン，ニチコデ，フスコデ，フスコブロン，プラコデ，ムコブロチン，ライトゲン〕

消化性潰瘍用剤

エソメプラゾール〔ネキシウム〕
オメプラゾール〔オメプラゾン，オメプラール〕
シメチジン〔カイロック，タガメット〕
ニザチジン〔アシノン〕
ピレンゼピン
ファモチジン〔ガスター，ブロスター〕
ボノプラザン〔タケキャブ〕
ラニチジン〔ザンタック〕
ラフチジン〔プロテカジン〕
ラベプラゾール〔パリエット〕
ランソプラゾール〔タケプロン〕
レバミピド〔ムコスタ〕
ロキサチジン〔アルタット〕

その他の消化器官用薬

インフリキシマブ〔レミケード〕
メサラジン〔アサコール，ペンタサ，リアルダ〕

甲状腺，副甲状腺ホルモン剤

チアマゾール〔メルカゾール〕
プロピルチオウラシル〔チウラジール，プロパジール〕

副腎ホルモン剤

ベタメタゾン・d-クロルフェニラミンマレイン酸塩〔エンペラシン，サクコルチン，セレスターナ，セレスタミン，ヒスタブロック，プラデスミン，ベタセレミン〕

その他のホルモン剤(抗ホルモン剤を含む。)

ブセレリン〔スプレキュア，ブセレキュア〕

その他の泌尿生殖器官及び肛門用薬

リトドリン〔ウテメリン〕

その他の外皮用薬

ジアフェニルスルホン〔レクチゾール〕

その他の個々の器官系用医薬品

プロプラノロール〔ヘマンジオル〕

その他の血液・体液用薬

アスピリン〔ゼンアスピリン，バイアスピリン〕
アスピリン・ボノプラザン〔キャブピリン〕
アスピリン・ダイアルミネート〔タケルダ〕
クロピドグレル〔プラビックス〕
クロピドグレル・アスピリン〔コンプラビン〕
サルポグレラート〔アンプラーグ〕
シロスタゾール〔コートリズム，シロシナミン，シロスレット，プレタール，プレトモール，ホルダゾール〕
チクロピジン〔パナルジン〕
プラスグレル〔エフィエント〕

肝臓疾患用剤

チオプロニン〔チオラ〕

解毒剤

デクスラゾキサン〔サビーン〕
ペニシラミン〔メタルカプターゼ〕
ホリナート〔ユーゼル，ロイコボリン〕
レボホリナート〔アイソボリン〕

習慣性中毒用剤

シアナミド〔シアナマイド〕

痛風治療剤

アロプリノール〔アノプロリン，ザイロリック，サロベール〕

コルヒチン

糖尿病用剤

アセトヘキサミド〔ジメリン〕

グリクラジド〔グリミクロン〕

グリクロピラミド〔デアメリン〕

グリベンクラミド〔オイグルコン，ダオニール〕

グリメピリド〔アマリール〕

クロルプロパミド

ピオグリタゾン・グリメピリド〔ソニアス〕

他に分類されない代謝性医薬品

アザチオプリン〔アザニン，イムラン〕

アダリムマブ〔ヒュミラ〕

イキセキズマブ〔トルツ〕

イグラチモド〔ケアラム〕

ウパダシチニブ〔リンヴォック〕

ウリナスタチン〔ミラクリッド〕

エタネルセプト〔エンブレル〕

エチドロン酸〔ダイドロネル〕

エベロリムス〔サーティカン〕

オザグレル〔オザペン，カタクロット，キサンボン〕

カナキヌマブ〔イラリス〕

ガベキサート〔エフオーワイ〕

グスペリムス〔スパニジン〕

ゴリムマブ〔シンポニー〕

サリルマブ〔ケブザラ〕

シベレスタット〔エラスポール〕

セクキヌマブ〔コセンティクス〕

セルトリズマブ〔シムジア〕

タクロリムス〔グラセプター，プログラフ〕

トファシチニブ〔ゼルヤンツ〕

ナファモスタット〔コアヒビター，フサン，ロナスタット〕

ニチシノン〔オーファディン〕

バリシチニブ〔オルミエント〕

ヒドロキシクロロキン〔プラケニル〕

ピルフェニドン〔ピレスパ〕

フィルゴチニブ〔ジセレカ〕

ブロダルマブ〔ルミセフ〕

ペフィシチニブ〔スマイラフ〕

ミコフェノール酸〔セルセプト〕

ミゾリビン〔ブレディニン〕

メトトレキサート〔メトレート，リウマトレックス〕

アルキル化剤

イホスファミド〔イホマイド〕

シクロホスファミド〔エンドキサン〕

ストレプトゾシン〔ザノサー〕

ダカルバジン

チオテパ〔リサイオ〕

テモゾロミド〔テモダール〕

ニムスチン〔ニドラン〕

ブスルファン〔マブリン〕

ベンダムスチン〔トレアキシン〕

メルファラン〔アルケラン〕

ラニムスチン〔サイメリン〕

代謝拮抗剤

エノシタビン〔サンラビン〕

カペシタビン〔ゼローダ〕

クロファラビン〔エボルトラ〕

ゲムシタビン〔ジェムザール〕

シタラビン〔キロサイド〕

シタラビン　オクホスファート〔スタラシド〕

テガフール〔フトラフール〕

テガフール・ウラシル〔ユーエフティ〕

テガフール・ギメラシル・オテラシル〔EEエスワン，エスエーワン，エスワンケーケー，エスワンタイホウ，エヌケーエスワン，ティーエスワン〕

ドキシフルリジン〔フルツロン〕

ネララビン〔アラノンジー〕

ヒドロキシカルバミド〔ハイドレア〕

プララトレキサート〔ジフォルタ〕

フルオロウラシル〔5-FU〕

フルダラビン〔フルダラ〕

ペメトレキセド〔アリムタ〕

メトトレキサート〔メソトレキセート〕

メルカプトプリン〔ロイケリン〕

抗腫瘍性抗生物質製剤

アクチノマイシンD〔コスメゲン〕

アクラルビシン〔アクラシノン〕

アムルビシン〔カルセド〕
イダルビシン〔イダマイシン〕
イノツズマブ〔ベスポンサ〕
エピルビシン〔ファルモルビシン〕
ゲムツズマブ〔マイロターグ〕
ダウノルビシン〔ダウノマイシン〕
ドキソルビシン〔アドリアシン, ドキシル〕
ピラルビシン〔テラルビシン, ピノルビン〕
マイトマイシンC〔マイトマイシン〕

抗腫瘍性植物成分製剤
イリノテカン〔オニバイド, カンプト, トポテシン〕
エトポシド〔ベプシド, ラステット〕
カバジタキセル〔ジェブタナ〕
ドセタキセル〔タキソテール, ワンタキソテール〕
ノギテカン〔ハイカムチン〕
パクリタキセル〔アブラキサン, タキソール〕
ビノレルビン〔ナベルビン, ロゼウス〕
ビンクリスチン〔オンコビン〕
ビンデシン〔フィルデシン〕
ビンブラスチン〔エクザール〕

その他の腫瘍用薬
アカラブルチニブ〔カルケンス〕
アザシチジン〔ビダーザ〕
アテゾリズマブ〔テセントリク〕
アナグレリド〔アグリリン〕
アフリベルセプト ベータ〔ザルトラップ〕
アベマシクリブ〔ベージニオ〕
アレクチニブ〔アレセンサ〕
アレムツズマブ〔マブキャンパス〕
イサツキシマブ〔サークリサ〕
イットリウム(^{90}Y)イブリツモマブ〔ゼヴァリン〕
イブルチニブ〔イムブルビカ〕
イマチニブ〔グリベック〕
エベロリムス〔アフィニトール〕
エリブリン〔ハラヴェン〕
塩化ラジウム(^{223}Ra)〔ゾーフィゴ〕
エンホルツマブ〔パドセブ〕
オキサリプラチン〔エルプラット〕
オシメルチニブ〔タグリッソ〕
オビヌツズマブ〔ガザイバ〕
オファツムマブ〔アーゼラ〕

オラパリブ〔リムパーザ〕
カルフィルゾミブ〔カイプロリス〕
カルボプラチン〔パラプラチン〕
キザルチニブ〔ヴァンフリタ〕
ギルテリチニブ〔ゾスパタ〕
クラドリビン〔ロイスタチン〕
クリゾチニブ〔ザーコリ〕
サリドマイド〔サレド〕
三酸化二ヒ素〔トリセノックス〕
シスプラチン〔アイエーコール, ランダ〕
ジヌツキシマブ〔ユニツキシン〕
スニチニブ〔スーテント〕
ソブゾキサン〔ペラゾリン〕
ソラフェニブ〔ネクサバール〕
ダサチニブ〔スプリセル〕
タゼメトスタット〔タズベリク〕
タモキシフェン〔ノルバデックス〕
ダラツムマブ〔ダラザレックス〕
ダラツムマブ・ボルヒアルロニダーゼ アルファ〔ダラキューロ〕
チラブルチニブ〔ベレキシブル〕
ツシジノスタット〔ハイヤスタ〕
デニロイキン ジフチトクス〔レミトロ〕
テムシロリムス〔トーリセル〕
トラスツズマブ〔ハーセプチン〕
トラスツズマブ デルクステカン〔エンハーツ〕
トラベクテジン〔ヨンデリス〕
トリフルリジン・チピラシル〔ロンサーフ〕
ニボルマブ〔オプジーボ〕
ニラパリブ〔ゼジューラ〕
ニロチニブ〔タシグナ〕
ネシツムマブ〔ポートラーザ〕
ネダプラチン〔アクプラ〕
パゾパニブ〔ヴォトリエント〕
パノビノスタット〔ファリーダック〕
パルボシクリブ〔イブランス〕
ビカルタミド〔カソデックス〕
フォロデシン〔ムンデシン〕
ブリナツモマブ〔ビーリンサイト〕
ブレンツキシマブ〔アドセトリス〕
プロカルバジン
ベキサロテン〔タルグレチン〕
ベネトクラクス〔ベネクレクスタ〕
ベバシズマブ〔アバスチン〕

ペムブロリズマブ〔キイトルーダ〕
ペルツズマブ〔パージェタ〕
ペントスタチン〔コホリン〕
ボスチニブ〔ボシュリフ〕
ポナチニブ〔アイクルシグ〕
ポマリドミド〔ポマリスト〕
ポラツズマブ〔ポライビー〕
ボルテゾミブ〔ベルケイド〕
ミトキサントロン〔ノバントロン〕
ミリプラチン〔ミリプラ〕
モガムリズマブ〔ポテリジオ〕
ヨードベンジルグアニジン(^{131}I)〔ライアット MIBG-I131〕
ラムシルマブ〔サイラムザ〕
ラロトレクチニブ〔ヴァイトラックビ〕
リツキシマブ〔リツキサン〕
ルキソリチニブ〔ジャカビ〕
レナリドミド〔レブラミド〕
レンバチニブ〔レンビマ〕
ロミデプシン〔イストダックス〕

放射性医薬品
インジウム(^{111}In)イブリツモマブ〔ゼヴァリン〕

抗ヒスタミン剤
d-クロルフェニラミンマレイン酸塩〔ポララミン〕
クロルフェニラミンマレイン酸塩〔アレルギン，クロダミン，ネオレスタミン，ネオレスタール，ビスミラー，フェニラミン〕
シプロヘプタジン〔ペリアクチン〕

刺激療法剤
オーラノフィン
金チオリンゴ酸〔シオゾール〕
ブシラミン〔リマチル〕

その他のアレルギー用薬
アブロシチニブ〔サイバインコ〕
トラニラスト〔リザベン〕
フェキソフェナジン〔アレグラ〕
フェキソフェナジン・プソイドエフェドリン〔ディレグラ〕

プランルカスト〔オノン〕

その他の組織細胞機能用医薬品
アキシカブタゲン　シロルユーセル〔イエスカルタ〕
チサゲンレクルユーセル〔キムリア〕
テセルパツレブ〔デリタクト〕
ヒト(同種)骨髄由来間葉系幹細胞〔テムセル〕
リソカブタゲン　マラルユーセル〔ブレヤンジ〕

主としてグラム陽性菌に作用するもの
クリンダマイシン〔ダラシン〕
テイコプラニン〔タゴシッド〕
バンコマイシン
ベンジルペニシリン〔ペニシリンGカリウム〕
リンコマイシン〔リンコシン〕

主としてグラム陰性菌に作用するもの
レレバクタム・イミペネム・シラスタチン〔レカルブリオ〕

主としてグラム陽性・陰性菌に作用するもの
アモキシシリン〔アモリン，サワシリン，パセトシン，ワイドシリン〕
アモキシシリン・クラブラン酸〔オーグメンチン，クラバモックス〕
アンピシリン〔ビクシリン〕
アンピシリン・スルバクタム〔スルバクシン，スルバシリン，ピシリバクタ，ピスルシン，ユーシオン，ユナシン，ユナスピン〕
イミペネム・シラスタチン〔チエクール，チエナム，チエペネム〕
セファクロル〔ケフラール，トキクロル〕
セファゾリン〔セファメジン〕
セフィキシム〔セフィーナ，セフスパン〕
セフェピム〔マキシピーム〕
セフォゾプラン〔ファーストシン〕
セフォタキシム〔クラフォラン，セフォタックス〕
セフォチアム〔パンスポリン〕
セフォペラゾン・スルバクタム〔スルペラゾン，セフォセフ，セフォン，セフロニック，バクフォーゼ，ワイスタール〕
セフカペン〔フロモックス〕

セフジトレン〔メイアクト〕
セフジニル〔セフゾン〕
セフタジジム〔モダシン〕
セフチゾキシム〔エポセリン〕
セフテラム〔トミロン〕
セフトリアキソン〔セフキソン, ロセフィン〕
セフメタゾール〔セフメタゾン〕
セフメノキシム〔ベストコール〕
タゾバクタム・ピペラシリン〔ゾシン, タゾピペ〕
ドリペネム〔フィニバックス〕
パニペネム・ベタミプロン〔カルベニン〕
ビアペネム〔オメガシン〕
ピペラシリン〔ペントシリン〕
ファロペネム〔ファロム〕
フロモキセフ〔フルマリン〕
ホスホマイシン〔ホスミシン〕
メロペネム〔メロペン〕

**主としてグラム陽性菌,
マイコプラズマに作用するもの**
アジスロマイシン〔ジスロマック〕
クラリスロマイシン〔クラリシッド, クラリス, メ
　インベース〕

**主としてグラム陽性・陰性菌, リケッチア,
クラミジアに作用するもの**
ミノサイクリン〔ミノマイシン〕

主として抗酸菌に作用するもの
リファブチン〔ミコブティン〕
リファンピシン〔リファジン〕

主としてカビに作用するもの
アムホテリシンB〔アムビゾーム, ファンギゾ
　ン〕
ポサコナゾール〔ノクサフィル〕
ボリコナゾール〔ブイフェンド〕
ミカファンギン〔ファンガード〕

その他の抗生物質製剤(複合抗生物質製剤を含む。)
アンピシリン・クロキサシリン〔ビクシリン〕
ボノプラザン・アモキシシリン・クラリスロ
　マイシン〔ボノサップ〕

ボノプラザン・アモキシシリン・メトロニダ
　ゾール〔ボノピオン〕
ラベプラゾール・アモキシシリン・クラリス
　ロマイシン〔ラベキュア〕
ラベプラゾール・アモキシシリン・メトロニ
　ダゾール〔ラベファイン〕

サルファ剤
サラゾスルファピリジン〔アザルフィジン, サラ
　ゾピリン〕

抗結核剤
アルミノパラアミノサリチル酸〔アルミノニッ
　パスカルシウム〕
イソニアジド〔イスコチン, ヒドラ〕
パラアミノサリチル酸〔ニッパスカルシウム〕

合成抗菌剤
オフロキサシン〔タリビッド〕
ガレノキサシン〔ジェニナック〕
シプロフロキサシン〔シバスタン, シプロキサ
　ン〕
テジゾリド〔シベクトロ〕
トスフロキサシン〔オゼックス, トスキサシン〕
パズフロキサシン〔パシル, パズクロス〕
ラスクフロキサシン〔ラスビック〕
リネゾリド〔ザイボックス〕
レボフロキサシン〔クラビット〕

抗ウイルス剤
アシクロビル〔ゾビラックス〕
オセルタミビル〔タミフル〕
ガンシクロビル〔デノシン〕
ジドブジン〔レトロビル〕
ジドブジン・ラミブジン〔コンビビル〕
ドルテグラビル・アバカビル・ラミブジン〔ト
　リーメク〕
ドルテグラビル・ラミブジン〔ドウベイト〕
ネビラピン〔ビラミューン〕
バラシクロビル〔バルトレックス〕
バルガンシクロビル〔バリキサ〕
ペラミビル〔ラピアクタ〕
マラビロク〔シーエルセントリ〕
ラミブジン〔エピビル, ゼフィックス〕

ラミブジン・アバカビル〔エプジコム，ラバミ
コム〕
リバビリン〔コペガス，レベトール〕

その他の化学療法剤
アトバコン〔サムチレール〕
スルファメトキサゾール・トリメトプリム〔ダイ
フェン，バクタ，バクトラミン〕
テルビナフィン〔テルビー，ネドリール，ラミシー
ル〕
フルコナゾール〔ジフルカン〕
フルシトシン〔アンコチル〕
ホスフルコナゾール〔プロジフ〕
ミコナゾール〔フロリード〕

血液製剤類
合成血〔合成血液〕
洗浄人赤血球液〔洗浄赤血球液〕
人血小板濃厚液〔濃厚血小板〕
人赤血球液〔赤血球液〕
人全血液

その他の生物学的製剤
インターフェロン　アルファ(NAMALWA)
〔スミフェロン〕
インターフェロン　ガンマ-1a〔イムノマック
ス〕
インターフェロン　ベータ〔フエロン〕
インターフェロン　ベータ-1a〔アボネックス〕
インターフェロン　ベータ-1b〔ベタフェロン〕
抗ヒト胸腺細胞ウサギ免疫グロブリン〔サイ
モグロブリン〕
サトラリズマブ〔エンスプリング〕
トシリズマブ〔アクテムラ〕
ペグインターフェロン　アルファ-2a〔ペガシ
ス〕

抗原虫剤
アトバコン・プログアニル〔マラロン〕
キニーネ
スルファメトキサゾール・トリメトプリム〔バク
トラミン〕
プリマキン
メトロニダゾール〔アネメトロ，フラジール〕

X線造影剤
ヨード化ケシ油脂肪酸エチルエステル〔リピ
オドール〕

機能検査用試薬
メチラポン〔メトピロン〕

他に分類されない治療を主目的としない医薬品
ヨード化ケシ油脂肪酸エチルエステル〔ミリ
プラ〕

◆11 骨髄抑制

重大な副作用 「汎血球（数）減少」「再生不良性貧血」「骨髄（機能）抑制」いずれかを含む

副作用を疑うときの検査項目 白血球数(p.108)，赤血球数(p.109)，血色素量(p.111)，ヘマトクリット(p.113)，血小板数(p.114)

抗てんかん剤
アセチルフェネトライド〔クランポール〕
エトスクシミド〔エピレオプチマル，ザロンチン〕
カルバマゼピン〔テグレトール〕
ゾニサミド〔エクセグラン〕
トリメタジオン〔ミノアレ〕
バルプロ酸〔セレニカ，デパケン，バレリン〕
フェニトイン〔アレビアチン，ヒダントール〕
プリミドン
ホスフェニトイン〔ホストイン〕
ラモトリギン〔ラミクタール〕
レベチラセタム〔イーケプラ〕

解熱鎮痛消炎剤
アクタリット〔オークル，モーバー〕
アスピリン
アスピリン・ダイアルミネート〔ウメサ，バファリン〕
アセメタシン〔ランツジール〕
アンチピリン〔ヨシピリン〕
アンピロキシカム〔フルカム〕
イブプロフェン〔ブルフェン〕
インドメタシン〔インテバン〕
インドメタシン ファルネシル〔インフリー〕
エトドラク〔オステラック，ハイペン〕
コンドロイチン・サリチル酸ナトリウム〔カシミタール，カシワドール，ザルソロイチン，ザルチロン，ヤスラミン〕
サリチル酸ナトリウム
ジクロフェナク〔ジクトル，ナボール，ボルタレン，ボンフェナック〕
スリンダク〔クリノリル〕
スルピリン
セレコキシブ〔セレコックス〕
ナプロキセン〔ナイキサン〕
ピロキシカム〔バキソ〕
フルルビプロフェン〔フロベン〕
プログルメタシン〔ミリダシン〕

抗パーキンソン剤
ゾニサミド〔トレリーフ〕

精神神経用剤
アミトリプチリン〔トリプタノール〕
クロミプラミン〔アナフラニール〕
クロルプロマジン〔ウインタミン，コントミン〕
パロキセチン〔パキシル〕
プロクロルペラジン〔ノバミン〕
プロペリシアジン〔ニューレプチル〕
ベンラファキシン〔イフェクサー〕
レボメプロマジン〔ヒルナミン，レボトミン〕

総合感冒剤
配合剤〔PL，サラザック，セラピナ，トーワチーム，ピーエイ，ペレックス，マリキナ〕

不整脈用剤
キニジン

利尿剤
アセタゾラミド〔ダイアモックス〕
トリクロルメチアジド〔フルイトラン〕
トルバプタン〔サムスカ〕
ヒドロクロロチアジド
フロセミド〔ラシックス〕
ベンチルヒドロクロロチアジド〔ベハイド〕

血圧降下剤
イルベサルタン・トリクロルメチアジド〔イルトラ〕
エナラプリル〔レニベース〕
カプトプリル〔カプトリル，カプトルナ〕
カンデサルタン・ヒドロクロロチアジド〔エカード，カデチア〕
テルミサルタン・アムロジピン・ヒドロクロロチアジド〔ミカトリオ〕
テルミサルタン・ヒドロクロロチアジド〔テルチア，ミコンビ〕

バルサルタン・ヒドロクロロチアジド〔コディ
　オ，バルヒディオ〕
ヒドララジン〔アプレゾリン〕
メチルドパ〔アルドメット〕
ロサルタン〔ニューロタン〕
ロサルタン・ヒドロクロロチアジド〔プレミネ
　ント，ロサルヒド〕

高脂血症用剤
アトルバスタチン〔リピトール〕
エゼチミブ・アトルバスタチン〔アトーゼット〕

その他の循環器官用薬
アムロジピン・アトルバスタチン〔アマルエッ
　ト，カデュエット〕
ボセンタン〔トラクリア〕

鎮咳剤
ジプロフィリン・メトキシフェナミン〔アストー
　マ〕
配合剤〔クロフェドリン，ニチコデ，フスコデ，フ
　スコブロン，プラコデ，ムコブロチン，ライトゲ
　ン〕

消化性潰瘍用剤
エソメプラゾール〔ネキシウム〕
オメプラゾール〔オメプラゾン，オメプラール〕
シメチジン〔カイロック，タガメット〕
ニザチジン〔アシノン〕
ファモチジン〔ガスター，ブロスター〕
ボノプラザン〔タケキャブ〕
ポラプレジンク〔プロマック〕
ラニチジン〔ザンタック〕
ラフチジン〔プロテカジン〕
ラベプラゾール〔パリエット〕
ランソプラゾール〔タケプロン〕
ロキサチジン〔アルタット〕

その他の消化器官用薬
インフリキシマブ〔レミケード〕
メサラジン〔アサコール，ペンタサ，リアルダ〕

甲状腺，副甲状腺ホルモン剤
チアマゾール〔メルカゾール〕

プロピルチオウラシル〔チウラジール，プロパ
　ジール〕

副腎ホルモン剤
ベタメタゾン・d-クロルフェニラミンマレイ
　ン酸塩〔エンペラシン，サクコルチン，セレス
　ターナ，セレスタミン，ヒスタブロック，プラデ
　スミン，ベタセレミン〕

その他のホルモン剤(抗ホルモン剤を含む。)
トルバプタン〔サムスカ〕

その他の泌尿生殖器官及び肛門用薬
リトドリン〔ウテメリン〕

化膿性疾患用剤
スルファジアジン銀〔ゲーベン〕

鎮痛，鎮痒，収斂，消炎剤
エスフルルビプロフェン・ハッカ油〔ロコア〕

その他の外皮用薬
ジアフェニルスルホン〔レクチゾール〕

その他の血液・体液用薬
アスピリン〔ゼンアスピリン，バイアスピリン〕
アスピリン・ボノプラザン〔キャブピリン〕
アスピリン・ランソプラゾール〔タケルダ〕
クロピドグレル〔プラビックス〕
クロピドグレル・アスピリン〔コンプラビン〕
シロスタゾール〔コートリズム，シロシナミン，
　シロスレット，プレタール，プレトモール，ホル
　ダゾール〕
チクロピジン〔パナルジン〕
プラスグレル〔エフィエント〕

解毒剤
酢酸亜鉛〔ノベルジン〕
デクスラゾキサン〔サビーン〕
ペニシラミン〔メタルカプターゼ〕
ホリナート〔ユーゼル，ロイコボリン〕
レボホリナート〔アイソボリン〕

習慣性中毒用剤

シアナミド〔シアナマイド〕

痛風治療剤

アロプリノール〔アノプロリン，ザイロリック，
　サロベール〕
コルヒチン
プロベネシド〔ベネシッド〕

糖尿病用剤

アセトヘキサミド〔ジメリン〕
グリクロピラミド〔デアメリン〕
グリメピリド〔アマリール〕
クロルプロパミド
ピオグリタゾン・グリメピリド〔ソニアス〕

他に分類されない代謝性医薬品

アザチオプリン〔アザニン，イムラン〕
アダリムマブ〔ヒュミラ〕
イグラチモド〔ケアラム〕
エタネルセプト〔エンブレル〕
エチドロン酸〔ダイドロネル〕
エベロリムス〔サーティカン〕
グスペリムス〔スパニジン〕
ゴリムマブ〔シンポニー〕
セルトリズマブ〔シムジア〕
タクロリムス〔グラセプター，プログラフ〕
ヒドロキシクロロキン〔プラケニル〕
ミコフェノール酸〔セルセプト〕
ミゾリビン〔ブレディニン〕
メトトレキサート〔メトレート，リウマトレックス〕
レフルノミド〔アラバ〕

アルキル化剤

イホスファミド〔イホマイド〕
シクロホスファミド〔エンドキサン〕
ストレプトゾシン〔ザノサー〕
ダカルバジン
チオテパ〔リサイオ〕
テモゾロミド〔テモダール〕
ニムスチン〔ニドラン〕
ブスルファン〔ブスルフェクス，マブリン〕
ベンダムスチン〔トレアキシン〕
メルファラン〔アルケラン〕

ラニムスチン〔サイメリン〕

代謝拮抗剤

エノシタビン〔サンラビン〕
カペシタビン〔ゼローダ〕
クロファラビン〔エボルトラ〕
ゲムシタビン〔ジェムザール〕
シタラビン〔キロサイド〕
シタラビン　オクホスファート〔スタラシド〕
テガフール〔フトラフール〕
テガフール・ウラシル〔ユーエフティ〕
テガフール・ギメラシル・オテラシル〔EEエ
　スワン，エスエーワン，エスワンケーケー，エ
　スワンタイホウ，エヌケーエスワン，ティーエス
　ワン〕
ドキシフルリジン〔フルツロン〕
ヒドロキシカルバミド〔ハイドレア〕
プララトレキサート〔ジフォルタ〕
フルオロウラシル〔5-FU〕
フルダラビン〔フルダラ〕
ペメトレキセド〔アリムタ〕
メトトレキサート〔メソトレキセート〕
メルカプトプリン〔ロイケリン〕

抗腫瘍性抗生物質製剤

アクチノマイシンD〔コスメゲン〕
アクラルビシン〔アクラシノン〕
アムルビシン〔カルセド〕
イダルビシン〔イダマイシン〕
イノツズマブ〔ベスポンサ〕
エピルビシン〔ファルモルビシン〕
ゲムツズマブ〔マイロターグ〕
ダウノルビシン〔ダウノマイシン〕
ドキソルビシン〔アドリアシン，ドキシル〕
ピラルビシン〔テラルビシン，ピノルビン〕
マイトマイシンC〔マイトマイシン〕

抗腫瘍性植物成分製剤

イリノテカン〔オニバイド，カンプト，トポテシ
　ン〕
エトポシド〔ベプシド，ラステット〕
カバジタキセル〔ジェブタナ〕
ドセタキセル〔タキソテール，ワンタキソテール〕
ノギテカン〔ハイカムチン〕

パクリタキセル〔アブラキサン, タキソール〕
ビノレルビン〔ナベルビン, ロゼウス〕
ビンクリスチン〔オンコビン〕
ビンデシン〔フィルデシン〕
ビンブラスチン〔エクザール〕

その他の腫瘍用薬

アカラブルチニブ〔カルケンス〕
アザシチジン〔ビダーザ〕
アスパラギナーゼ〔ロイナーゼ〕
アベマシクリブ〔ベージニオ〕
アレムツズマブ〔マブキャンパス〕
イサツキシマブ〔サークリサ〕
イットリウム(^{90}Y)イブリツモマブ〔ゼヴァリン〕
イブルチニブ〔イムブルビカ〕
イマチニブ〔グリベック〕
エリブリン〔ハラヴェン〕
塩化ラジウム(^{223}Ra)〔ゾーフィゴ〕
エンホルツマブ〔パドセブ〕
オキサリプラチン〔エルプラット〕
オファツムマブ〔アーゼラ〕
オラパリブ〔リムパーザ〕
カルフィルゾミブ〔カイプロリス〕
カルボプラチン〔パラプラチン〕
キザルチニブ〔ヴァンフリタ〕
ギルテリチニブ〔ゾスパタ〕
クラドリビン〔ロイスタチン〕
サリドマイド〔サレド〕
三酸化二ヒ素〔トリセノックス〕
シスプラチン〔アイエーコール, ランダ〕
ジヌツキシマブ〔ユニツキシン〕
スニチニブ〔スーテント〕
ソブゾキサン〔ペラゾリン〕
ダサチニブ〔スプリセル〕
タゼメトスタット〔タズベリク〕
ダラツムマブ〔ダラザレックス〕
ダラツムマブ・ボルヒアルロニダーゼ　アル
　ファ〔ダラキューロ〕
チラブルチニブ〔ベレキシブル〕
ツシジノスタット〔ハイヤスタ〕
デニロイキン　ジフチトクス〔レミトロ〕
トラスツズマブ　デルクステカン〔エンハーツ〕
トラベクテジン〔ヨンデリス〕
トリフルリジン・チピラシル〔ロンサーフ〕

ニラパリブ〔ゼジューラ〕
ニロチニブ〔タシグナ〕
ネダプラチン〔アクプラ〕
パルボシクリブ〔イブランス〕
フォロデシン〔ムンデシン〕
ブリナツモマブ〔ビーリンサイト〕
ブレンツキシマブ〔アドセトリス〕
プロカルバジン
ベネトクラクス〔ベネクレクスタ〕
ベバシズマブ〔アバスチン〕
ペントスタチン〔コホリン〕
ボスチニブ〔ボシュリフ〕
ポナチニブ〔アイクルシグ〕
ポマリドミド〔ポマリスト〕
ポラツズマブ〔ポライビー〕
ボルテゾミブ〔ベルケイド〕
ミトキサントロン〔ノバントロン〕
ミリプラチン〔ミリプラ〕
ヨードベンジルグアニジン(^{131}I)〔ライアット
　MIBG-I131〕
ラロトレクチニブ〔ヴァイトラックビ〕
リツキシマブ〔リツキサン〕
ルキソリチニブ〔ジャカビ〕
ルテチウムオキソドトレオチド(^{177}Lu)〔ルタテ
　ラ〕
レナリドミド〔レブラミド〕
レンバチニブ〔レンビマ〕
ロミデプシン〔イストダックス〕

放射性医薬品

インジウム(^{111}In)イブリツモマブ〔ゼヴァリ
　ン〕

抗ヒスタミン剤

d-クロルフェニラミンマレイン酸塩〔ポララ
　ミン〕
クロルフェニラミンマレイン酸塩〔アレルギン,
　クロダミン, ネオレスタミン, ネオレスタール,
　ビスミラー, フェニラミン〕

刺激療法剤

オーラノフィン
金チオリンゴ酸〔シオゾール〕
ブシラミン〔リマチル〕

主としてグラム陽性菌に作用するもの

アルベカシン〔ハベカシン〕
クリンダマイシン〔ダラシン〕
バンコマイシン
リンコマイシン〔リンコシン〕

主としてグラム陰性菌に作用するもの

レレバクタム・イミペネム・シラスタチン〔レ
　カルブリオ〕

主としてグラム陽性・陰性菌に作用するもの

イミペネム・シラスタチン〔チエクール，チエ
　ナム，チエペネム〕
セファクロル〔ケフラール，トキクロル〕
セファゾリン〔セファメジン〕
セフェピム〔マキシピーム〕
セフォゾプラン〔ファーストシン〕
セフォタキシム〔クラフォラン，セフォタックス〕
セフォチアム〔パンスポリン〕
セフォペラゾン・スルバクタム〔スルペラゾン，
　セフォセフ，セフォン，セフロニック，バク
　フォーゼ，ワイスタール〕
セフジニル〔セフゾン〕
セフタジジム〔モダシン〕
セフチゾキシム〔エポセリン〕
セフトリアキソン〔セフキソン，ロセフィン〕
セフミノクス〔メイセリン〕
タゾバクタム・ピペラシリン〔ゾシン，タゾピ
　ペ〕
ドリペネム〔フィニバックス〕
パニペネム・ベタミプロン〔カルベニン〕
ビアペネム〔オメガシン〕
ピペラシリン〔ペントシリン〕
フロモキセフ〔フルマリン〕
ホスホマイシン〔ホスミシン〕
メロペネム〔メロペン〕
ラタモキセフ〔シオマリン〕

主としてグラム陽性菌，
マイコプラズマに作用するもの

クラリスロマイシン〔クラリシッド，クラリス，マ
　インベース〕

主としてグラム陽性・陰性菌，リケッチア，
クラミジアに作用するもの

クロラムフェニコール〔クロロマイセチン，クロ
　ロマイセチンサクシネート〕
ミノサイクリン〔ミノマイシン〕

主として抗酸菌に作用するもの

リファブチン〔ミコブチン〕

主としてカビに作用するもの

ポサコナゾール〔ノクサフィル〕
ボリコナゾール〔ブイフェンド〕

その他の抗生物質製剤(複合抗生物質製剤を含む。)

ボノプラザン・アモキシシリン・クラリスロ
　マイシン〔ボノサップ〕
ボノプラザン・アモキシシリン・メトロニダ
　ゾール〔ボノピオン〕
ラベプラゾール・アモキシシリン・クラリス
　ロマイシン〔ラベキュア〕
ラベプラゾール・アモキシシリン・メトロニ
　ダゾール〔ラベファイン〕

サルファ剤

サラゾスルファピリジン〔アザルフィジン，サラ
　ゾピリン〕

合成抗菌剤

オフロキサシン〔タリビッド〕
シプロフロキサシン〔シバスタン，シプロキサ
　ン〕
テジゾリド〔シベクトロ〕
リネゾリド〔ザイボックス〕
レボフロキサシン〔クラビット〕

抗ウイルス剤

アシクロビル〔ゾビラックス〕
ガンシクロビル〔デノシン〕
ジドブジン〔レトロビル〕
ジドブジン・ラミブジン〔コンビビル〕
ドルテグラビル・アバカビル・ラミブジン〔ト
　リーメク〕
ドルテグラビル・ラミブジン〔ドウベイト〕
バラシクロビル〔バルトレックス〕

バルガンシクロビル〔バリキサ〕
ビダラビン〔アラセナ〕
マラビロク〔シーエルセントリ〕
ラミブジン〔エピビル, ゼフィックス〕
ラミブジン・アバカビル〔エプジコム, ラバミコム〕
リバビリン〔コペガス, レベトール〕

その他の化学療法剤

スルファメトキサゾール・トリメトプリム〔ダイフェン, バクタ, バクトラミン〕
テルビナフィン〔テルビー, ネドリール, ラミシール〕
フルコナゾール〔ジフルカン〕
フルシトシン〔アンコチル〕
ホスフルコナゾール〔プロジフ〕
ミコナゾール〔フロリード〕

その他の生物学的製剤

インターフェロン　アルファ(NAMALWA)〔スミフェロン〕
インターフェロン　ガンマ-1a〔イムノマックス〕
インターフェロン　ベータ〔フエロン〕
インターフェロン　ベータ-1a〔アボネックス〕
インターフェロン　ベータ-1b〔ベタフェロン〕
ペグインターフェロン アルファ-2a〔ペガシス〕

抗原虫剤

アトバコン・プログアニル〔マラロン〕
スルファメトキサゾール・トリメトプリム〔バクトラミン〕

駆虫剤

アルベンダゾール〔エスカゾール〕

X線造影剤

ヨード化ケシ油脂肪酸エチルエステル〔リピオドール〕

機能検査用試薬

メチラポン〔メトピロン〕

他に分類されない治療を主目的としない医薬品

ヨード化ケシ油脂肪酸エチルエステル〔ミリプラ〕

◆12 血小板減少

 重大な副作用 「血小板(数)減少」を含む

副作用を疑うとき の検査項目 血小板数(p.114)

催眠鎮静剤, 抗不安剤

フェノバルビタール〔フェノバール, ルピアール, ワコビタール〕

抗てんかん剤

カルバマゼピン〔テグレトール〕
スチリペントール〔ディアコミット〕
ゾニサミド〔エクセグラン〕
バルプロ酸〔セレニカ, デパケン, バレリン〕
フェニトイン〔アレビアチン, ヒダントール〕
フェノバルビタール〔ノーベルバール, フェノバール〕
ホスフェニトイン〔ホストイン〕
レベチラセタム〔イーケプラ〕

解熱鎮痛消炎剤

アクタリット〔オークル, モーバー〕
アスピリン
アスピリン・ダイアルミネート〔イスキア, バファリン〕
イブプロフェン〔ブルフェン〕
インドメタシン ファルネシル〔インフリー〕
エトドラク〔オステラック, ハイペン〕
ザルトプロフェン〔ソレトン, ペオン〕
ジクロフェナク〔ジクトル, ナボール, ボルタレン, ボンフェナック〕
セレコキシブ〔セレコックス〕
ナプロキセン〔ナイキサン〕
配合剤〔SG〕
プログルメタシン〔ミリダシン〕
メロキシカム〔モービック〕
ロキソプロフェン〔サンロキソ, ロキソニン, ロキフェン, ロキプロナール〕
ロルノキシカム〔ロルカム〕

抗パーキンソン剤

ゾニサミド〔トレリーフ〕
ドロキシドパ〔ドプス〕
ペルゴリド〔ペルゴリン, ペルマックス〕

レボドパ〔ドパストン, ドパゾール〕
レボドパ・カルビドパ〔カルコーパ, デュオドーパ, ドパコール, ネオドパストン, メネシット, パーキストン, レプリントン〕
レボドパ・カルビドパ・エンタカポン〔スタレボ〕
レボドパ・ベンセラジド〔イーシー・ドパール, ネオドパゾール, マドパー〕

精神神経用剤

パロキセチン〔パキシル〕
ハロペリドール〔セレネース, ネオペリドール, ハロマンス〕
フルボキサミン〔デプロメール, ルボックス〕
ベンラファキシン〔イフェクサー〕

総合感冒剤

配合剤〔PL, サブテッツ, セラピナ, トーワチーム, ピーエイ, マリキナ〕

その他の中枢神経系用薬

エダラボン〔ラジカット〕
ドネペジル〔アリセプト〕

自律神経剤

メペンゾラート・フェノバルビタール〔トランコロンP〕

不整脈用剤

アテノロール〔アルセノール, アルマイラー, テノーミン〕
キニジン
シベンゾリン〔シベノール〕
プロプラノロール〔インデラル〕

利尿剤

アセタゾラミド〔ダイアモックス〕
トラセミド〔ルプラック〕
トルバプタン〔サムスカ〕
フロセミド〔ラシックス〕

血圧降下剤

アジルサルタン・アムロジピン〔ザクラス〕
イミダプリル〔タナトリル〕
イルベサルタン・アムロジピン〔アイミクス,
　イルアミクス〕
エナラプリル〔レニベース〕
オルメサルタン〔オルメテック〕
オルメサルタン・アゼルニジピン〔レザルタス〕
カンデサルタン・アムロジピン〔カムシア, ユ
　ニシア〕
シルニジピン〔アテレック〕
テモカプリル〔エースコール〕
テルミサルタン・アムロジピン〔テラムロ, ミ
　カムロ〕
テルミサルタン・アムロジピン・ヒドロクロ
　ロチアジド〔ミカトリオ〕
ドキサゾシン〔カルデナリン〕
ニカルジピン〔ペルジピン〕
バルサルタン〔ディオバン〕
バルサルタン・アムロジピン〔アムバロ, エッ
　クスフォージ〕
バルサルタン・シルニジピン〔アテディオ〕
バルサルタン・ヒドロクロロチアジド〔コディ
　オ, バルヒディオ〕
プロプラノロール〔インデラル〕
マニジピン〔カルスロット〕
メチルドパ〔アルドメット〕
リシノプリル〔ゼストリル, ロンゲス〕
ロサルタン〔ニューロタン〕
ロサルタン・ヒドロクロロチアジド〔プレミネ
　ント, ロサルヒド〕

血管拡張剤

アムロジピン〔アムロジン, ノルバスク〕
カルペリチド〔ハンプ〕
ジピリダモール〔ペルサンチン, ヨウリダモール〕
ニコランジル〔シグマート〕
ニフェジピン〔アダラート, セパミット〕

高脂血症用剤

アトルバスタチン〔リピトール〕
エゼチミブ・アトルバスタチン〔アトーゼット〕
エゼチミブ・ロスバスタチン〔ロスーゼット〕
シンバスタチン〔リポバス〕

ニセリトロール〔ペリシット〕
ピタバスタチン〔リバロ〕
プラバスタチン〔メバレクト, メバロチン〕
ロスバスタチン〔クレストール〕

その他の循環器官用薬

アムロジピン・アトルバスタチン〔アマルエッ
　ト, カデュエット〕
アルプロスタジル〔パルクス, リプル〕
イブプロフェン　L-リシン〔イブリーフ〕
イロプロスト〔ベンテイビス〕
エポプロステノール〔フローラン〕
サクビトリルバルサルタン〔エンレスト〕
トレプロスチニル〔トレプロスト〕
ボセンタン〔トラクリア〕

消化性潰瘍用剤

エソメプラゾール〔ネキシウム〕
オメプラゾール〔オメプラゾン, オメプラール〕
シメチジン〔カイロック, タガメット〕
ニザチジン〔アシノン〕
ファモチジン〔ガスター, ブロスター〕
ボノプラザン〔タケキャブ〕
ラニチジン〔ザンタック〕
ラフチジン〔プロテカジン〕
ラベプラゾール〔パリエット〕
ランソプラゾール〔タケプロン〕
レバミピド〔ムコスタ〕
ロキサチジン〔アルタット〕

その他の消化器官用薬

インフリキシマブ〔レミケード〕
メサラジン〔アサコール, ペンタサ, リアルダ〕

甲状腺, 副甲状腺ホルモン剤

チアマゾール〔メルカゾール〕
プロピルチオウラシル〔チウラジール, プロパ
　ジール〕

副腎ホルモン剤

メチルプレドニゾロンコハク酸エステルナト
　リウム〔ソル・メドロール, ソル・メルコート〕

その他のホルモン剤（抗ホルモン剤を含む。）

トルバプタン〔サムスカ〕
ナファレリン〔ナサニール，ナファレリール〕
ブセレリン〔スプレキュア，ブセレキュア〕

その他の泌尿生殖器官及び肛門用薬

オキシブチニン〔ネオキシ，ポラキス〕
プロピベリン〔バップフォー〕
リトドリン〔ウテメリン〕

その他の外皮用薬

ジアフェニルスルホン〔レクチゾール〕

血液凝固阻止剤

エノキサパリン〔クレキサン〕
ダナパロイド〔オルガラン〕
ダルテパリン〔フラグミン，リザルミン〕
パルナパリン〔ミニヘパ，ローヘパ〕
ヘパリンカルシウム
ヘパリンナトリウム〔ヘパフィルド，ヘパフラッシュ〕
リバーロキサバン〔イグザレルト〕

その他の血液・体液用薬

アスピリン〔ゼンアスピリン，バイアスピリン〕
アスピリン・ボノプラザン〔キャブピリン〕
アスピリン・ランソプラゾール〔タケルダ〕
クロピドグレル〔プラビックス〕
クロピドグレル・アスピリン〔コンプラビン〕
サルポグレラート〔アンプラーグ〕
シロスタゾール〔コートリズム，シロシナミン，シロスレット，プレタール，プレトモール，ホルダゾール〕
チクロピジン〔パナルジン〕
プラスグレル〔エフィエント〕

解毒剤

デクスラゾキサン〔サビーン〕
ペニシラミン〔メタルカプターゼ〕
ホリナート〔ユーゼル，ロイコボリン〕
レボホリナート〔アイソボリン〕

習慣性中毒用剤

シアナミド〔シアナマイド〕

痛風治療剤

アロプリノール〔アノプロリン，ザイロリック，サロベール〕
コルヒチン

糖尿病用剤

グリメピリド〔アマリール〕
シタグリプチン〔グラクティブ，ジャヌビア〕
シタグリプチン・イプラグリフロジン〔スージャヌ〕
ピオグリタゾン・グリメピリド〔ソニアス〕

他に分類されない代謝性医薬品

アザチオプリン〔アザニン，イムラン〕
アダリムマブ〔ヒュミラ〕
エタネルセプト〔エンブレル〕
エパルレスタット〔キネダック〕
エベロリムス〔サーティカン〕
オザグレル〔オザペン，カタクロット，キサンボン〕
ガベキサート〔エフオーワイ〕
カモスタット〔フオイパン〕
グスペリムス〔スパニジン〕
ゴリムマブ〔シンポニー〕
サリルマブ〔ケブザラ〕
ジアゾキシド
シクロスポリン〔サンディミュン，ネオーラル〕
シベレスタット〔エラスポール〕
セルトリズマブ〔シムジア〕
タクロリムス〔グラセプター，プログラフ〕
ナファモスタット〔コアヒビター，フサン，ロナスタット〕
ニチシノン〔オーファディン〕
ニンテダニブ〔オフェブ〕
ヒドロキシクロロキン〔プラケニル〕
ミコフェノール酸〔セルセプト〕
ミゾリビン〔ブレディニン〕
メトトレキサート〔メトレート，リウマトレックス〕

アルキル化剤

イホスファミド〔イホマイド〕
シクロホスファミド〔エンドキサン〕
ストレプトゾシン〔ザノサー〕
ダカルバジン

チオテパ〔リサイオ〕
テモゾロミド〔テモダール〕
ニムスチン〔ニドラン〕
ブスルファン〔マブリン〕
ベンダムスチン〔トレアキシン〕
メルファラン〔アルケラン〕
ラニムスチン〔サイメリン〕

代謝拮抗剤

エノシタビン〔サンラビン〕
クロファラビン〔エボルトラ〕
ゲムシタビン〔ジェムザール〕
シタラビン〔キロサイド〕
シタラビン オクホスファート〔スタラシド〕
テガフール〔フトラフール〕
テガフール・ウラシル〔ユーエフティ〕
テガフール・ギメラシル・オテラシル〔EEエ
　スワン，エスエーワン，エスワンケーケー，エ
　スワンタイホウ，エヌケーエスワン，ティーエス
　ワン〕
ドキシフルリジン〔フルツロン〕
ネララビン〔アラノンジー〕
ヒドロキシカルバミド〔ハイドレア〕
プララトレキサート〔ジフォルタ〕
フルオロウラシル〔5-FU〕
フルダラビン〔フルダラ〕
ペメトレキセド〔アリムタ〕
メトトレキサート〔メソトレキセート〕
メルカプトプリン〔ロイケリン〕

抗腫瘍性抗生物質製剤

アクチノマイシンD〔コスメゲン〕
アクラルビシン〔アクラシノン〕
アムルビシン〔カルセド〕
イダルビシン〔イダマイシン〕
イノツズマブ〔ベスポンサ〕
エピルビシン〔ファルモルビシン〕
ゲムツズマブ〔マイロターグ〕
ダウノルビシン〔ダウノマイシン〕
ドキソルビシン〔アドリアシン，ドキシル〕
ピラルビシン〔テラルビシン，ピノルビン〕
マイトマイシンC〔マイトマイシン〕

抗腫瘍性植物成分製剤

イリノテカン〔オニバイド，カンプト，トポテシ
　ン〕
エトポシド〔ベプシド，ラステット〕
カバジタキセル〔ジェブタナ〕
ドセタキセル〔タキソテール，ワンタキソテール〕
ノギテカン〔ハイカムチン〕
パクリタキセル〔アブラキサン，タキソール〕
ビノレルビン〔ナベルビン，ロゼウス〕
ビンクリスチン〔オンコビン〕
ビンデシン〔フィルデシン〕
ビンブラスチン〔エクザール〕

その他の腫瘍用薬

アカラブルチニブ〔カルケンス〕
アザシチジン〔ビダーザ〕
アナグレリド〔アグリリン〕
アビラテロン〔ザイティガ〕
アフリベルセプト ベータ〔ザルトラップ〕
アベマシクリブ〔ベージニオ〕
アレムツズマブ〔マブキャンパス〕
イキサゾミブ〔ニンラーロ〕
イサツキシマブ〔サークリサ〕
イットリウム(^{90}Y)イブリツモマブ〔ゼヴァリ
　ン〕
イブルチニブ〔イムブルビカ〕
イマチニブ〔グリベック〕
エベロリムス〔アフィニトール〕
エリブリン〔ハラヴェン〕
塩化ラジウム(^{223}Ra)〔ゾーフィゴ〕
エンザルタミド〔イクスタンジ〕
エンホルツマブ〔パドセブ〕
オキサリプラチン〔エルプラット〕
オシメルチニブ〔タグリッソ〕
オビヌツズマブ〔ガザイバ〕
オファツムマブ〔アーゼラ〕
オラパリブ〔リムパーザ〕
カルフィルゾミブ〔カイプロリス〕
カルボプラチン〔パラプラチン〕
キザルチニブ〔ヴァンフリタ〕
ギルテリチニブ〔ゾスパタ〕
クラドリビン〔ロイスタチン〕
クリゾチニブ〔ザーコリ〕
サリドマイド〔サレド〕

三酸化二ヒ素〔トリセノックス〕
シスプラチン〔アイエーコール，ランダ〕
ジヌツキシマブ〔ユニツキシン〕
スニチニブ〔スーテント〕
ソブゾキサン〔ペラゾリン〕
ソラフェニブ〔ネクサバール〕
ダサチニブ〔スプリセル〕
タゼメトスタット〔タズベリク〕
タモキシフェン〔ノルバデックス〕
ダラツムマブ〔ダラザレックス〕
ダラツムマブ・ボルヒアルロニダーゼ　アル
　ファ〔ダラキューロ〕
チラブルチニブ〔ベレキシブル〕
ツシジノスタット〔ハイヤスタ〕
デニロイキン　ジフチトクス〔レミトロ〕
テムシロリムス〔トーリセル〕
デュルバルマブ〔イミフィンジ〕
トラスツズマブ〔ハーセプチン〕
トラスツズマブ　エムタンシン〔カドサイラ〕
トラスツズマブ　デルクステカン〔エンハーツ〕
トラベクテジン〔ヨンデリス〕
トリフルリジン・チピラシル〔ロンサーフ〕
ニボルマブ〔オプジーボ〕
ニラパリブ〔ゼジューラ〕
ニロチニブ〔タシグナ〕
ネダプラチン〔アクプラ〕
パゾパニブ〔ヴォトリエント〕
パノビノスタット〔ファリーダック〕
パルボシクリブ〔イブランス〕
ビカルタミド〔カソデックス〕
フォロデシン〔ムンデシン〕
ブリナツモマブ〔ビーリンサイト〕
ブレンツキシマブ〔アドセトリス〕
プロカルバジン
ベネトクラクス〔ベネクレクスタ〕
ベバシズマブ〔アバスチン〕
ペムブロリズマブ〔キイトルーダ〕
ペントスタチン〔コホリン〕
ボスチニブ〔ボシュリフ〕
ポナチニブ〔アイクルシグ〕
ポマリドミド〔ポマリスト〕
ポラツズマブ〔ポライビー〕
ボリノスタット〔ゾリンザ〕
ボルテゾミブ〔ベルケイド〕

ミトキサントロン〔ノバントロン〕
モガムリズマブ〔ポテリジオ〕
ヨードベンジルグアニジン(^{131}I)〔ライアット
　MIBG-I 131〕
ラロトレクチニブ〔ヴァイトラックビ〕
リツキシマブ〔リツキサン〕
ルキソリチニブ〔ジャカビ〕
ルテチウムオキソドトレオチド(^{177}Lu)〔ルタテ
　ラ〕
レゴラフェニブ〔スチバーガ〕
レナリドミド〔レブラミド〕
レンバチニブ〔レンビマ〕
ロミデプシン〔イストダックス〕

放射性医薬品
インジウム(^{111}In)イブリツモマブ〔ゼヴァリン〕

抗ヒスタミン剤
メキタジン〔ゼスラン，ニポラジン〕

刺激療法剤
金チオリンゴ酸〔シオゾール〕
ブシラミン〔リマチル〕

その他のアレルギー用薬
アブロシチニブ〔サイバインコ〕
イブジラスト〔ケタス〕
エピナスチン〔アルピード，アレジオン〕
オキサトミド〔オキサトーワ〕
セチリジン〔ジルテック〕
トラニラスト〔リザベン〕
プランルカスト〔オノン〕
モンテルカスト〔キプレス，シングレア〕
レボセチリジン〔ザイザル〕

その他の組織細胞機能用医薬品
アキシカブタゲン　シロルユーセル〔イエス
　カルタ〕
オナセムノゲン　アベパルボベク〔ゾルゲンス
　マ〕
チサゲンレクルユーセル〔キムリア〕
テセルパツレブ〔デリタクト〕
ヒト(同種)骨髄由来間葉系幹細胞〔テムセ
　ル〕

リソカブタゲン　マラルユーセル〔ブレヤンジ〕

主としてグラム陽性菌に作用するもの

クリンダマイシン〔ダラシン〕
テイコプラニン〔タゴシッド〕
バンコマイシン
リンコマイシン〔リンコシン〕

主としてグラム陰性菌に作用するもの

チゲサイクリン〔タイガシル〕

主としてグラム陽性・陰性菌に作用するもの

アモキシシリン〔アモリン，サワシリン，パセトシン，ワイドシリン〕
アモキシシリン・クラブラン酸〔オーグメンチン，クラバモックス〕
アンピシリン・スルバクタム〔スルバクシン，スルバシリン，ピシリバクタ，ピスルシン，ユーシオン，ユナシン，ユナスピン〕
セファクロル〔ケフラール，トキクロル〕
セファゾリン〔セファメジン〕
セフィキシム〔セフィーナ，セフスパン〕
セフェピム〔マキシピーム〕
セフォゾプラン〔ファーストシン〕
セフォタキシム〔クラフォラン，セフォタックス〕
セフォチアム〔パンスポリン〕
セフォペラゾン・スルバクタム〔スルペラゾン，セフォセフ，セフォン，セフロニック，バクフォーゼ，ワイスタール〕
セフカペン〔フロモックス〕
セフジニル〔セフゾン〕
セフタジジム〔モダシン〕
セフチゾキシム〔エポセリン〕
セフテラム〔トミロン〕
セフトリアキソン〔セフキソン，ロセフィン〕
セフポドキシム〔バナン〕
セフメタゾール〔セフメタゾン〕
タゾバクタム・ピペラシリン〔ゾシン，タゾピペ〕
ドリペネム〔フィニバックス〕
ビアペネム〔オメガシン〕
ピペラシリン〔ペントシリン〕
フロモキセフ〔フルマリン〕
ホスホマイシン〔ホスミシン〕
メロペネム〔メロペン〕

主としてグラム陽性菌，マイコプラズマに作用するもの

アジスロマイシン〔ジスロマック〕
クラリスロマイシン〔クラリシッド，クラリス，マインベース〕
ロキシスロマイシン〔ルリッド〕

主としてグラム陽性・陰性菌，リケッチア，クラミジアに作用するもの

ミノサイクリン〔ミノマイシン〕

主として抗酸菌に作用するもの

ストレプトマイシン
リファブチン〔ミコブティン〕
リファンピシン〔リファジン〕

主としてカビに作用するもの

アムホテリシンB〔アムビゾーム〕
ポサコナゾール〔ノクサフィル〕
ミカファンギン〔ファンガード〕

その他の抗生物質製剤（複合抗生物質製剤を含む。）

ボノプラザン・アモキシシリン・クラリスロマイシン〔ボノサップ〕
ボノプラザン・アモキシシリン・メトロニダゾール〔ボノピオン〕
ラベプラゾール・アモキシシリン・クラリスロマイシン〔ラベキュア〕
ラベプラゾール・アモキシシリン・メトロニダゾール〔ラベファイン〕

サルファ剤

サラゾスルファピリジン〔アザルフィジン，サラゾピリン〕

抗結核剤

イソニアジド〔イスコチン，ヒドラ〕
エタンブトール〔エサンブトール，エブトール〕

合成抗菌剤

オフロキサシン〔タリビッド〕
ガレノキサシン〔ジェニナック〕
シタフロキサシン〔グレースビット〕
シプロフロキサシン〔シバスタン，シプロキサン〕

テジゾリド〔シベクトロ〕
トスフロキサシン〔オゼックス, トスキサシン〕
パズフロキサシン〔パシル, パズクロス〕
リネゾリド〔ザイボックス〕
レボフロキサシン〔クラビット〕

抗ウイルス剤

アシクロビル〔ゾビラックス〕
オセルタミビル〔タミフル〕
ガンシクロビル〔デノシン〕
ジドブジン〔レトロビル〕
ジドブジン・ラミブジン〔コンビビル〕
ドルテグラビル・アバカビル・ラミブジン〔トリーメク〕
ドルテグラビル・ラミブジン〔ドウベイト〕
バラシクロビル〔バルトレックス〕
パリビズマブ〔シナジス〕
バルガンシクロビル〔バリキサ〕
ペラミビル〔ラピアクタ〕
ラミブジン〔エピビル, ゼフィックス〕
ラミブジン・アバカビル〔エノジコム, テバコム〕
リバビリン〔コペガス, レベトール〕

その他の化学療法剤

スルファメトキサゾール・トリメトプリム〔ダイフェン, バクタ, バクトラミン〕
テルビナフィン〔テルビー, ネドリール, ラミシール〕
フルコナゾール〔ジフルカン〕
ホスフルコナゾール〔プロジフ〕
ミコナゾール〔フロリード〕

ワクチン類

インフルエンザHAワクチン
黄熱ワクチン
乾燥ヘモフィルスb型ワクチン
乾燥細胞培養日本脳炎ワクチン
乾燥弱毒生おたふくかぜワクチン
乾燥弱毒生水痘ワクチン
乾燥弱毒生風しんワクチン
乾燥弱毒生麻しんワクチン
組換え沈降4価ヒトパピローマウイルス様粒子ワクチン

沈降13価肺炎球菌結合型ワクチン
肺炎球菌ワクチン

血液製剤類

pH4処理酸性人免疫グロブリン〔ピリヴィジェン, ポリグロビン〕
ポリエチレングリコール処理人免疫グロブリン〔ヴェノグロブリン〕
解凍人赤血球液〔解凍赤血球液〕
乾燥イオン交換樹脂処理人免疫グロブリン〔ガンマガード〕
乾燥スルホ化人免疫グロブリン〔ベニロン〕
乾燥ポリエチレングリコール処理人免疫グロブリン〔グロベニン〕
合成血〔合成血液〕
新鮮凍結人血漿〔新鮮凍結血漿〕
洗浄人赤血球液〔洗浄赤血球液〕
人血小板濃厚液〔洗浄血小板, 濃厚血小板〕
人赤血球液〔赤血球液〕
人全血液

混合生物学的製剤

乾燥弱毒生麻しん風しん混合ワクチン〔はしか風しん混合生ワクチン, 麻しん風しん混合ワクチン, ミールビック〕
沈降精製百日せきジフテリア破傷風混合ワクチン〔トリビック〕
沈降精製百日せきジフテリア破傷風不活化ポリオ(セービン株)混合ワクチン〔クアトロバック, テトラビック〕

その他の生物学的製剤

インターフェロン　アルファ(NAMALWA)〔スミフェロン〕
インターフェロン　ガンマ-1a〔イムノマックス〕
インターフェロン　ベータ〔フエロン〕
インターフェロン　ベータ-1a〔アボネックス〕
インターフェロン　ベータ-1b〔ベタフェロン〕
抗ヒト胸腺細胞ウサギ免疫グロブリン〔サイモグロブリン〕
サトラリズマブ〔エンスプリング〕
トシリズマブ〔アクテムラ〕

ペグインターフェロン　アルファ-2a〔ペガシス〕

抗原虫剤
キニーネ
スルファメトキサゾール・トリメトプリム〔バクトラミン〕

駆虫剤
イベルメクチン〔ストロメクトール〕

X線造影剤
イオパミドール〔イオパミロン，オイパロミン，バイステージ〕
イオプロミド〔プロスコープ〕
イオヘキソール〔イオパーク，イオベリン，オムニパーク〕
イオベルソール〔オプチレイ〕
イオメプロール〔イオメロン〕
ヨード化ケシ油脂肪酸エチルエステル〔リピオドール〕

機能検査用試薬
プロチレリン〔ヒルトニン〕
メチラポン〔メトピロン〕

◆13 出血傾向

重大な副作用 「出血」，「出血傾向」いずれかを含む

副作用を疑うときの検査項目 血小板数(p.114)，PT(p.116)，ATPP(p.119)，D-ダイマー(p.121)

解熱鎮痛消炎剤
アクタリット〔オークル，モーバー〕
アスピリン
アスピリン・ダイアルミネート〔イスキア，バファリン〕
アセメタシン〔ランツジール〕
アンピロキシカム〔フルカム〕
イブプロフェン〔ブルフェン〕
インドメタシン〔インテバン〕
インドメタシン ファルネシル〔インフリー〕
ザルトプロフェン〔ソレトン，ペオン〕
ジクロフェナク〔ナボール，ボルタレン，ボンフェナック〕
スリンダク〔クリノリル〕
セレコキシブ〔セレコックス〕
ナプロキセン〔ナイキサン〕
ピロキシカム〔バキソ〕
プラノプロフェン〔ニフラン〕
フルフェナム酸〔オパイリン〕
フルルビプロフェン〔フロベン〕
フルルビプロフェン アキセチル〔ロピオン〕
プログルメタシン〔ミリダシン〕
メロキシカム〔モービック〕
ロキソプロフェン〔サンロキソ，ロキソニン，ロキフェン，ロキプロナール〕
ロルノキシカム〔ロルカム〕

抗パーキンソン剤
ブロモクリプチン〔パドパリン，パーロデル，ブロモクリプチン〕

精神神経用剤
メチルフェニデート〔コンサータ，リタリン〕

その他の中枢神経系用薬
ドネペジル〔アリセプト〕
リバスチグミン〔イクセロン，リバスタッチ〕

眼科用剤
アフリベルセプト〔アイリーア〕
ベルテポルフィン〔ビスダイン〕

強心剤
アミノフィリン〔アプニション，キョーフィリン，ネオフィリン〕

不整脈用剤
アミオダロン〔アンカロン〕

血管拡張剤
ジピリダモール〔ペルサンチン，ヨウリダモール〕

高脂血症用剤
プロブコール〔シンレスタール，ロレルコ〕

その他の循環器官用薬
アルガトロバン〔スロンノン，ノバスタン〕
アルプロスタジル〔パルクス，リプル〕
アルプロスタジル アルファデクス〔アルテジール，プロスタンディン〕
イブプロフェン L-リシン〔イブリーフ〕
イロプロスト〔ベンテイビス〕
インドメタシン〔インダシン〕
セベラマー〔フォスブロック，レナジェル〕
セレキシパグ〔ウプトラビ〕
炭酸ランタン〔ホスレノール〕
トレプロスチニル〔トレプロスト〕
ビキサロマー〔キックリン〕
ファスジル〔エリル〕
ベラプロスト〔ケアロード，ベラサス〕
リオシグアト〔アデムパス〕

呼吸促進剤
ドキサプラム〔ドプラム〕

気管支拡張剤

テオフィリン〔スロービッド, テオドール, テオロング, ユニコン, ユニフィル〕

脳下垂体ホルモン剤

オキシトシン〔アトニン〕

副腎ホルモン剤

ヒドロコルチゾンコハク酸エステルナトリウム〔サクシゾン, ソル・コーテフ〕
プレドニゾロン〔プレドニン〕
プレドニゾロンコハク酸エステルナトリウム
プレドニゾロンリン酸エステルナトリウム〔プレドネマ〕
メチルプレドニゾロン〔メドロール〕
メチルプレドニゾロンコハク酸エステルナトリウム〔ソル・メドロール, ソル・メルコート〕
メチルプレドニゾロン酢酸エステル〔デポ・メドロール〕

その他のホルモン剤(抗ホルモン剤を含む。)

ゲメプロスト〔プレグランディン〕
ジエノゲスト〔ディナゲスト〕
ナファレリン〔ナサニール, ナファレリール〕
ブセレリン〔スプレキュア, ブセレキュア〕
ミトタン〔オペプリム〕

鎮痛, 鎮痒, 収斂, 消炎剤

エスフルルビプロフェン・ハッカ油〔ロコア〕

止血剤

トロンビン

血液凝固阻止剤

アピキサバン〔エリキュース〕
エドキサバン〔リクシアナ〕
エノキサパリン〔クレキサン〕
ダナパロイド〔オルガラン〕
ダビガトラン〔プラザキサ〕
ダルテパリン〔フラグミン, リザルミン〕
トロンボモデュリン　アルファ〔リコモジュリン〕
フォンダパリヌクス〔アリクストラ〕
ヘパリンカルシウム

ヘパリンナトリウム〔ヘパフィルド, ヘパフラッシュ,〕
リバーロキサバン〔イグザレルト〕
ワルファリン〔ワーファリン〕

その他の血液・体液用薬

アスピリン〔ゼンアスピリン, バイアスピリン〕
アスピリン・ボノプラザン〔キャブピリン〕
アスピリン・ランソプラゾール〔タケルダ〕
クロピドグレル〔プラビックス〕
クロピドグレル・アスピリン〔コンプラビン〕
サルポグレラート〔アンプラーグ〕
シロスタゾール〔コートリズム, シロシナミン, シロスレット, プレタール, プレトモール, ホルダゾール〕
チカグレロル〔ブリリンタ〕
チクロピジン〔パナルジン〕
プラスグレル〔エフィエント〕

肝臓疾患用剤

デフィブロチド〔デファイテリオ〕

解毒剤

システアミン〔ニシスタゴン〕
デフェラシロクス〔ジャドニュ〕
ホリナート〔ユーゼル, ロイコボリン〕

酵素製剤

アルテプラーゼ〔アクチバシン, グルトパ〕
ウロキナーゼ〔ウロナーゼ〕
バトロキソビン〔デフィブラーゼ〕
モンテプラーゼ〔クリアクター〕

他に分類されない代謝性医薬品

エポエチン　アルファ〔エスポー〕
エポエチン　カッパ〔エポエチンアルファ〕
エポエチン　ベータ〔エポジン〕
エポエチン　ベータ　ペゴル〔ミルセラ〕
エルトロンボパグ〔レボレード〕
オザグレル〔オザペン, カタクロット, キサンボン〕
シナカルセト〔レグパラ〕
ダルベポエチン　アルファ〔ネスプ〕
フィンゴリモド〔イムセラ, ジレニア〕

ミコフェノール酸〔セルセプト〕
ミゾリビン〔ブレディニン〕
ロミプロスチム〔ロミプレート〕

アルキル化剤

イホスファミド〔イホマイド〕
カルムスチン〔ギリアデル〕
シクロホスファミド〔エンドキサン〕
チオテパ〔リサイオ〕
テモゾロミド〔テモダール〕
ブスルファン〔ブスルフェクス〕
メルファラン〔アルケラン〕

代謝拮抗剤

テガフール〔フトラフール〕
テガフール・ウラシル〔ユーエフティ〕
テガフール・ギメラシル・オテラシル〔EEエ
　スワン, エスエーワン, エスワンケーケー, エ
　スワンタイホウ, エヌケーエスワン, ティーエス
　ワン〕
フルオロウラシル〔5-FU〕
フルダラビン〔フルダラ〕

抗腫瘍性抗生物質製剤

イノツズマブ〔ベスポンサ〕
エピルビシン〔ファルモルビシン〕
ゲムツズマブ〔マイロターグ〕
ドキソルビシン〔アドリアシン〕
ブレオマイシン〔ブレオ〕

抗腫瘍性植物成分製剤

イリノテカン〔オニバイド, カンプト, トポテシン〕
カバジタキセル〔ジェブタナ〕
ドセタキセル〔タキソテール, ワンタキソテール〕
ノギテカン〔ハイカムチン〕
パクリタキセル〔アブラキサン, タキソール〕
ビンクリスチン〔オンコビン〕
ビンデシン〔フィルデシン〕
ビンブラスチン〔エクザール〕

その他の腫瘍用薬

アカラブルチニブ〔カルケンス〕
アキシチニブ〔インライタ〕
アザシチジン〔ビダーザ〕

アスパラギナーゼ〔ロイナーゼ〕
アナグレリド〔アグリリン〕
アファチニブ〔ジオトリフ〕
アフリベルセプト　ベータ〔ザルトラップ〕
アレムツズマブ〔マブキャンパス〕
イブルチニブ〔イムブルビカ〕
イマチニブ〔グリベック〕
エルロチニブ〔タルセバ〕
エンコラフェニブ〔ビラフトビ〕
カルフィルゾミブ〔カイプロリス〕
カルボプラチン〔パラプラチン〕
キザルチニブ〔ヴァンフリタ〕
ギルテリチニブ〔ゾスパタ〕
クラドリビン〔ロイスタチン〕
ゲフィチニブ〔イレッサ〕
シスプラチン〔アイエーコール, ランダ〕
スニチニブ〔スーテント〕
セツキシマブ　サロタロカンナトリウム〔ア
　キャルックス〕
ソブゾキサン〔ペラゾリン〕
ソラフェニブ〔ネクサバール〕
ダサチニブ〔スプリセル〕
チラブルチニブ〔ベレキシブル〕
テムシロリムス〔トーリセル〕
ニロチニブ〔タシグナ〕
ネシツムマブ〔ポートラーザ〕
パゾパニブ〔ヴォトリエント〕
パノビノスタット〔ファリーダック〕
バンデタニブ〔カプレルサ〕
ビニメチニブ〔メクトビ〕
ベバシズマブ〔アバスチン〕
ボスチニブ〔ボシュリフ〕
ポナチニブ〔アイクルシグ〕
ボロファラン(^{10}B)〔ステボロニン〕
ラムシルマブ〔サイラムザ〕
ルキソリチニブ〔ジャカビ〕
レゴラフェニブ〔スチバーガ〕
レンバチニブ〔レンビマ〕

刺激療法剤

金チオリンゴ酸〔シオゾール〕

その他の組織細胞機能用医薬品
テセルパツレブ〔デリタクト〕
ヒト(同種)骨髄由来間葉系幹細胞〔テムセル〕

主としてグラム陽性菌に作用するもの
ベンジルペニシリン〔ペニシリンGカリウム〕

主としてグラム陽性・陰性菌に作用するもの
アモキシシリン〔サワシリン, パセトシン〕
アモキシシリン・クラブラン酸〔オーグメンチン, クラバモックス〕
アンピシリン・スルバクタム〔スルバクシン, スルバシリン, ピシリバクタ, ピスルシン, ユーシオン, ユナシン, ユナスピン〕
セフカペン〔フロモックス〕
セフトロザン・タゾバクタム〔ザバクサ〕
バカンピシリン〔ペングッド〕

主としてグラム陽性菌, マイコプラズマに作用するもの
アジスロマイシン〔ジスロマック〕
クラリスロマイシン〔クラリシッド, クラリス, マインベース〕
ロキシスロマイシン〔ルリッド〕

主としてグラム陽性・陰性菌, リケッチア, クラミジアに作用するもの
ミノサイクリン〔ミノマイシン〕

主として抗酸菌に作用するもの
リファブチン〔ミコブティン〕

その他の抗生物質製剤(複合抗生物質製剤を含む。)
ボノプラザン・アモキシシリン・クラリスロマイシン〔ボノサップ〕
ボノプラザン・アモキシシリン・メトロニダゾール〔ボノピオン〕
ラベプラゾール・アモキシシリン・クラリスロマイシン〔ラベキュア〕
ラベプラゾール・アモキシシリン・メトロニダゾール〔ラベファイン〕

サルファ剤
サラゾスルファピリジン〔アザルフィジン, サラゾピリン〕

合成抗菌剤
トスフロキサシン〔オゼックス, トスキサシン〕

抗ウイルス剤
アタザナビル〔レイアタッツ〕
オセルタミビル〔タミフル〕
ガンシクロビル〔デノシン〕
ネビラピン〔ビラミューン〕
バルガンシクロビル〔バリキサ〕
バロキサビル〔ゾフルーザ〕
ペラミビル〔ラピアクタ〕
ホスアンプレナビル〔レクシヴァ〕
マラビロク〔シーエルセントリ〕
リトナビル〔ノービア〕
リバビリン〔コペガス, レベトール〕
ロピナビル・リトナビル〔カレトラ〕

血液製剤類
人血清アルブミン〔メドウェイ〕

その他の生物学的製剤
インターフェロン　アルファ(NAMALWA)〔スミフェロン〕
インターフェロン　ベータ〔フエロン〕
インターフェロン　ベータ-1b〔ベタフェロン〕
抗ヒト胸腺細胞ウサギ免疫グロブリン〔サイモグロブリン〕
ペグインターフェロン　アルファ-2a〔ペガシス〕

抗原虫剤
メトロニダゾール〔フラジール〕

X線造影剤
ヨード化ケシ油脂肪酸エチルエステル〔リピオドール〕

◆14 DIC

重大な副作用 「播種性血管内凝固症候群」，「DIC」いずれかを含む

副作用を疑うときの検査項目 血小板数(p.114)，血中FDP(p.120)，D-ダイマー(p.121)

その他の中枢神経系用薬
エダラボン〔ラジカット〕

その他の循環器官用薬
インドメタシン〔インダシン〕

止血剤
ポリドカノール〔エトキシスクレロール〕
モノエタノールアミン〔オルダミン〕

解毒剤
レボホリナート〔アイソボリン〕

代謝拮抗剤
テガフール・ギメラシル・オテラシル〔FFエスワン，エスエーワン，エスワンケーケー，エスワンタイホウ，エヌケーエスワン，ティーエスワン〕

抗腫瘍性抗生物質製剤
アクチノマイシンD〔コスメゲン〕
ゲムツズマブ〔マイロターグ〕

抗腫瘍性植物成分製剤
カバジタキセル〔ジェブタナ〕
ドセタキセル〔タキソテール，ワンタキソテール〕
パクリタキセル〔アブラキサン，タキソール〕

その他の腫瘍用薬
カルボプラチン〔パラプラチン〕
スニチニブ〔スーテント〕

主としてグラム陽性・陰性菌に作用するもの
セフォゾプラン〔ファーストシン〕

サルファ剤
サラゾスルファピリジン〔アザルフィジン，サラゾピリン〕

抗ウイルス剤
アシクロビル〔ゾビラックス〕
バラシクロビル〔バルトレックス〕

血液製剤類
エプタコグ　アルファ〔ノボセブン〕
乾燥濃縮人プロトロンビン複合体〔ケイセントラ〕
乾燥人血液凝固因子抗体迂回活性複合体〔ファイバ〕
乾燥人血液凝固第IX因子複合体〔PPSB-HT〕

◆15 溶血性貧血 「溶血性貧血」を含む

副作用を疑うとき の検査項目　赤血球数(p.109)，血色素量(p.111)，ヘマトクリット(p.113)

抗てんかん剤

カルバマゼピン〔テグレトール〕
バルプロ酸〔セレニカ，デパケン，バレリン〕
フェニトイン〔アレビアチン，ヒダントール〕
ホスフェニトイン〔ホストイン〕

解熱鎮痛消炎剤

アセメタシン〔ランツジール〕
イブプロフェン〔ブルフェン〕
インドメタシン〔インテバン〕
インドメタシン ファルネシル〔インフリー〕
エトドラク〔オステラック，ハイペン〕
ジクロフェナク〔ジクトル，ナボール，ボルタレン，ボンフェナック〕
ナプロキセン〔ナイキサン〕
配合剤〔SG〕
プログルメタシン〔ミリダシン〕
メフェナム酸〔ポンタール〕
ロキソプロフェン〔サンロキソ，ロキソニン，ロキフェン，ロキプロナール〕

抗パーキンソン剤

レボドパ〔ドパストン，ドパゾール〕
レボドパ・カルビドパ〔カルコーパ，デュオドーパ，ドパコール，ネオドパストン，パーキストン，メネシット，レプリントン〕
レボドパ・カルビドパ・エンタカポン〔スタレボ〕
レボドパ・ベンセラジド〔イーシー・ドパール，ネオドパゾール，マドパー〕

精神神経用剤

クロルプロマジン〔ウインタミン，コントミン〕

総合感冒剤

配合剤〔PL，サラザック，セラピナ，トーワチーム，ピーエイ，マリキナ〕

不整脈用剤

キニジン

利尿剤

アセタゾラミド〔ダイアモックス〕
ヒドロクロロチアジド

血圧降下剤

カンデサルタン・ヒドロクロロチアジド〔エカード，カデチア〕
テルミサルタン・アムロジピン・ヒドロクロロチアジド〔ミカトリオ〕
テルミサルタン・ヒドロクロロチアジド〔テルチア，ミコンビ〕
バルサルタン・ヒドロクロロチアジド〔コディオ，バルヒディオ〕
ヒドララジン〔アプレゾリン〕
メチルドパ〔アルドメット〕
リシノプリル〔ゼストリル，ロンゲス〕
ロサルタン・ヒドロクロロチアジド〔プレミネント，ロサルヒド〕

血管拡張剤

亜硝酸アミル

消化性潰瘍用剤

エソメプラゾール〔ネキシウム〕
オメプラゾール〔オメプラゾン，オメプラール〕
ファモチジン〔ガスター，ブロスター〕
ラベプラゾール〔パリエット〕
ランソプラゾール〔タケプロン〕

その他の外皮用薬

ジアフェニルスルホン〔レクチゾール〕

その他の血液・体液用薬

アスピリン・ランソプラゾール〔タケルダ〕
クロピドグレル〔プラビックス〕

クロピドグレル・アスピリン〔コンプラビン〕
チクロピジン〔パナルジン〕
プラスグレル〔エフィエント〕

解毒剤
ペニシラミン〔メタルカプターゼ〕
ホリナート〔ユーゼル, ロイコボリン〕
メチルチオニニウム〔メチレンブルー〕

痛風治療剤
プロベネシド〔ベネシッド〕

酵素製剤
ラスブリカーゼ〔ラスリテック〕

糖尿病用剤
アセトヘキサミド〔ジメリン〕
グリベンクラミド〔オイグルコン, ダオニール〕
グリメピリド〔アマリール〕
ピオグリタゾン・グリメピリド〔ソニアス〕

他に分類されない代謝性医薬品
エベロリムス〔サーティカン〕
シクロスポリン〔サンディミュン, ネオーラル〕
タクロリムス〔グラセプター, プログラフ〕

アルキル化剤
メルファラン〔アルケラン〕

代謝拮抗剤
カペシタビン〔ゼローダ〕
ゲムシタビン〔ジェムザール〕
テガフール〔フトラフール〕
テガフール・ウラシル〔ユーエフティ〕
テガフール・ギメラシル・オテラシル〔EEエ
　スワン, エスエーワン, エスワンケーケー, エ
　スワンタイホウ, エヌケーエスワン, ティーエス
　ワン〕
ドキシフルリジン〔フルツロン〕
フルダラビン〔フルダラ〕

抗腫瘍性抗生物質製剤
マイトマイシンC〔マイトマイシン〕

その他の腫瘍用薬
アレムツズマブ〔マブキャンパス〕
エベロリムス〔アフィニトール〕
オキサリプラチン〔エルプラット〕
カルボプラチン〔パラプラチン〕
シスプラチン〔アイエーコール, ランダ〕
ニボルマブ〔オプジーボ〕
ペムブロリズマブ〔キイトルーダ〕

主としてグラム陽性菌に作用するもの
ベンジルペニシリン〔ペニシリンGカリウム〕
ベンジルペニシリンベンザチン〔バイシリン〕

主としてグラム陰性菌に作用するもの
レレバクタム・イミペネム・シラスタチン〔レ
　カルブリオ〕

主としてグラム陽性・陰性菌に作用するもの
アンピシリン〔ビクシリン〕
アンピシリン・スルバクタム〔スルバクシン,
　スルバシリン, ピシリバクタ, ピスルシン, ユー
　シオン, ユナシン, ユナスピン〕
イミペネム・シラスタチン〔チエクール, チエ
　ナム, チエペネム〕
セファゾリン〔セファメジン〕
セファレキシン〔ケフレックス, ラリキシン〕
セファロチン〔コアキシン〕
セフィキシム〔セフィーナ, セフスパン〕
セフォゾプラン〔ファーストシン〕
セフォタキシム〔クラフォラン, セフォタックス〕
セフォチアム〔パンスポリン〕
セフォペラゾン・スルバクタム〔スルペラゾン,
　セフォセフ, セフォン, セフロニック, バク
　フォーゼ, ワイスタール〕
セフカペン〔フロモックス〕
セフジトレン〔メイアクト〕
セフジニル〔セフゾン〕
セフタジジム〔モダシン〕
セフチゾキシム〔エポセリン〕
セフトリアキソン〔セフキソン, ロセフィン〕
セフメタゾール〔セフメタゾン〕
セフメノキシム〔ベストコール〕
タゾバクタム・ピペラシリン〔ゾシン, タゾピペ〕
パニペネム・ベタミプロン〔カルベニン〕

ピペラシリン〔ペントシリン〕
フロモキセフ〔フルマリン〕
メロペネム〔メロペン〕
ラタモキセフ〔シオマリン〕

主としてグラム陽性菌,
マイコプラズマに作用するもの
クラリスロマイシン〔クラリシッド, クラリス, マインベース〕

主としてグラム陽性・陰性菌, リケッチア,
クラミジアに作用するもの
ミノサイクリン〔ミノマイシン〕

主として抗酸菌に作用するもの
ストレプトマイシン
リファブチン〔ミコブティン〕
リファンピシン〔リファジン〕

主としてカビに作用するもの
ミカファンギン〔ファンガード〕

その他の抗生物質製剤〔複合抗生物質製剤を含む。〕
アンピシリン・クロキサシリン〔ビクシリン〕
ボノプラザン・アモキシシリン・クラリスロマイシン〔ボノサップ〕
ラベプラゾール・アモキシシリン・クラリスロマイシン〔ラベキュア〕
ラベプラゾール・アモキシシリン・メトロニダゾール〔ラベファイン〕

サルファ剤
サラゾスルファピリジン〔アザルフィジン, サラゾピリン〕

抗結核剤
アルミノパラアミノサリチル酸〔アルミノニッパスカルシウム〕
パラアミノサリチル酸〔ニッパスカルシウム〕

合成抗菌剤
オフロキサシン〔タリビッド〕
ノルフロキサシン〔バクシダール〕
レボフロキサシン〔クラビット〕

抗ウイルス剤
リバビリン〔コペガス, レベトール〕

その他の化学療法剤
スルファメトキサゾール・トリメトプリム〔ダイフェン, バクタ, バクトラミン〕

血液製剤類
pH4処理酸性人免疫グロブリン〔ピリヴィジェン〕

その他の生物学的製剤
インターフェロン　アルファ(NAMALWA)〔スミフェロン〕
インターフェロン　ベータ〔フエロン〕
インターフェロン　ベータ-1b〔ベタフェロン〕
テセロイキン〔イムネース〕
ペグインターフェロン　アルファ-2a〔ペガシス〕

抗原虫剤
キニーネ
スルファメトキサゾール・トリメトプリム〔バクトラミン〕
プリマキン

「重大な副作用に関連した検査項目と症状別医薬品リスト」の索引

副作用見出し名	索引略語	副作用見出し名	索引略語	副作用見出し名	索引略語
◆1 肝障害	(肝)	◆6 高血糖	(高血糖)	◆11 骨髄抑制	(骨髄)
◆2 腎障害	(腎)	◆7 低血糖	(低血糖)	◆12 血小板減少	(血小板)
◆3 浮腫	(浮腫)	◆8 膵炎	(膵)	◆13 出血傾向	(出血)
◆4 頻脈	(頻脈)	◆9 ミオパチー	(ミオ)	◆14 DIC	(DIC)
◆5 電解質異常, 微量金属異常	(電解)	◆10 顆粒球減少	(顆粒減)	◆15 溶血性貧血	(貧血)

アジルバ　4(肝)，12(腎)，18(浮腫)，34(ミオ)

アストーマ　41(顆粒減)，48(骨髄)

アズトレオナム　15(腎)

アスパラギナーゼ　7(肝)，27(高血糖)，32(膵)，50(骨髄)，61(出血)

アスピリン　2(肝)，6(肝)，39(顆粒減)，41(顆粒減)，47(骨髄)，48(骨髄)，53(血小板)，55(血小板)，61(出血)，62(出血)

アスピリン・ダイアルミネート　2(肝)，6(肝)，39(顆粒減)，47(骨髄)，53(血小板)，61(出血)

アスピリン・ボノプラザン　6(肝)，41(顆粒減)，48(骨髄)，55(血小板)，62(出血)

アスピリン・ランソプラゾール　6(肝)，41(顆粒減)，48(骨髄)，55(血小板)，62(出血)，66(貧血)

アスファネート　6(肝)

アスペノン　3(肝)，40(顆粒減)

アセタゾラミド　3(肝)，12(腎)，24(電解)，40(顆粒減)，47(骨髄)，53(血小板)，66(貧血)

アセチルコリン　21(頻脈)

アセチルフェネトライド　47(骨髄)

アセトアミノフェン　2(肝)，12(腎)，39(顆粒減)

アセトヘキサミド　29(低血糖)，42(顆粒減)，49(骨髄)，67(貧血)

アセナピン　3(肝)，18(浮腫)，26(高血糖)，28(低血糖)，34(ミオ)，39(顆粒減)

アセメタシン　2(肝)，12(腎)，18(浮腫)，39(顆粒減)，47(骨髄)，61(出血)，66(貧血)

アーゼラ　8(肝)，14(腎)，43(顆粒減)，50(骨髄)，56(血小板)

アセリオ　2(肝)，12(腎)，39(顆粒減)

アゼルニジピン　4(肝)

アゾセミド　24(電解)，40(顆粒減)

アタザナビル　10(肝)，23(頻脈)，27(高血糖)，64(出血)

アタラックス　3(肝)，21(頻脈)

アダラート　4(肝)，40(顆粒減)，54(血小板)

アダリムマブ　6(肝)，42(顆粒減)，49(骨髄)，55(血小板)

アーチスト　4(肝)，12(腎)

アデカット　13(腎)，18(浮腫)

アテゾリズマブ　7(肝)，14(腎)，27(高血糖)，32(膵)，36(ミオ)，43(顆粒減)

アテディオ　4(肝)，18(浮腫)，28(低血糖)，35(ミオ)，40(顆粒減)，54(血小板)

アデニン　14(腎)

アデノシン　19(浮腫)，23(頻脈)

アデノスキャン　19(浮腫)，23(頻脈)

アテノロール　53(血小板)

アデビロック　7(肝)

アデホビル　16(腎)

アデムパス　61(出血)

アデール　21(頻脈)

アテレック　4(肝)，54(血小板)

アドシルカ　19(浮腫)

アトーゼット　4(肝)，26(高血糖)，35(ミオ)，40(顆粒減)，48(骨髄)，54(血小板)

アドセトリス　8(肝)，32(膵)，43(顆粒減)，50(骨髄)，57(血小板)

アトニン　62(出血)

アトバコン　10(肝)，46(顆粒減)

アトバコン・プログアニル　11(肝)，46(顆粒減)，52(骨髄)

アトモキセチン　3(肝)

アドリアシン　43(顆粒減)，49(骨髄)，56(血小板)，63(出血)

アトルバスタチン　4(肝)，18(浮腫)，26(高血糖)，35(ミオ)，40(顆粒減)，48(骨髄)，54(血小板)

アトロベント　22(頻脈)

アナグリプチン　29(低血糖)，31(膵)

アナグリプチン・メトホルミン　6(肝)，29(低血糖)，31(膵)，36(ミオ)

アナグレリド　22(頻脈)，43(顆粒減)，56(血小板)，63(出血)

アナストロゾール　7(肝)，19(浮腫)

アナフラニール　3(肝)，21(頻脈)，24(電解)，34(ミオ)，39(顆粒減)，47(骨髄)

アナモレリン　6(肝)，27(高血糖)

アネメトロ　11(肝)，33(膵)，46(顆粒減)

アノプロリン　6(肝)，14(腎)，36(ミオ)，42(顆粒減)，49(骨髄)，55(血小板)

アノーロ　22(頻脈)

アバカビル　32(膵)

アバスチン　15(腎)，43(顆粒減)，50(骨髄)，57(血小板)，63(出血)

アバプロ　4(肝)，18(浮腫)，28(低血糖)，34(ミオ)

アピキサバン　6(肝)，62(出血)

アピドラ　28(低血糖)

アビラテロン　7(肝)，36(ミオ)，56(血小板)

アファチニブ　7(肝)，32(膵)，63(出血)

アフィニトール　27(高血糖)，43(顆粒減)，56(血小板)，67(貧血)

アプニション　3(肝)，26(高血糖)，34(ミオ)，61(出血)

アブラキサン　7(肝)，14(腎)，32(膵)，43(顆粒減)，50(骨髄)，56(血小板)，63(出血)，65(DIC)

アフリベルセプト　61(出血)

アフリベルセプト　ベータ　14(腎)，43(顆粒減)，56(血小板)，63(出血)

インドメタシン　2(肝)，12(腎)，13(腎)，18(浮腫)，28(低血糖)，39(顆粒減)，47(骨髄)，61(出血)，65(DIC)，66(貧血)

インドメタシン ファルネシル　2(肝)，12(腎)，39(顆粒減)，47(骨髄)，53(血小板)，61(出血)，66(貧血)

インヒベース　13(腎)，18(浮腫)，31(膵)

インフリー　2(肝)，12(腎)，39(顆粒減)，47(骨髄)，53(血小板)，61(出血)，66(貧血)

インフリキシマブ　5(肝)，35(ミオ)，41(顆粒減)，48(骨髄)，54(血小板)

インフルエンザHAワクチン　10(肝)，17(腎)，59(血小板)

インライタ　7(肝)，63(出血)

ヴァイトラックビ　8(肝)，44(顆粒減)，50(骨髄)，57(血小板)

ヴァンフリタ　14(腎)，43(顆粒減)，50(骨髄)，56(血小板)，63(出血)

ウインタミン　3(肝)，21(頻脈)，24(電解)，34(ミオ)，39(顆粒減)，47(骨髄)，66(貧血)

ヴェノグロブリン　11(肝)，17(腎)，59(血小板)

ヴォトリエント　8(肝)，15(腎)，32(膵)，43(顆粒減)，57(血小板)，63(出血)

ウテメリン　5(肝)，26(高血糖)，28(低血糖)，36(ミオ)，41(顆粒減)，48(骨髄)，55(血小板)

ウパダシチニブ　6(肝)，42(顆粒減)

ウプトラビ　61(出血)

ウメクリジニウム　22(頻脈)

ウメクリジニウム・ビランテロール　22(頻脈)

ウラピジル　4(肝)

ウリアデック　6(肝)

ウリトス　5(肝)

ウリナスタチン　42(顆粒減)

ウルティブロ　22(頻脈)

ウロキナーゼ　62(出血)

ウログラフイン　17(腎)

ウロナーゼ　62(出血)

温経湯　25(電解)，37(ミオ)

温清飲　9(肝)

エイベリス　18(浮腫)

エカード　4(肝)，13(腎)，18(浮腫)，28(低血糖)，35(ミオ)，40(顆粒減)，47(骨髄)，66(貧血)

エキセナチド　19(浮腫)，28(低血糖)，31(膵)

エキセメスタン　7(肝)

エクア　6(肝)，19(浮腫)，29(低血糖)，32(膵)，36(ミオ)

エクサシン　15(腎)

エクザール　25(電解)，43(顆粒減)，50(骨髄)，56(血小板)，63(出血)

エクセグラン　2(肝)，12(腎)，34(ミオ)，39(顆粒減)，47(骨髄)，53(血小板)

エクメット　2(肝)，19(浮腫)，29(低血糖)，32(膵)，36(ミオ)

エクリラ　22(頻脈)

エサンブトール　10(肝)，58(血小板)

エスエーワン　7(肝)，14(腎)，32(膵)，36(ミオ)，42(顆粒減)，49(骨髄)，56(血小板)，63(出血)，65(DIC)，67(貧血)

エスカゾール　11(肝)，52(骨髄)

エースコール　4(肝)，18(浮腫)，54(血小板)

エスシタロプラム　21(頻脈)，24(電解)

エスゾピクロン　2(肝)

エスタゾラム　39(顆粒減)

エストラサイト　7(肝)，19(浮腫)

エストラムスチン　7(肝)，19(浮腫)

エスフルルビプロフェン・ハッカ油　13(腎)，48(骨髄)，62(出血)

エスポー　62(出血)

エスワンケーケー　7(肝)，14(腎)，32(膵)，36(ミオ)，42(顆粒減)，49(骨髄)，56(血小板)，63(出血)，65(DIC)，67(貧血)

エスワンタイホウ　7(肝)，14(腎)，32(膵)，36(ミオ)，42(顆粒減)，49(骨髄)，56(血小板)，63(出血)，65(DIC)，67(貧血)

エゼチミブ　4(肝)，35(ミオ)

エゼチミブ・アトルバスタチン　4(肝)，26(高血糖)，35(ミオ)，40(顆粒減)，48(骨髄)，54(血小板)

エゼチミブ・ロスバスタチン　4(肝)，35(ミオ)，54(血小板)

エソメプラゾール　5(肝)，13(腎)，35(ミオ)，41(顆粒減)，48(骨髄)，54(血小板)，66(貧血)

エタネルセプト　6(肝)，14(腎)，42(顆粒減)，49(骨髄)，55(血小板)

エダラボン　3(肝)，12(腎)，34(ミオ)，40(顆粒減)，53(血小板)，65(DIC)

エタンブトール　10(肝)，58(血小板)

エチオナミド　10(肝)

エチゾラム　3(肝)，34(ミオ)

エチドロン酸　6(肝)，42(顆粒減)，49(骨髄)

エックスフォージ　4(肝)，18(浮腫)，28(低血糖)，35(ミオ)，40(顆粒減)，54(血小板)

越婢加朮湯　25(電解)，37(ミオ)

エディロール　13(腎)

エドキサバン　6(肝)，62(出血)

エトキシスクロール　65(DIC)

エンペラシン　26(高血糖)，31(膵)，36(ミオ)，41(顆粒減)，48(骨髄)

エンホルツマブ　14(腎)，27(高血糖)，43(顆粒減)，50(骨髄)，56(血小板)

エンレスト　13(腎)，19(浮腫)，28(低血糖)，35(ミオ)，41(顆粒減)，54(血小板)

オ

オイグルコン　6(肝)，29(低血糖)，42(顆粒減)，67(貧血)

オイパロミン　11(肝)，17(腎)，23(頻脈)，60(血小板)

黄耆建中湯　25(電解)，37(ミオ)

黄芩湯　25(電解)，37(ミオ)

黄熱ワクチン　59(血小板)

黄連解毒湯　9(肝)

黄連湯　25(電解)，37(ミオ)

オキサトミド　8(肝)，57(血小板)

オキサトーワ　8(肝)，57(血小板)

オキサプロジン　12(腎)

オキサリプラチン　7(肝)，14(腎)，36(ミオ)，43(顆粒減)，50(骨髄)，56(血小板)，67(貧血)

オキサロール　13(腎)

オキシコドン　11(肝)，19(浮腫)

オキシコンチン　11(肝)，19(浮腫)

オキシトシン　62(出血)

オキシブチニン　55(血小板)

オキシペルチン　39(顆粒減)

オキノーム　11(肝)，19(浮腫)

オキファスト　11(肝)，19(浮腫)

オーグメンチン　9(肝)，15(腎)，44(顆粒減)，58(血小板)，66(貧血)

オークル　2(肝)，12(腎)，39(顆粒減)，47(骨髄)，53(血小板)，61(出血)

オザグレル　7(肝)，14(腎)，42(顆粒減)，55(血小板)，62(出血)

オザペン　7(肝)，14(腎)，42(顆粒減)，55(血小板)，62(出血)

オシメルチニブ　7(肝)，43(顆粒減)，56(血小板)

オステラック　2(肝)，39(顆粒減)，47(骨髄)，53(血小板)，66(貧血)

オゼックス　10(肝)，16(腎)，29(低血糖)，37(ミオ)，45(顆粒減)，59(血小板)，64(出血)

オセルタミビル　10(肝)，16(腎)，45(顆粒減)，59(血小板)，64(出血)

オゼンピック　28(低血糖)，31(膵)

オダイン　8(肝)

乙字湯　9(肝)，25(電解)，37(ミオ)

オデフシィ　17(腎)

オドリック　4(肝)，13(腎)，18(浮腫)，31(膵)，35(ミオ)

オナセムノゲン　アベパルボベク　9(肝)，57(血小板)

オニバイド　7(肝)，14(腎)，43(顆粒減)，49(骨髄)，56(血小板)，63(出血)

オノン　8(肝)，36(ミオ)，44(顆粒減)，57(血小板)

オパイリン　61(出血)

オパルモン　6(肝)

オピセゾールコデイン　19(浮腫)

オビソート　21(頻脈)

オビヌツズマブ　7(肝)，43(顆粒減)，56(血小板)

オファツムマブ　8(肝)，14(腎)，43(顆粒減)，50(骨髄)，56(血小板)

オーファディン　42(顆粒減)，55(血小板)

オフェブ　7(肝)，55(血小板)

オプジーボ　8(肝)，15(腎)，27(高血糖)，32(膵)，36(ミオ)，43(顆粒減)，57(血小板)，67(貧血)

オプソ　20(浮腫)

オプチレイ　11(肝)，17(腎)，23(頻脈)，60(血小板)

オフロキサシン　10(肝)，16(腎)，22(頻脈)，29(低血糖)，37(ミオ)，45(顆粒減)，51(骨髄)，58(血小板)，68(貧血)

オペプリム　5(肝)，13(腎)，28(低血糖)，62(出血)

オマリグリプチン　29(低血糖)，31(膵)

オミデネパグ　18(浮腫)

オムニパーク　11(肝)，17(腎)，23(頻脈)，60(血小板)

オメガ-3脂肪酸エチル　4(肝)

オメガシン　9(肝)，16(腎)，45(顆粒減)，51(骨髄)，58(血小板)

オメプラゾール　5(肝)，13(腎)，35(ミオ)，41(顆粒減)，48(骨髄)，54(血小板)，66(貧血)

オメプラゾン　5(肝)，13(腎)，35(ミオ)，41(顆粒減)，48(骨髄)，54(血小板)，66(貧血)

オメプラール　5(肝)，13(腎)，35(ミオ)，41(顆粒減)，48(骨髄)，54(血小板)，66(貧血)

オラセフ　16(腎)

オラデオ　8(肝)

オーラノフィン　15(腎)，44(顆粒減)，50(骨髄)

オラパリブ　43(顆粒減)，50(骨髄)，56(血小板)

オラペネム　29(低血糖)

オランザピン　3(肝)，26(高血糖)，28(低血糖)，34(ミオ)，39(顆粒減)

オルガドロン　26(高血糖)，31(膵)，35(ミオ)

オルガラン　55(血小板)，62(出血)

オルダミン　13(腎)，65(DIC)

オルドレブ　15(腎)

オルプリノン　12(腎)，21(頻脈)

カレトラ　10(肝)，27(高血糖)，33(膵)，64(出血)

ガレノキサシン　10(肝)，16(腎)，22(頻脈)，29(低血糖)，37(ミオ)，45(顆粒減)，58(血小板)

カロナリー　27(高血糖)

カロナール　2(肝)，12(腎)，39(顆粒減)

カンサイダス　10(肝)

ガンシクロビル　32(膵)，45(顆粒減)，51(骨髄)，59(血小板)，64(出血)

甘草湯　25(電解)，37(ミオ)

乾燥イオン交換樹脂処理人免疫グロブリン　11(肝)，17(腎)，59(血小板)

乾燥細胞培養日本脳炎ワクチン　59(血小板)

乾燥弱毒生おたふくかぜワクチン　33(膵)，59(血小板)

乾燥弱毒生水痘ワクチン　59(血小板)

乾燥弱毒生風しんワクチン　59(血小板)

乾燥弱毒生麻しん風しん混合ワクチン　59(血小板)

乾燥弱毒生麻しんワクチン　59(血小板)

乾燥スルホ化人免疫グロブリン　11(肝)，17(腎)，59(血小板)

乾燥濃縮人プロトロンビン複合体　65(DIC)

乾燥人血液凝固因子抗体迂回活性複合体　65(DIC)

乾燥人血液凝固第IX因子複合体　65(DIC)

乾燥ヘモフィルスb型ワクチン　59(血小板)

乾燥ポリエチレングリコール処理人免疫グロブリン　11(肝)，17(腎)，59(血小板)

カンデサルタン　4(肝)，12(腎)，18(浮腫)，28(低血糖)，35(ミオ)，40(顆粒減)

カンデサルタン・アムロジピン　4(肝)，13(腎)，18(浮腫)，28(低血糖)，35(ミオ)，40(顆粒減)，54(血小板)

カンデサルタン・ヒドロクロロチアジド　4(肝)，13(腎)，18(浮腫)，28(低血糖)，35(ミオ)，40(顆粒減)，47(骨髄)，66(貧血)

甘麦大棗湯　25(電解)，37(ミオ)

肝不全用アミノ酸製剤　29(低血糖)

肝不全用成分栄養剤　29(低血糖)

カンプト　7(肝)，14(腎)，43(顆粒減)，49(骨髄)，56(血小板)，63(出血)

ガンマガード　11(肝)，17(腎)，59(血小板)

カンレノ酸　24(電解)

キ

キイトルーダ　8(肝)，15(腎)，27(高血糖)，32(膵)，36(ミオ)，44(顆粒減)，57(血小板)，67(貧血)

桔梗湯　25(電解)，37(ミオ)

キザルチニブ　14(腎)，43(顆粒減)，50(骨髄)，56(血小板)，63(出血)

キサンボン　7(肝)，14(腎)，42(顆粒減)，55(血小板)，62(出血)

キックリン　4(肝)，61(出血)

キニジン　21(頻脈)，40(顆粒減)，47(骨髄)，53(血小板)，66(貧血)

キニーネ　46(顆粒減)，60(血小板)，68(貧血)

キネダック　6(肝)，55(血小板)

帰脾湯　25(電解)，37(ミオ)

ギブラーリ　7(肝)，14(腎)

キプレス　8(肝)，19(浮腫)，57(血小板)

ギボシラン　7(肝)，14(腎)

キムリア　44(顆粒減)，57(血小板)

キャブピリン　6(肝)，41(顆粒減)，48(骨髄)，55(血小板)，62(出血)

芎帰膠艾湯　25(電解)，37(ミオ)

芎帰調血飲　25(電解)，37(ミオ)

キュビシン　15(腎)，37(ミオ)

キョウミノチン　24(電解)

キョーフィリン　3(肝)，26(高血糖)，34(ミオ)，61(出血)

ギリアデル　63(出血)

ギルテリチニブ　8(肝)，14(腎)，43(顆粒減)，50(骨髄)，56(血小板)，63(出血)

キロサイド　7(肝)，19(浮腫)，32(膵)，42(顆粒減)，49(骨髄)，56(血小板)

金チオリンゴ酸　15(腎)，44(顆粒減)，50(骨髄)，57(血小板)，63(出血)

ク

クアトロバック　59(血小板)

クエチアピン　3(肝)，26(高血糖)，28(低血糖)，34(ミオ)，39(顆粒減)

グスペリムス　42(顆粒減)，49(骨髄)，55(血小板)

組換え沈降4価ヒトパピローマウイルス様粒子ワクチン　59(血小板)

九味檳榔湯　25(電解)，37(ミオ)

グラクティブ　6(肝)，14(腎)，29(低血糖)，31(膵)，36(ミオ)，55(血小板)

グラセプター　7(肝)，14(腎)，27(高血糖)，32(膵)，42(顆粒減)，49(骨髄)，55(血小板)，67(貧血)

クラドリビン　15(腎)，43(顆粒減)，50(骨髄)，56(血小板)，63(出血)

クラバモックス　9(肝)，15(腎)，44(顆粒減)，58(血小板)，64(出血)

クラビット　10(肝)，16(腎)，23(頻脈)，29(低血糖)，37(ミオ)，45(顆粒減)，51(骨髄)，59(血小板)，68(貧血)

桂枝人参湯　25(電解), 37(ミオ)
桂枝茯苓丸　9(肝)
桂芍知母湯　25(電解), 37(ミオ)
ケイセントラ　65(DIC)
経腸成分栄養剤　29(低血糖)
啓脾湯　25(電解), 37(ミオ)
桂麻各半湯　25(電解), 37(ミオ)
ケタス　8(肝), 57(血小板)
ケトチフェン　8(肝)
ケトプロフェン　12(腎)
ケナコルト　26(高血糖), 31(膵), 35(ミオ)
ゲフィチニブ　8(肝), 32(膵), 63(出血)
ケブザラ　7(肝), 42(顆粒減), 55(血小板)
ケフラール　9(肝), 15(腎), 44(顆粒減), 51(骨髄),
　58(血小板)
ケフレックス　15(腎), 67(貧血)
ゲーベン　48(骨髄)
ゲムシタビン　7(肝), 42(顆粒減), 49(骨髄), 56(血
　小板), 67(貧血)
ゲムツズマブ　7(肝),14(腎),43(顆粒減),49(骨髄),
　56(血小板), 63(出血), 65(DIC)
ゲメプロスト　62(出血)
ゲンタシン　15(腎)
ゲンタマイシン　15(腎)
ゲンボイヤ　16(腎)

コ

コアキシン　15(腎), 67(貧血)
コアテック　12(腎), 21(頻脈)
コアヒビター　7(肝), 42(顆粒減), 55(血小板)
高カロリー輸液用基本液　27(高血糖)
合成血　11(肝), 17(腎), 46(顆粒減), 59(血小板)
合成血液　11(肝), 17(腎), 46(顆粒減), 59(血小板)
香蘇散　25(電解), 37(ミオ)
抗ヒト胸腺細胞ウサギ免疫グロブリン　11(肝),
　46(顆粒減), 59(血小板), 64(出血)
五虎湯　25(電解), 37(ミオ)
小島甘草　25(電解), 37(ミオ)
五積散　25(電解), 37(ミオ)
牛車腎気丸　9(肝)
コスメゲン　42(顆粒減), 49(骨髄), 56(血小板),
　65(DIC)
ゴセレリン　5(肝), 26(高血糖)
コセンティクス　42(顆粒減)
コディオ　4(肝), 18(浮腫), 28(低血糖), 35(ミオ),
　40(顆粒減), 48(骨髄), 54(血小板), 66(貧血)
コデイン　19(浮腫)
コートリズム　6(肝), 13(腎), 22(頻脈), 41(顆粒減),
　48(骨髄), 55(血小板), 62(出血)

コートリル　26(高血糖), 35(ミオ)
コートン　26(高血糖), 31(膵), 35(ミオ)
ゴナックス　5(肝), 26(高血糖)
コニール　4(肝)
コバシル　13(腎), 18(浮腫)
コペガス　10(肝), 17(腎), 23(頻脈), 27(高血糖),
　46(顆粒減), 52(骨髄), 59(血小板), 64(出血),
　68(貧血)
コホリン　15(腎), 44(顆粒減), 50(骨髄), 57(血小
　板)
コムタン　2(肝), 34(ミオ)
コララン　21(頻脈)
コリスチン　15(腎)
ゴリムマブ　42(顆粒減), 49(骨髄), 55(血小板)
五淋散　25(電解), 37(ミオ)
コルチゾン酢酸エステル　26(高血糖), 31(膵), 35
　(ミオ)
コルヒチン　36(ミオ), 42(顆粒減), 49(骨髄), 55(血
　小板)
コルホルシンダロパート　21(頻脈)
コレスチミド　35(ミオ)
コレバイン　35(ミオ)
コンサータ　3(肝), 61(出血)
コンスタン　2(肝)
コントミン　3(肝), 21(頻脈), 24(電解), 34(ミオ),
　39(顆粒減), 47(骨髄), 66(貧血)
コンドロイチン・サリチル酸ナトリウム　47(骨髄)
コンビビル　32(膵), 37(ミオ), 45(顆粒減), 51(骨
　髄), 59(血小板)
コンプラビン　6(肝), 36(ミオ), 41(顆粒減), 48(骨
　髄), 55(血小板), 62(出血), 67(貧血)

サ

ザイアジェン　32(膵)
柴陥湯　25(電解), 37(ミオ)
柴胡加竜骨牡蛎湯　9(肝)
柴胡桂枝乾姜湯　9(肝), 25(電解), 37(ミオ)
柴胡桂枝湯　9(肝), 25(電解), 37(ミオ)
柴胡清肝湯　25(電解), 37(ミオ)
ザイザル　8(肝), 57(血小板)
ザイティガ　7(肝), 36(ミオ), 56(血小板)
サイバインコ　8(肝), 44(顆粒減), 57(血小板)
柴朴湯　9(肝), 25(電解), 37(ミオ)
ザイボックス　10(肝), 45(顆粒減), 51(骨髄), 59(血
　小板)
サイメリン　42(顆粒減), 49(骨髄), 56(血小板)
サイモグロブリン　11(肝),46(顆粒減),59(血小板),
　64(出血)
サイラムザ　8(肝), 15(腎), 44(顆粒減), 63(出血)

四逆散　25(電解)，37(ミオ)

ジクトル　2(肝)，12(腎)，34(ミオ)，39(顆粒減)，47(骨髄)，53(血小板)，66(貧血)

シグニフォー　5(肝)，26(高血糖)

シグマート　5(肝)，54(血小板)

シクレスト　3(肝)，18(浮腫)，26(高血糖)，28(低血糖)，34(ミオ)，39(顆粒減)

シクロスポリン　7(肝)，14(腎)，32(膵)，36(ミオ)，55(血小板)，67(貧血)

ジクロフェナク　2(肝)，12(腎)，34(ミオ)，39(顆粒減)，47(骨髄)，53(血小板)，61(出血)，66(貧血)

シクロフェニル　5(肝)

シクロホスファミド　7(肝)，14(腎)，24(電解)，36(ミオ)，42(顆粒減)，49(骨髄)，55(血小板)，63(出血)

四君子湯　25(電解)，37(ミオ)

梔子柏皮湯　25(電解)，37(ミオ)

システアミン　62(出血)

シスプラチン　8(肝)，15(腎)，25(電解)，27(高血糖)，32(膵)，36(ミオ)，43(顆粒減)，50(骨髄)，57(血小板)，63(出血)，67(貧血)

ジスルフィラム　6(肝)

ジスロマック　9(肝)，16(腎)，22(頻脈)，37(ミオ)，45(顆粒減)，58(血小板)，64(出血)

ジセレカ　7(肝)，42(顆粒減)

ジソピラミド　3(肝)，21(頻脈)，28(低血糖)，40(顆粒減)

シタグリプチン　6(肝)，14(腎)，29(低血糖)，31(膵)，36(ミオ)，55(血小板)

シタグリプチン・イプラグリフロジン　6(肝)，14(腎)，29(低血糖)，31(膵)，36(ミオ)，55(血小板)

シタフロキサシン　10(肝)，16(腎)，29(低血糖)，58(血小板)

シタラビン　7(肝)，19(浮腫)，32(膵)，42(顆粒減)，49(骨髄)，56(血小板)

シタラビン オクホスファート　42(顆粒減)，49(骨髄)，56(血小板)

ジドブジン　32(膵)，45(顆粒減)，51(骨髄)，59(血小板)

ジドブジン・ラミブジン　32(膵)，37(ミオ)，45(顆粒減)，51(骨髄)，59(血小板)

シナカルセト　62(出血)

シナジス　59(血小板)

ジヌツキシマブ　25(電解)，43(顆粒減)，50(骨髄)，57(血小板)

ジノプロスト　22(頻脈)

シバスタン　10(肝)，16(腎)，22(頻脈)，29(低血糖)，37(ミオ)，45(顆粒減)，51(骨髄)，58(血小板)

ジヒドロコデイン　19(浮腫)

ジヒドロコデイン・エフェドリン　19(浮腫)

ジピリダモール　54(血小板)，61(出血)

ジフォルタ　42(顆粒減)，49(骨髄)，56(血小板)

シープリ　22(頻脈)

ジフルカン　10(肝)，17(腎)，23(頻脈)，46(顆粒減)，52(骨髄)，59(血小板)

ジプレキサ　3(肝)，26(高血糖)，28(低血糖)，34(ミオ)，39(顆粒減)

シプロキサン　10(肝)，16(腎)，22(頻脈)，29(低血糖)，37(ミオ)，45(顆粒減)，51(骨髄)，58(血小板)

ジプロフィリン・ジヒドロコデイン　5(肝)，13(腎)，41(顆粒減)

ジプロフィリン・メトキシフェナミン　41(顆粒減)，48(顆粒減)

シプロフロキサシン　10(肝)，16(腎)，22(頻脈)，29(低血糖)，37(ミオ)，45(顆粒減)，51(骨髄)，58(血小板)

シプロヘプタジン　44(顆粒減)

ジベカシン　15(腎)

ジベクトロ　45(顆粒減)，51(骨髄)，59(血小板)

ジベトス　29(低血糖)

ジベトン　29(低血糖)

シベノール　3(肝)，28(低血糖)，40(顆粒減)，53(血小板)

シベレスタット　7(肝)，42(顆粒減)，55(血小板)

シベンゾリン　3(肝)，28(低血糖)，40(顆粒減)，53(血小板)

シポニモド　19(浮腫)

シムジア　42(顆粒減)，49(骨髄)，55(血小板)

シムツーザ　10(肝)，16(腎)，33(膵)

シメチジン　5(肝)，13(腎)，41(顆粒減)，48(骨髄)，54(血小板)

ジメリン　29(低血糖)，42(顆粒減)，49(骨髄)，67(貧血)

ジャカビ　8(肝)，44(顆粒減)，50(骨髄)，57(血小板)，63(出血)

炙甘草湯　25(電解)，37(ミオ)

ジャクスタピッド　4(肝)

芍薬甘草湯　9(肝)，22(頻脈)，25(電解)，37(ミオ)

芍薬甘草附子湯　25(電解)，37(ミオ)

ジャディアンス　27(高血糖)，29(低血糖)

ジャドニュ　6(肝)，14(腎)，62(出血)

ジャヌビア　6(肝)，14(腎)，29(低血糖)，31(膵)，36(ミオ)，55(血小板)

ジャルカ　10(肝)

シュアポスト　6(肝)，29(低血糖)

十全大補湯　9(肝)，25(電解)，37(ミオ)

十味敗毒湯　25(電解)，37(ミオ)

潤腸湯　9(肝)，25(電解)，37(ミオ)

小建中湯　25(電解)，37(ミオ)

ドルミカム　21(頻脈)
トルリシティ　19(浮腫)，28(低血糖)，31(膵)
トレアキシン　42(顆粒減)，49(骨髄)，56(血小板)
トレシーバ　28(低血糖)
トレドミン　3(肝)，24(電解)，40(顆粒減)
トレプロスチニル　41(顆粒減)，54(血小板)，61(出血)
トレプロスト　41(顆粒減)，54(血小板)，61(出血)
トレミフェン　8(肝)
トレラグリプチン　29(低血糖)
トレリーフ　2(肝)，12(腎)，34(ミオ)，39(顆粒減)，47(骨髄)，53(血小板)
ドロキシドパ　39(顆粒減)，53(血小板)
トロキシピド　8(肝)
ドロペリドール　21(頻脈)
トロペロン　39(顆粒減)
ドロレプタン　21(頻脈)
トロンビン　62(出血)
トロンボモデュリン　アルファ　62(出血)
トーワチーム　3(肝)，12(腎)，34(ミオ)，40(顆粒減)，47(骨髄)，53(血小板)，66(貧血)
ドンペリドン　5(肝)

ナ

ナイキサン　2(肝)，12(腎)，39(顆粒減)，47(骨髄)，53(血小板)，61(出血)，66(貧血)
ナウゼリン　5(肝)
ナグラザイム　14(腎)
ナサニール　5(肝)，55(血小板)，62(出血)
ナタリズマブ　3(肝)
ナテグリニド　6(肝)，29(低血糖)
ナファモスタット　7(肝)，42(顆粒減)，55(血小板)
ナファレリール　5(肝)，55(血小板)，62(出血)
ナファレリン　5(肝)，55(血小板)，62(出血)
ナフトピジル　5(肝)
ナブメトン　2(肝)，12(腎)
ナプロキセン　2(肝)，12(腎)，39(顆粒減)，47(骨髄)，53(血小板)，61(出血)，66(貧血)
ナベルビン　14(腎)，24(電解)，32(膵)，43(顆粒減)，50(骨髄)，56(血小板)
ナボール　2(肝)，12(腎)，34(ミオ)，39(顆粒減)，47(骨髄)，53(血小板)，61(出血)，66(貧血)
ナルフラフィン　3(肝)

ニ

ニカルジピン　4(肝)，54(血小板)
ニコランジル　4(肝)，54(血小板)
ニザチジン　5(肝)，41(顆粒減)，48(骨髄)，54(血小板)

ニシスタゴン　62(出血)
ニポ湯　9(肝)，25(電解)，37(ミオ)
ニセリトロール　54(血小板)
ニチコデ　41(顆粒減)，48(骨髄)
ニチシノン　42(顆粒減)，55(血小板)
ニチファーゲン　24(電解)
二陳湯　25(電解)，37(ミオ)
ニッパスカルシウム　10(肝)，45(顆粒減)，68(貧血)
ニトギス　6(肝)
ニトラゼパム　2(肝)
ニドラン　42(顆粒減)，49(骨髄)，56(血小板)
ニトレンジピン　4(肝)
ニトロール　21(頻脈)
ニバジール　4(肝)
ニフェジピン　4(肝)，40(顆粒減)，54(血小板)
ニフラン　2(肝)，12(腎)，61(出血)
ニポラジン　8(肝)，57(血小板)
ニボルマブ　8(肝)，15(腎)，27(高血糖)，32(膵)，36(ミオ)，43(顆粒減)，57(血小板)，67(貧血)
ニムスチン　42(顆粒減)，49(骨髄)，56(血小板)
乳酸リンゲル液(デキストラン40加)　13(腎)
ニュープロ　2(肝)，34(ミオ)
ニューレプチル　24(電解)，40(顆粒減)，47(骨髄)
ニューロタン　4(肝)，18(浮腫)，28(低血糖)，35(ミオ)，40(顆粒減)，48(骨髄)，54(血小板)
女神散　9(肝)，25(電解)，37(ミオ)
ニラパリブ　43(顆粒減)，50(骨髄)，57(血小板)
ニルバジピン　4(肝)
ニロチニブ　8(肝)，27(高血糖)，32(膵)，43(顆粒減)，50(骨髄)，57(血小板)，63(出血)
人参湯　25(電解)，37(ミオ)
人参養栄湯　9(肝)，25(電解)，37(ミオ)
ニンテダニブ　7(肝)，55(血小板)
ニンラーロ　56(血小板)

ネ

ネイリン　10(肝)
ネオイスコチン　10(肝)
ネオキシ　55(血小板)
ネオドパストン　53(血小板)，66(貧血)
ネオドパゾール　53(血小板)，66(貧血)
ネオパレン　27(高血糖)
ネオファーゲン　24(電解)
ネオフィリン　3(肝)，26(高血糖)，34(ミオ)，61(出血)
ネオペリドール　3(肝)，21(頻脈)，24(電解)，34(ミオ)，39(顆粒減)，53(血小板)
ネオミノファーゲンシー　24(電解)
ネオーラル　7(肝)，14(腎)，32(膵)，36(ミオ)，55(血小板)，67(貧血)

パゾパニブ　8(肝)，15(腎)，32(膵)，43(顆粒減)，57(血小板)，63(出血)

パソプレシン　22(頻脈)，35(ミオ)

パソメット　4(肝)

バダデュスタット　7(肝)

バッサミン　6(肝)

バップフォー　5(肝)，13(腎)，22(頻脈)，36(ミオ)，55(血小板)

パドセブ　14(腎)，27(高血糖)，43(顆粒減)，50(骨髄)，56(血小板)

パドパリン　61(出血)

バトロキソビン　62(出血)

パナルジン　6(肝)，14(腎)，41(顆粒減)，48(骨髄)，55(血小板)，62(出血)，67(貧血)

バナン　9(肝)，15(腎)，58(血小板)

パニペネム・ベタミプロン　9(肝)，16(腎)，45(顆粒減)，51(骨髄)，67(貧血)

パニマイシン　15(腎)

パノビノスタット　8(肝)，22(頻脈)，43(顆粒減)，57(血小板)，63(出血)

バファリン　2(肝)，6(肝)，39(顆粒減)，47(骨髄)，53(血小板)，61(出血)

バフセオ　7(肝)

ハベカシン　15(腎)，51(骨髄)

バベンチオ　7(肝)，14(腎)，27(高血糖)，32(膵)，36(ミオ)

パミドロン酸　14(腎)

パラアミノサリチル酸　10(肝)，45(顆粒減)，68(貧血)

ハラヴェン　7(肝)，43(顆粒減)，50(骨髄)，56(血小板)

バラクルード　10(肝)

バラシクロビル　10(肝)，17(腎)，33(膵)，45(顆粒減)，51(骨髄)，59(血小板)，65(DIC)

パラセタ　2(肝)，12(腎)，39(顆粒減)

パラプラチン　8(肝)，14(腎)，32(膵)，43(顆粒減)，50(骨髄)，56(血小板)，63(出血)，65(DIC)，67(貧血)

バラマイシン　13(腎)

パリエット　5(肝)，13(腎)，35(ミオ)，41(顆粒減)，48(骨髄)，54(血小板)，66(貧血)

バリキサ　33(膵)，45(顆粒減)，52(骨髄)，59(血小板)，64(出血)

バリシチニブ　7(肝)，42(顆粒減)

パリビズマブ　59(血小板)

パリペリドン　4(肝)，24(電解)，26(高血糖)，28(低血糖)，34(ミオ)，39(顆粒減)

バルガンシクロビル　33(膵)，45(顆粒減)，52(骨髄)，59(血小板)，64(出血)

パルクス　4(肝)，41(顆粒減)，54(血小板)，61(出血)

バルサルタン　4(肝)，18(浮腫)，28(低血糖)，35(ミオ)，40(顆粒減)，54(血小板)

バルサルタン・アムロジピン　4(肝)，18(浮腫)，28(低血糖)，35(ミオ)，40(顆粒減)，54(血小板)

バルサルタン・シルニジピン　4(肝)，18(浮腫)，28(低血糖)，35(ミオ)，40(顆粒減)，54(血小板)

バルサルタン・ヒドロクロロチアジド　4(肝)，18(浮腫)，28(低血糖)，35(ミオ)，40(顆粒減)，48(骨髄)，54(血小板)，66(貧血)

ハルシオン　2(肝)

バルトレックス　10(肝)，17(腎)，33(膵)，45(顆粒減)，51(骨髄)，59(血小板)，65(DIC)

パルナック　5(肝)

パルナパリン　55(血小板)

ハルナール　5(肝)

バルニジピン　4(肝)

バルネチール　21(頻脈)，39(顆粒減)

バルヒディオ　4(肝)，18(浮腫)，28(低血糖)，35(ミオ)，40(顆粒減)，48(骨髄)，54(血小板)，66(貧血)

バルプロ酸　2(肝)，24(電解)，31(膵)，34(ミオ)，39(顆粒減)，42(顆粒減)，53(血小板)，66(貧血)

パルボシクリブ　43(顆粒減)，50(骨髄)，57(血小板)

パルモディア　35(ミオ)

バレオン　16(腎)，23(頻脈)，29(低血糖)，37(ミオ)

バレニクリン　11(肝)，19(浮腫)

バレリン　2(肝)，24(電解)，31(膵)，34(ミオ)，39(顆粒減)，47(骨髄)，53(血小板)，66(貧血)

バロキサビル　64(出血)

パロキセチン　3(肝)，24(電解)，34(ミオ)，39(顆粒減)，47(骨髄)，53(血小板)

パーロデル　61(出血)

ハロペリドール　3(肝)，21(頻脈)，24(電解)，34(ミオ)，39(顆粒減)，53(血小板)

ハロマンス　3(肝)，21(頻脈)，24(電解)，34(ミオ)，39(顆粒減)，53(血小板)

パロモマイシン　17(腎)

パンオピン　19(浮腫)

半夏瀉心湯　9(肝)，25(電解)，37(ミオ)

バンコマイシン　9(肝)，15(腎)，44(顆粒減)，51(骨髄)，58(血小板)

パンスポリン　9(肝)，15(腎)，44(顆粒減)，51(骨髄)，58(血小板)，67(貧血)

バンデタニブ　8(肝)，15(腎)，63(出血)

ハンプ　4(肝)，24(電解)，54(血小板)

ヒ

ビ・シフロール　2(肝)，24(電解)，34(ミオ)

ビアペネム　9(肝)，16(腎)，45(顆粒減)，51(骨髄)，58(血小板)

プレトモール　6(肝),13(腎),22(頻脈),41(顆粒減),
　48(骨髄),55(血小板),62(出血)

プレペノン　20(浮腫)

プレミネント　4(肝),13(腎),18(浮腫),28(低血糖),
　35(ミオ),40(顆粒減),48(骨髄),54(血小板),66
　(貧血)

プレヤンジ　44(顆粒減),58(血小板)

ブレンツキシマブ　8(肝),32(膵),43(顆粒減),50
　(骨髄),57(血小板)

プロカインアミド　21(頻脈),40(顆粒減)

プロカルバジン　43(顆粒減),50(骨髄),57(血小板)

プログラフ　7(肝),14(腎),27(高血糖),32(膵),
　42(顆粒減),49(骨髄),55(血小板),67(貧血)

プログルメタシン　2(肝),12(腎),18(浮腫),39(顆
　粒減),47(骨髄),53(血小板),61(出血),66(貧血)

プロクロルペラジン　24(電解),40(顆粒減),47(骨
　髄)

プロジフ　10(肝),17(腎),23(頻脈),46(顆粒減),
　52(骨髄),59(血小板)

プロスコープ　11(肝),17(腎),23(頻脈),60(血
　小板)

ブロスター　5(肝),13(腎),35(ミオ),41(顆粒減),
　48(骨髄),54(血小板),66(貧血)

プロスタット　5(肝),26(高血糖)

プロスタール　5(肝),26(高血糖)

プロスタルモン　22(頻脈)

プロスタンディン　4(肝),41(顆粒減),61(出血)

フロセミド　40(顆粒減),47(骨髄),53(血小板)

ブロダルマブ　42(顆粒減)

プロチアデン　24(電解)

プロチゾラム　2(肝)

プロチレリン　60(血小板)

プロテカジン　5(肝),35(ミオ),41(顆粒減),48(骨
　髄),54(血小板)

ブロナンセリン　3(肝),24(電解),26(高血糖),34
　(ミオ),40(顆粒減)

ブロニカ　8(肝)

プロノン　3(肝),21(頻脈)

プロパゲルマニウム　6(肝)

プロパジール　5(肝),41(顆粒減),48(骨髄),54(血
　小板)

プロパフェノン　3(肝),21(頻脈)

プロピタン　39(顆粒減)

プロピベリン　5(肝),13(腎),22(頻脈),36(ミオ),
　55(血小板)

プロピルチオウラシル　5(肝),41(顆粒減),48(骨
　髄),54(血小板)

プロブコール　35(ミオ),61(出血)

プロプラノロール　29(低血糖),40(顆粒減),41(顆
　粒減),53(血小板),54(血小板)

プロプレス　4(肝),12(腎),18(浮腫),28(低血糖),
　35(ミオ),40(顆粒減)

プロペシア　5(肝)

プロベネシド　14(腎),49(骨髄),67(貧血)

プロペリシアジン　24(電解),40(顆粒減),47(骨髄)

フロベン　12(腎),47(骨髄),61(出血)

プロポフォール　21(頻脈),34(ミオ)

プロマック　5(肝),48(骨髄)

ブロムペリドール　24(電解),34(ミオ),40(顆粒減)

フロモキセフ　9(肝),16(腎),45(顆粒減),51(骨髄),
　58(血小板),68(貧血)

ブロモクリプチン　61(出血)

フロモックス　9(肝),15(腎),29(低血糖),37(ミオ),
　44(顆粒減),58(血小板),64(出血),67(貧血)

フローラン　54(血小板)

フロリード　10(肝),17(腎),46(顆粒減),52(骨髄),
　59(血小板)

フロリネフ　26(高血糖),31(膵),35(ミオ)

プロレナール　6(肝)

平胃散　25(電解),37(ミオ)

ベイスン　6(肝),27(高血糖),29(低血糖)

ペオン　2(肝),12(腎),39(顆粒減),53(血小板),
　61(出血)

ペガシス　11(肝),17(腎),23(頻脈),27(高血糖),
　46(顆粒減),52(骨髄),60(血小板),64(出血),
　68(貧血)

ベキサロテン　8(肝),29(低血糖),32(膵),36(ミオ),
　43(顆粒減)

ペグインターフェロン　アルファ-2a　11(肝),17
　(腎),23(頻脈),27(高血糖),46(顆粒減),52(骨髄),
　60(血小板),64(出血),68(貧血)

ベクルリー　10(肝)

ベクロニウム　34(ミオ)

ベザトール　4(肝),35(ミオ)

ベザフィブラート　4(肝),35(ミオ)

ベシケア　22(頻脈)

ベージニオ　7(肝),43(顆粒減),50(骨髄),56(血
　小板)

ベストコール　9(肝),16(腎),45(顆粒減),67(貧血)

ベスポンサ　7(肝),32(膵),43(顆粒減),49(骨髄),
　56(血小板),63(出血)

ベセルナ　19(浮腫)

ベダキリン　10(肝)

ベタセレミン　26(高血糖),31(膵),36(ミオ),41(顆
　粒減),48(骨髄)

リ

I

血液学検査

白血球像
white blood cell differentiation (leukocyte fractionation)

基準値

細胞の種類		構成比率(%)
Neut	好中球	40.0〜75.0
Stab	桿状核球	1.0〜 7.0
Seg	分葉核球	34.0〜70.0
Lymphocyte	リンパ球	18.0〜49.0
Mono	単球	2.0〜10.0
Eosino	好酸球	0.0〜 8.0
Baso	好塩基球	0.0〜 2.0
A-Lymphocyte	異型リンパ球	0.0
Myeloblast	骨髄芽球	0.0
Pro-Myelo	前骨髄球	0.0
Myelo	骨髄球	0.0
Meta-Myelo	後骨髄球	0.0
EBL	赤芽球	0個／WBC

測定法　自動血球分析装置使用(フローサイトメトリー法)
目視法(鏡検)

検 体　EDTA加血液または塗抹標本

臨床的意義　**白血球の形態と分画から，感染症などのさまざまな炎症や血液系悪性腫瘍の鑑別診断を行う基本的な検査。**

　末梢血液をスライドグラス上に塗沫し，染色鏡検することで，白血球の形態異常，あるいは種類の偏りを明らかにする基本的な検査である。感染症をはじめとする炎症性疾患，各種白血病，血液系の悪性腫瘍など，さまざまな疾患の鑑別診断に有用である。

　一般に細菌感染症では好中球が増加する。さらに「核の左方移動」と呼ばれる桿状核球など，骨髄から出てきて間もない好中球の割合が増加する現象が観察される。高齢者の細菌性肺炎など一部の炎症性疾患では，白血球の明らかな増加が認められないことがあり，この場合は核の左方移動で炎症の存在を推定することができる。

　一方ウイルス感染では，リンパ球の比率が高まる場合が多いが，白血球数そのものは減少することも稀ではない。ウイルスの種類によっては，末梢血に異型リンパ球が出現する。

　白血病など血液系の悪性腫瘍では，骨髄芽球など，通常は骨髄内にとどまり末梢血には出現しない「幼若な白血球」が認められ，病状の進行に従い多数を占めるようになる。出現した芽球の性質を検索するため，特殊染色やフローサイトメトリーによる表面マーカーの検索が行われる。血液系悪性腫瘍の確定診断には，骨髄穿刺が有用である。

　白血球の比率を示す白血球分画は，ヒトでは成長に伴って変化する。生まれたての新生児では，好中球が主体であるが，およそ生後2日目から幼児期はリンパ球主体となる。成人と同じ好中球主体になるのは，学童期以降である。

注目 採血後，塗抹までの時間が長い場合，白血球の破壊，変形が進みリンパ球，単球の比率が高くなる傾向がある。また好中球も分葉が進む場合があり，採血後は速やかに塗抹すべきである。

疑われる疾患

高値
- **好中球増加** ▶ 急性感染症，悪性腫瘍，白血病(慢性骨髄性)，炎症性疾患
- **リンパ球増加** ▶ 伝染性単核症，リンパ性白血病，百日咳，流行性耳下腺炎，一部の慢性感染症
- **好酸球増加** ▶ 各種のアレルギー疾患，寄生虫症，猩紅熱，膠原病
- **好塩基球の増加** ▶ 骨髄増殖症候群，CML(特に急性転化時)
- **単球の増加** ▶ 単球性白血病，発疹性の感染症(麻疹など)

低値
- **白血球減少** ▶ 再生不良性貧血，急性白血病，ウイルス感染症(麻疹，風疹，水痘など)
- **好中球減少** ▶ 重症感染症
- **好酸球減少** ▶ 腸チフス

薬剤影響

高値 白血球数の増加：**副腎皮質ホルモン(ステロイド)** の全身投与で好中球増多をみる。

低値 白血球数の減少：抗菌薬である**クロラムフェニコール**[11]は，極めて稀ではあるが骨髄に障害をきたし，再生不良性貧血を起こす。また甲状腺の治療薬**プロピルチオウラシル**[10]，**チアマゾール**[10]は，薬剤がハプテンとなって好中球と結合し，稀ではあるが無顆粒球症(リンパ球以外の白血球が減少する状態)を起こす。

Ⅰ 血液学検査　　　1 血球化学検査

WBC 〔白血球数〕

white blood cell count (leukocyte count)

基準値 3,300〜9,000/μL

測定法 フローサイトメトリー法　　**検体** EDTA加血液

臨床的意義 白血病などの血液疾患や炎症性疾患の診断・経過観察に用いられるスクリーニング検査。

　細菌や異物などが体内に侵入して起こる炎症や，白血病などの血液疾患の診断，経過観察に用いられるスクリーニング検査である。一般に白血球数は，炎症性疾患や血液系悪性腫瘍で増加し，骨髄抑制状態で減少する。

　白血球は単に数だけでなく，その構成もみる必要がある。たとえば高齢者の細菌感染では白血球数はそれほど増加しなくても，好中球に核の左方移動といわれる，桿状核球の増加がみられる。またⅠ型アレルギー性疾患では好酸球が増加する。さらに骨髄芽球など病的細胞が出現しても，白血球数は基準範囲内にとどまる場合がある〔➡白血球像(p.106)参照〕。

　一般に乳児〜就学前の幼児では成人より高値をとり，健常でも10,000/μL前後の値を示し，主体はリンパ球である。また，新生児は約20,000/μLと著明に高いが，生後数日で10,000前後まで低下する。成人では，喫煙者で高めの値をとり，10,000/μL程度を示すことも稀ではない。

疑われる疾患

高値	急性感染症 ▶ 〈細菌感染症〉肺炎，虫垂炎，骨髄炎，扁桃炎　など〈ウイルス感染症の一部〉伝染性単核球症　など
	血液系悪性腫瘍 ▶ 骨髄性白血病，リンパ性白血病，単球性白血病
	脱水による血液濃縮 ▶ 他の血算項目(RBC，Htなど)の上昇や電解質異常を伴う
	薬剤 ▶ ステロイド全身投与時
低値	重症敗血症，ウイルス感染の一部(麻疹，風疹など)，膠原病，急性白血病，再生不良性貧血，無顆粒球症，抗悪性腫瘍薬投与時，放射線障害，顆粒球減少症

薬剤影響

高値 副腎皮質ホルモン(ステロイド)の全身投与で好中球増多をみる。

低値 抗菌薬であるクロラムフェニコール◆11 は，極めて稀ではあるが骨髄に障害をきたし，再生不良性貧血を起こす。また甲状腺の治療薬プロピルチオウラシル◆10，チアマゾール◆10 は，薬剤がハプテンとなって好中球と結合し，稀ではあるが無顆粒球症(リンパ球以外の白血球が減少する状態)を起こす。

RBC〔赤血球数〕

red blood cell count (erythrocyte count)

基準値 Ⓜ 430〜570×10⁴/μL　Ⓕ 380〜500×10⁴/μL

測定法 電気抵抗検出法　　**検体** EDTA加血液

臨床的意義 **貧血，多血症の診断に用いられる基本的な検査。**

　貧血や多血症の診断に用いられる検査である。ヘモグロビン(Hb)(➡p.111)，ヘマトクリット(Ht)(➡p.113)の検査値をもとに，赤血球数で割り算することで，赤血球1個当たりの平均容積(MCV)，平均血色素量(MCH)，平均血色素濃度(MCHC)などの赤血球恒数を算出し，貧血の病態が分類される。

〈計算法〉

MCV = Ht(%) × 10/RBC(10⁶/μL)（基準値：85〜102fL）
MCH = Hb(g/dL) × 10/RBC(10⁶/μL)（基準値：28.0〜34.0pg）
MCHC = Hb(g/dL) × 100/Ht(%)（基準値：30.2〜35.1%）

　赤血球数は性別，年齢，採血部位，測定法などで差異がみられる。一般に男子は女子よりも高く，特に生殖年齢に達する女子では月経のため男子よりも低くなる。加齢変化では，新生児において，約550万/μL程度の値を示し，その後徐々に減少して幼児期には成人並みの値となる。高齢者ではさらに低値となり，70歳以降は男女とも平均410万/μL程度の報告があるが，個人差も大きい。採血部位差では耳垂など末梢血で10%程度高くなることがある。動静脈間の差はあまり問題とならない。通常は静脈血を用い，自動血球計数装置で測定される。

　最近，国際的に1L当たりの数で表現される傾向にあり，たとえば427万/μLは4.27×10¹²/Lと表記されることもある。

注目 採血時に抗凝固剤EDTAとの混和が不十分であると，検体が凝固してしまうばかりでなく，測定不能や著しく低い値をもたらすため，十分な転倒混和が必要である。
高度の貧血があると，赤血球は重力に従って下方へ沈殿するため，採血後にシリンジから試験管に分注する順番でRBC，Hbなどの値に差が生ずる場合がある。

疑われる疾患

高値 脱水状態，二次性多血症，ストレス多血症，真性多血症

低値 再生不良性貧血，腎性貧血，出血性貧血，鉄欠乏性貧血，鉄芽球性貧血，溶血性貧血，巨赤芽球性貧血，自己免疫性溶血性貧血，発作性夜間血色素尿症

薬剤影響

低値 溶血性貧血や再生不良性貧血をきたす薬剤がある。薬剤による溶血性貧血[◆15]は，免疫複合型（薬剤–血漿蛋白が抗原となって抗体が産生され，血管内溶血を起こす：**イソニアジド(INH)**，**パラアミノサリチル酸(PAS)**，**キニジン**など），ペニシリン型（赤血球膜に付着するために抗体が結合して血管外溶血を起こす：**ペニシリン**），自己免疫型（薬剤投与により自己免疫が生じる：**α–メチルドーパ**）に分類できる。再生不良性貧血をきたす薬剤[◆11]としては，**抗菌薬**，**鎮静薬**，**化学薬品**などが知られている。

メモ **Chart 1-1**：赤血球像異常における解釈の仕方(p.131〜132)参照。

COLUMN

乳びと溶血（その1）

血 液中に脂質が多く存在し，肉眼的に白く濁った状態を乳び(lipemia)といいます。脂質異常症の患者は，食事などで摂取した脂質，主にトリグリセライド(TG)などがうまく代謝できず，食後長時間経った後で採血しても乳びという現象が認められることがあります。たとえば，リポ蛋白リパーゼ(LPL)や肝性トリグリセライドリパーゼ(HTGL)という酵素が少ない人は，カイロミクロンなどの脂質を脂肪酸に分解することができず，検体が乳びの状態になります。特に，TGが1,000mg/dL以上のような高値では，牛乳のように白く濁った血清となります。また，摂取した脂質などを分解するにはある程度の時間がかかるため，正常な人でも食事後すぐに採血すると，乳びとなることがあります。

健康診断が午前中にある場合，朝食前に採血するのは血糖値や脂質関連検査など直前の食事の影響を避けるだけでなく，乳びによる生化学検査への干渉を避ける目的もあります。

➡ コラム「乳びと溶血（その2）」(p.112)に続く

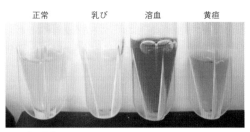

正常　　　乳び　　　溶血　　　黄疸

図 血清の性状

Hb〔ヘモグロビン，血色素量〕

hemoglobin

基準値 Ⓜ 13.5〜17.5g/dL　Ⓕ 11.5〜15.0g/dL

測定法 SLS-Hb法　　　**検体** EDTA加血液

臨床的意義 血液中の血色素であるヘモグロビン量を測定する検査。貧血等の血液疾患のスクリーニング検査として用いられる。

　酸素の運搬を担う赤血球中の赤い色素蛋白，ヘモグロビンの血中濃度を意味する。赤血球数(RBC)(➡p.109)，ヘマトクリット(Ht)(➡p.113)などの値とともに貧血のタイプと重症度の診断に用いられる。

　血色素量には個人差があり，1日のうちでも時間的に軽い変動がみられる。一般に，朝食後に高く，夜間睡眠中は低い傾向がある。また，ストレスによる多血症などの生活環境，月経で低値となる性差や，高齢者で低くなる加齢変化などの生理的影響がみられる。

　生活環境では，空気の薄い高地に居住する住民や，長く高地に滞在した者は，標高の低い所にいる住民に比べ血色素量は高い。

　また年齢では，新生児は19.5±5g/dLで，その後急速に低下し生後6カ月頃で12.0g/dL前後となる。5歳くらいまではこの値で推移し，15歳くらいまで徐々に増加し，成人とほぼ同じ値になるとともに，男女差が生ずるようになる。

　男子は21〜25歳くらいが最も高く，以後加齢とともに低下傾向がみられる。成年女子では男子より低値を示し，年齢的差異よりも月経量や鉄分の摂取状態などの影響を受けやすい。高齢者では男女とも低値を示し，上記の基準値を下回るにもかかわらず，年齢相応にみれば健康的な日常生活を送る人も多い。

　Hbの値と他の血算値により，赤血球1個当たりの平均Hb量(MCH)と赤血球1個に含まれる平均Hb濃度(MCHC)を求めることができる。これらは次式により算出される。

〈計算法〉

　$MCH(pg) = Hb(g/dL) \times 10/RBC(10^6/\mu L)$（基準値：28.0〜34.0pg）

　$MCHC(\%) = Hb(g/dL) \times 100/Ht(\%)$（基準値：30.2〜35.1%）

疑われる疾患

高値 真性多血症，二次性多血症，良性多血症，ストレス多血症，高地居住者，脱水

低値
小球性低色素性貧血 ▶ 鉄欠乏性貧血，無トランスフェリン血症，鉄芽球性貧血

正球性正色素性貧血 ▶ 再生不良性貧血，発作性血色素尿症，溶血性貧血

大球性正色素性貧血 ▶〈巨赤芽球性〉葉酸欠乏症，悪性貧血，ビタミンB$_{12}$欠乏症

〈非巨赤芽球性〉肝障害　など

薬剤影響

低値 溶血性貧血や再生不良性貧血をきたす薬剤がある。薬剤による溶血性貧血[15]は，免疫複合型（薬剤-血漿蛋白が抗原となって抗体が産生され，血管内溶血を起こす：**イソニアジド（INH），パラアミノサリチル酸（PAS），キニジン**など），ペニシリン型（赤血球膜に付着するために抗体が結合して血管外溶血を起こす：**ペニシリン**），自己免疫型（薬剤投与により自己免疫が生じる：**α-メチルドーパ**）に分類できる。再生不良性貧血をきたす薬剤[11]としては，**抗菌薬，鎮静薬，化学薬品**などが知られている。

COLUMN

乳びと溶血（その2）

➡ コラム「乳びと溶血（その1）」（p.110）からの続き

溶 血（hemolysis）は，血清（血漿）分離する際に，上清が赤色に見える現象です。通常，血清は薄い黄色ですが，何らかの原因で赤血球膜が壊れることにより，赤血球内の血色素（ヘモグロビン）が血清（血漿）中に漏れ出す溶血が起こります。溶血にはいくつかの原因が考えられます。まず，採血時に真空採血管を使用する場合，規定の量より少なく採血すると採血管内の陰圧の度合により赤血球が壊れる場合があります。また，採血管を激しく振ったり，適切な方法で遠心分離を行わなかった場合にも起こることがあります。

生理的要因としては赤血球膜の脆弱化や赤血球抗体などの関与により赤血球が破壊されることがあります。正常な赤血球は0.5％の低張食塩水で溶血を開始しますが，脆弱化した赤血球は等張の0.9％生理食塩水で溶血することがあります。

乳び，溶血とも疾患と関連している場合がありますので，きちんと食事抜きで検査を受けたにもかかわらず乳びのコメントがつく人や，溶血が認められる人は，疾患がないか精査するのが望ましいと思われます。

Ht〔ヘマトクリット〕

hematocrit

基準値 Ⓜ 39.7〜52.4%　Ⓕ 34.8〜45.0%

測定法 赤血球パルス波高値検出法　　**検体** EDTA加血液

臨床的意義 血液中に占める赤血球の全容積をパーセント表示した値。
貧血のスクリーニングと分類に用いられ，貧血で低値。

　血液中に占める赤血球の全容積をパーセント表示した値。貧血で減少し，多血症で高値をとる。一般的に，赤血球数(RBC) (⇒p.109)や血色素量(Hb) (⇒p.111)と合わせて測定される。真性多血症では，Ht 70%以上でHb 20g/dL以上，赤血球数800万/μL以上という症例も報告されている。

　一方，貧血症例でHtは低値となるが，赤血球数と血色素量およびHtは必ずしも並行せず，病態によって異なる動きを示す。このためHtと赤血球数からMCV (mean corpuscular volume)，すなわち赤血球の1個当たりの平均容積を算出し，正球性・小球性・大球性貧血の鑑別が行われる。

〈計算法〉　MCV＝Ht(%)×10/RBC(10^6/μL)　(基準値：85〜102fL)

　一般に女性では，過多月経や鉄分摂取不足による鉄欠乏性貧血が多く，MCV低値，血清鉄やフェリチンの低下がみられる。中高年以上で原因不明の正〜小球性貧血をみた場合は，消化管や婦人科系の悪性腫瘍を疑い，精査を行うべきである。一方，アルコール依存症やビタミンB_{12}欠乏症，胃切除後ではMCVが高値を示す。また高齢者では，赤血球数やHt，血色素量が働き盛りの成人に比べ低値傾向を示すが，MCVは基準範囲内にとどまる。

(注目) 採血時に十分量がとれずEDTAと混和する血液量が少ない場合，赤血球が萎縮するためHt値はみかけ上，低値を示すことがある。

疑われる疾患

高値 真性多血症，二次性多血症(高地居住者，慢性呼吸器疾患など)，脱水，新生児

低値
小球性貧血(MCV低値) ▶ 鉄欠乏性貧血(鉄分摂取不足，消化管悪性腫瘍による慢性出血，過多月経など)，鉄芽球性貧血，サラセミア
正球性貧血(MCV正常) ▶ 急性溶血性貧血，再生不良性貧血，急性出血性貧血，骨髄異形成症候群
大球性貧血(MCV高値) ▶ 巨赤芽球性貧血(悪性貧血，葉酸欠乏性貧血)

薬剤影響

　RBC〔赤血球数〕の項(p.109)参照。

PLT〔血小板数〕

platelet count

基準値 14.0〜34.0×10⁴/μL

測定法 電気抵抗検出法　　**検体** EDTA加血液

臨床的意義 **止血機構の中心を担う血球成分。自己抗体やDICによる消費の亢進，骨髄疾患や肝硬変で減少する。**

　血小板は，止血機構の中心を担う血球成分である。直径2〜4μmで，核はなく，細胞内に血小板第3，第4因子，βトロンボグロブリン，PDGF（platelet-derived growth factor）など，数々の活性分子を有する。

　一般に血小板が増加する病態は稀であるが，減少する場合は骨髄での産生低下（再生不良性貧血など），破壊亢進（特発性血小板減少性紫斑病など）などが知られている。肝硬変では産生低下と分布異常，さらに自己抗体の影響を受けて血小板が減少する。一般に血小板数が3万/μLを下回ると，四肢に紫斑が現れ，月経は遷延し，脳出血をきたすおそれが高まるため，速やかな対応が要求される。血小板の測定に誤差を生じる要因としては次が考えられる。

1. 偽性血小板減少症（検体内に生じた「血小板凝集※」によるみかけ上の減少）
2. 血小板の大きさの異常（巨大血小板の出現）
3. 採血手技・採血時間経過などによる凝集

　これらが疑われる場合，血小板数の値は真の値より低値をとる。確認には，塗抹標本を作製し，血小板の形態を確認し，減少がみられるかを確認する。

※血小板凝集：末梢血の塗抹標本で血小板だけが凝集している現象で，血液全体が凝集する現象ではない。抗凝固剤としてEDTAを用いた採血で，稀に認められるため，EDTA以外の抗凝固剤を用いた採血が求められる。

疑われる疾患

高値 腫瘍性 ▶	本態性血小板血症，慢性骨髄性白血病，真性多血症
反応性 ▶	出血，摘脾後

低値 **産生低下** ▶ 再生不良性貧血，急性白血病，巨赤芽球性貧血
破壊亢進 ▶ 特発性血小板減少性紫斑病（ITP），抗血小板抗体，血小板関連IgGの検出，血栓性血小板減少性紫斑病（TTP），DIC，バンチ症候群
分布異常 ▶ 肝硬変（産生そのものの低下もみられる）

薬剤影響

高値 アドレナリンやビンクリスチンは，局所投与の場合，皮膚血管では収縮作用が優先し，末梢血管収縮と止血作用が前面に出るため，血小板が増加する。

低値 キニーネ◆12やサルファ剤◆12では血小板は減少する。

ESR〔赤血球沈降速度（血沈）〕

erythrocyte sedimentation rate

基準値 Ⓜ 10 mm/hr 以下　Ⓕ 15 mm/hr 以下

測定法 Westergren法　　　**検体** 主にクエン酸加血液

臨床的意義 古典的で古くから用いられている炎症性疾患と貧血の検査。組織の崩壊や炎症を伴うさまざまな病態で促進する。

　赤血球沈降速度（血沈）は，1921年に妊娠関連検査として紹介され，1926年にWestergrenにより急性期蛋白と慢性疾患のスクリーニング検査として世界中で行われるようになった。

　血沈は，クエン酸Naで採血した血液をWestergren管に吸い上げ垂直に立てて静置し，1時間後に沈降管上部の血漿層の高さを観察，赤血球が多く含まれる下層の成分の1時間当たりの沈降速度としてmmで判定する。最近では，血沈自動測定装置も用いられている。

　血沈の亢進（促進）は，まず赤血球が凝集し，連銭形成を起こすことで大きな凝集塊が形成され，その重力により沈降速度が早くなる現象である。さらに沈降が進むと，沈殿内では赤血球層の密度が高くなり，沈降速度はゆるやかになる。

　赤血球やアルブミンはマイナスの電荷を帯びているため，赤血球は互いに反発することにより凝集せず，またアルブミンも赤血球同士を反発させることで凝集を妨げている。しかし感染症や関節リウマチ，悪性腫瘍などによりγグロブリンなどのプラスに帯電している蛋白質が増加すると，赤血球の電荷が相殺されて赤血球の凝集が促進し，連銭形成が起こりやすくなる。一方，赤血球の数や体積が減少することでも血沈は促進する。

　上述のように血沈は，特定の病態を反映しない非特異的な反応であるが，膠原病をはじめとする炎症性の病態や治療効果の補助診断に現在でもよく用いられる。CRPとは異なるメカニズムにより推移するため，同時測定も有用である。

疑われる疾患

促進 CRP上昇 ▶ 急性および慢性感染症，慢性関節リウマチ，悪性腫瘍，亜急性甲状腺炎
CRP正常 ▶ 貧血，高γグロブリン血症，高フィブリノゲン血症，妊娠

遅延 赤血球増多症，低フィブリノゲン血症，アルブミン増加

薬剤影響

促進 抗悪性腫瘍薬や免疫抑制薬など造血抑制作用のある薬剤を使用している患者では，血沈の促進がみられる。

PT〔プロトロンビン時間〕

prothrombin time

基準値 70〜100%　INR：0.85〜1.15　※健常者参考値：9.4〜12.5秒

測定法 透過光　　**検体** クエン酸血漿

臨床的意義 外因系の凝固活性を総合的に判定するスクリーニング検査。肝不全，凝固因子欠乏症で遅延し，血栓性静脈炎で短縮する。

外因系の凝固活性を総合的に判定する最も一般的なスクリーニング検査である。PTでは外因系凝固因子である第Ⅴ，Ⅶ，Ⅹ因子，プロトロンビン，フィブリノーゲンの活性が総合的に反映される。PTの測定には凝固法が用いられる。すなわち被検血漿に十分量の組織トロンボプラスチンとカルシウムイオンを添加して，その時点よりフィブリン析出までの時間を測定する。またPT活性率は，まず標準血漿の希釈系列でPTを測って検量線を設定し，患者血漿のPTを測り検量線と照合することで求められる。凝固時間の秒数が短いほど，PT活性率（%）は高く，秒数が延長するほど活性率は低くなる。

PTの測定値は，血漿中の凝固第Ⅱ，Ⅴ，Ⅶ，Ⅹ因子の欠乏や，消費による凝固の低下状態を総合的に反映する。凝固因子そのものの先天的異常は，頻度としては稀である。

PT延長をみた場合，臨床的には以下のような後天的要因に基づく場合が多い。まずビタミンK拮抗薬であるワルファリンを投与すると，肝臓で合成されるビタミンK依存性凝固因子（第Ⅱ，Ⅶ，Ⅸ，Ⅹ因子，プロテインC，プロテインS）の減少と，凝固阻害因子（protein-induced by vitamin K absence；PIVKA）の増加によって，PT延長をみる。肝障害におけるPTの延長（活性率の低下）は，肝臓における凝固因子の産生低下による。播種性血管内凝固症候群（DIC）では凝固の亢進により，凝固因子が消費されることでPTが延長する。したがって，まず肝機能を，次いで抗凝固薬の投与歴を確認する。

PTの値は，現在ではINR（international normalized ratio）の形でも報告され，抗凝固薬を使用中の患者でコントロールの指標に用いられる〔→コラム「INRとは？」(p.118)参照〕。INR値が高いほど凝固時間は延長している。

同様に，抗凝固薬の投与量を調整する目的で凝固第Ⅱ，Ⅶ，Ⅸ，Ⅹ因子の活性を総合判定するトロンボテストがあるが，標準化の問題などから，現在では主にPT-INRにより評価されている。

疑われる疾患

延長 凝固第Ⅱ，Ⅴ，Ⅶ，Ⅹ因子欠乏症，無フィブリノーゲン血症，薬剤投与（ワルファリンなど），肝障害，DIC，ビタミンK欠乏症

短縮 血栓性静脈炎　など

薬剤影響

血液を凝固させる物質は数多くあり，そのうちのいくつかが肝臓で作られているが，その合成に**ビタミンK**が関わっている。**ワルファリン**はそのビタミンKを阻害することで，抗凝固作用を発現する。

延長 肝機能を障害するような薬剤（**解熱鎮痛消炎薬，血圧降下薬，抗菌薬，全身麻酔薬**など）[1]ではPTが延長する。

短縮 エーテル麻酔後でPTが短縮する。

メモ **Chart 1-2**：血液凝固系の相互関係（p.132）参照。

ＣＯＬＵＭＮ

INRとは？

代 表的な血液凝固の検査であるPT（プロトロンビン時間）は，主に血栓症の治療で頻用される「抗凝固薬」のさじ加減を決める重要な指標です。薬効が不足すれば血栓が形成され脳梗塞や心筋梗塞の原因となる一方，薬効が過ぎれば出血しやすくなり止血困難状態に陥ります。特に心臓の人工弁置換後やペースメーカを装着した患者では，欠くことのできない検査であり，定期的に繰り返し測定が行われます。

　PTの精度管理はASTやALTなど通常の生化学の項目に比べ，多大な労力を要することが知られています。平たくいえばPTは，健常者検体と比べて固まり方が早いか遅いかをみる検査であるため，「健常者」の選び方や測定時の細かい条件によって無視し難い差が生ずるのです。なかでもアッセイ時に，凝固を開始させる組織トロンボプラスチンの種類で差が生じやすくなります。

　このような格差を解消するためINR（international normalized ratio；国際標準化比）による補正方法が考案されました。試薬ごとに組織トロンボプラスチンにISI（international sensitivity index；国際感度指数）を付与し，次式で試薬差を補正した値をINR値と呼び，試薬間の格差縮小を狙っています。

INR値＝（プロトロンビン比）^{ISI値}
＝（被検検体のPT秒数／コントロール検体のPT秒数）^{ISI値}

※ISI値は，各試薬，ロットによって定められ，試薬に添付されている。

　INR値は健常人では1±0.1程度であり，値が高いほど凝固時間は延長しています。代表的な抗凝固薬であるワルファリンを投与する際，INR値が2.0～3.0程度になるよう投与量が調節されますが，心臓の弁置換後では2.5～3.5まで高めることがあります。

　INR値の導入により，検査試薬による値の差は縮まりましたが，同一といえるレベルには達しておらず，まだ克服すべき技術的問題が残っています。施設間差が疑われる場合は，測定機関に試薬や測定機器を問い合わせ，日本医師会や日本臨床衛生検査技師会のサーベイ結果を参照し，データの差を比較すべきでしょう。

APTT〔活性化部分トロンボプラスチン時間〕

activated partial thromboplastin time

基準値 25.0〜36.0秒

測定法 透過光　　　**検体** クエン酸血漿

臨床的意義 内因系凝固活性の指標。PTとともに出血性素因の疑われる患者のスクリーニングに用いられる。血友病で延長する。

　内因系凝固活性の最も総合的な指標である。外因系凝固の指標であるPT（プロトロンビン時間）(➡p.116)とともに，出血性素因のスクリーニングに用いられる。本来は血友病のスクリーニング検査として考案されたPTTの測定試薬であるリン脂質に，活性化剤を加え，測定値の安定性を向上させたのがactivated PTT（APTT）である。APTTは，凝固第Ⅷ，Ⅸ，Ⅹ，Ⅺ，Ⅻ因子，高分子キニノーゲン，プレカリクレインなどの活性を総合的にみることで，内因系凝固因子全体の活性を判定する検査である。

　APTT延長をきたす疾患として，先天性凝固因子欠乏症，特に血友病A（第Ⅷ因子欠乏），B（第Ⅸ因子欠乏），フォン・ウィルブランド病，接触因子欠乏が知られている。ただし凝固因子Ⅷ・Ⅸ欠乏では，各因子の活性が50%を下回らない限り正常値となる場合が多い。後天性ではインヒビターの発生（Ⅷ因子インヒビター，Ⅸ因子インヒビター，ループスアンチコアグラント，ヘパリン投与）が知られている。凝固因子の多くは肝臓で産生されるため，肝障害をきたすとAPTTが延長する。薬剤では，ヘパリンがアンチトロンビンⅢ（AT-Ⅲ）を介し凝固第Ⅱa因子を阻止することで，APTTを延長させることが知られている。

　APTTの延長をみた場合，PTの測定値と比較し，次いで欠乏血漿を用い個々の凝固因子活性を検索する。

疑われる疾患

延長 第Ⅱ,Ⅴ,Ⅹ,Ⅺ,Ⅻ因子欠乏症，フォン・ウィルブランド病，低または無フィブリノーゲン血症，血友病A，B，薬剤投与（ヘパリンなど），肝障害，DIC，ループス・アンチコアグラントの存在

短縮 凝固抑制物質の低下，DIC（血管内に活性化物質が存在している場合），妊婦，組織液の混入，抗凝固剤（クエン酸Na）との混和不十分　など

薬剤影響

延長 ヘパリンは，アンチトロンビンを活性化し，抗凝血作用能の賦活を通して凝固系を抑制する（APTTを延長する）。

メモ Chart 1-2：血液凝固系の相互関係(p.132)参照。

I 血液学検査　　**2 凝固・線溶系検査**

血中FDP

fibrinogen / fibrin degradation products, blood

基準値 5.0μg/mL 未満

測定法 LPIA法　　**検体** クエン酸血漿

臨床的意義 線溶亢進状態の把握に用いられる検査。
特にDIC，血栓溶解療法のモニタリングに有用。

　FDPとはfibrinogen/fibrin degradation productsの略で，広義にはフィブリノーゲンまたはフィブリンがプラスミンによって分解されたものをいう。線溶亢進の代表的な指標である。ここでいうFDPとは広義のFDPを指し，一次線溶すなわちフィブリノーゲンの分解産物（FgDP）と，二次線溶つまりフィブリン由来の分解産物（狭義のFDP）を合わせた総称である。

　広義のFDPの測定は，生体内での線溶の亢進状態を知るスクリーニング的な意味をもつ。つまり広義の血中FDPの増加は血管内での急激な線溶を意味し，血管内での血栓形成およびその溶解現象を反映する。このためFDPはDICや血栓症の診断，血栓溶解療法時のモニタリングに用いられる。

　広義のFDPが高値であった場合，その由来がフィブリノーゲン（一次線溶）であるか，フィブリン（二次線溶）であるかの鑑別が必要となる。すなわちFgDP（フィブリノーゲン由来）のD分画はモノマーであるのに対し，FDP（フィブリン由来）ではD分画はダイマーである。したがってD-ダイマー（➡p.121）高値の場合は，二次線溶亢進を疑う。

　一方，尿中FDPでは上記の「広義のFDP」が測定され，腎疾患，とりわけ腎糸球体局所における凝固線溶動態の指標に応用されている。

疑われる疾患

高値 一次および二次線溶の亢進，DIC，血栓症，出血，悪性腫瘍，ウロキナーゼ大量投与時

低値 低値側の臨床的意義は少ない

薬剤影響

高値 ウロキナーゼや組織型プラスミノーゲンアクチベータ(t-PA)投与で上昇する。経口避妊薬（特にエストロゲン製剤）◆では副作用として血栓症が認められ高値となる。

低値 薬剤による高度の肝機能障害をきたすと低値となることがある。

メモ Chart 1-2：血液凝固系の相互関係(p.132)参照。

D-ダイマー
D-dimer

基準値 1.00 μg/mL 未満

測定法 LPIA法　　　**検体** クエン酸血漿

臨床的意義 FDPとの併用で，一次・二次線溶亢進の鑑別に用いる検査。線維素溶解療法時の薬効指標やCOVID-19増悪予知因子としても有用。

　凝固系の産物であるフィブリノーゲンやフィブリンが，線溶系をつかさどるプラスミンによって分解されると，FDPが産生される（➡p.120）。ところがFDPは，一次線溶（フィブリノーゲン分解産物；FgDP）と，二次線溶（フィブリン分解産物；D-ダイマーなど）の両者を反映するため，二次線溶のみを選択的に測定する目的でD-ダイマーの測定系が開発された。

　フィブリノーゲンはE分画，D分画，その他の小分画（B，β1-42，A分画など）からできており，分解産物がフィブリノーゲン由来の場合，D分画はモノマーとして存在する。一方，フィブリン由来のD分画は，ⅩⅢaにより相互に架橋結合を受け二量体を形成しているため，ダイマーとして検出される。したがって，D-ダイマーの測定は二次線溶，すなわち安定化フィブリンの分解産物検出法として，一次線溶との鑑別に重用されている。

　FDPが高値でD-ダイマーが正常であれば一次線溶亢進や先天性異常フィブリノーゲン血症の可能性が高い。また，FDPとD-ダイマーの両者が高値であれば，二次線溶も亢進状態にあり，代償性DICまたはpre-DICである可能性が高い。また，D-ダイマーは線溶療法のモニターとしても用いられる。ウロキナーゼ(u-PA)，または組織型プラスミノーゲンアクチベータ(t-PA)による線溶療法において，投与後のD-ダイマーの上昇によりその効果を知ることができる。

　本法は「静脈血栓症」のリスク評価にも応用されている。また，新型コロナウイルス感染症(COVID-19)患者において，重症化の予知因子としても活用されている。

疑われる疾患

高値 二次線溶の亢進状態，Pre-DIC，DIC，急性静脈血栓症，肺梗塞，薬物投与（ウロキナーゼ，t-PAなど），SARS-CoV-2感染時の増悪リスク

薬剤影響

高値 ウロキナーゼや組織型プラスミノーゲンアクチベータ(t-PA)投与で上昇する。悪性腫瘍薬(パクリタキセル，ドセタキセル)◆14，止血薬(モノエタノールアミン，ポリドカノール)◆14，抗リウマチ薬(トシリズマブ)ではDICとなる場合があり，D-ダイマーは上昇する。

メモ Chart 1-2：血液凝固系の相互関係(p.132)参照。

AT〔アンチトロンビン〕

antithrombin

基準値 活性：81〜123%

測定法 活性：合成基質法　　　**検体** クエン酸血漿

臨床的意義 凝固亢進状態を把握する有用な検査。
DICで著しく減少。

　アンチトロンビン(AT)は，凝固因子のトロンビンを阻害する，分子量約58×10³の糖蛋白である。主として肝臓で，一部は血管内皮細胞で産生され，血中半減期は約3日とされる。血中でトロンビン阻害作用を示す物質の約8割(活性比)を占め，他の凝固因子(IXa，Xa，XIa，XIIa)をも失活させる代表的な凝固阻害物質である。

　ATのトロンビン阻害作用は，トロンビン・アンチトロンビン複合体(TAT)を形成する形で行われる。もしヘパリンが存在すると，遊離ATに構造変化が起こり，トロンビンとの結合はさらに即時的となる。その結果，凝固系への阻害速度は，ヘパリン存在下でトロンビンは1,000倍，第Xa因子は300倍に達するという。播種性血管内凝固症候群(DIC)など凝固亢進状態では，ATが高度に消費されるため，活性も定量値も低下する。ATが減少や欠損した状態は，凝固系を抑制する手段の枯渇を意味し，血栓症が誘発されやすい。

　たとえば先天性AT欠損症は，人口500〜1,000人に1人の割合でみられるが，血栓症，特に深部静脈血栓症を起こしやすいので，術後は特に注意が必要である。また，ATは主として肝臓で産生されるため，肝障害では低値となる。

　測定には抗体を用いて抗原量を測定する方法と，合成基質を用いて生物学的活性を測定する方法があるが，現在では主に活性が測定されている。

疑われる疾患

高値 高値側の臨床的意義は少ない

低値 肝疾患，DIC，腎疾患，悪性腫瘍，敗血症，先天性AT欠損症

薬剤影響

低値 抗悪性腫瘍薬◆14，経口避妊薬投与時は低値を示す。

 Chart 1-2：血液凝固系の相互関係(p.132)参照。

α₂PI活性〔アンチプラスミン活性〕

$α_2$-plasmin inhibitor activity (antiplasmin activity)

- -

基準値 85～118%

測定法 合成基質法　　　　**検体** クエン酸血漿

- -

 線溶系活性度の指標。
プラスミンと血中で特異的に結合し，線溶系を抑制する蛋白。

　血管壁が傷害され出血が起こると，凝固系の産物であるフィブリン（線維素）が析出，血栓が形成される。次いで止血が完成すると，余分な血栓を溶解するため，プラスミンを主体とする線維素溶解系（線溶系）が働き，フィブリン分解産物（FDP）が作られる。ここで線溶系が働き過ぎると，逆に出血傾向を示す。そこで線溶系が働き過ぎないようコントロールするのが，アンチプラスミンである。

　アンチプラスミンには，プラスミンを直接阻害する$α_2$プラスミンインヒビター（$α_2$PI）と，プラスミンの産生を抑制するプラスミノゲン・アクチベーター・インヒビター（PAI-1）が知られ，$α_2$PIが線溶活性の指標として用いられる。ほかに，$α_2$マクログロブリン，$α_1$アンチトリプシンなども「抗プラスミン活性」を示すが，それらの作用は$α_2$PIと比べるとはるかに弱い。$α_2$PIは400余のアミノ酸からなる蛋白で，1:1の割合でプラスミンと特異的に結合して複合体（plasmin inhibitor complex；PIC）を形成し，即効性をもってプラスミンを失活させる。

　$α_2$PIがプラスミンに結合する部位は，プラスミンがフィブリンに結合する部位と同一であるため，いったんフィブリンに結合したプラスミンは，アンチプラスミンによる分解作用を受けにくくなる。しかし，フィブリン析出が進むと，アンチプラスミンも消費される結果，$α_2$PIは減少する。

　なお$α_2$PIは主として肝で産生されるが，肝障害では産生低下のため血中濃度低下がみられる。低値の原因が線溶系亢進か肝疾患か判定し難い場合は，$α_2$PI・プラスミン複合体（PIC）を測定する。なお先天性$α_2$PI欠損の報告はあるが，世界で10数家系と極めて稀である。

疑われる疾患

 高値 手術，分娩時　など

低値 血栓症，DIC，出血傾向（線溶亢進），肝障害，抗凝固薬投与時，血栓溶解療法中，先天的欠損

薬剤影響

低値 血栓溶解療法（t-PA，u-PA投与）で低値を示す。

t-PAI-1 〔トータルPAI-1〕

plasminogen activator inhibitor 1

- -

基準値 50ng/mL 以下

測定法 ラテックス凝集法　　　**検体** クエン酸血漿

- -

臨床的意義 プラスミノーゲンアクチベーターと結合して線溶系を抑制する糖蛋白。血管内皮を傷害する血栓症，DICで上昇。

　PAI-1は分子量約5万，アミノ酸379個からなる糖蛋白である。主たる機能は凝固・線溶系の調節であり，線溶系の暴走は止血障害をもたらすため，これを制御する役割をPAI-1は担っている。すなわちPAI-1は，<u>組織プラスミノーゲンアクチベーター(t-PA)と特異的に1：1結合し，複合体(t-PA・PAI-1)を形成することでt-PAを失活させ，線溶系を抑制する</u>。t-PAは，活性中心にセリンをもつ蛋白融解酵素(セリンプロテアーゼ)であり，主に血管内皮で産生され，血栓を溶解する主役である「プラスミン」の産生を担っている。

　PAI-1は血管内皮細胞や脂肪細胞，骨髄巨核球などで産生され，血小板に貯蔵される。このためPAI-1の血中濃度は，以下の病態で上昇が認められる。

1.血管内皮細胞の障害：血栓症，DIC，薬物，過度の駆血など。悪性腫瘍や敗血症では，エンドトキシンやサイトカインで血管内皮細胞が刺激され，DICの誘因となる。

2.脂肪細胞からの産生：メタボリックシンドロームでTNF-αとともに増加し，血栓形成を促進するため，危険因子と目されている。

3.組織の再構築，細胞の移動(癌細胞の転移との関与が注目されている)

　本検査では<u>t-PA・PAI-1複合体を含めたPAI-1の総量が測定される</u>。血中でのPAI-1濃度の上昇は線溶活性が低いことを意味し，裏を返せば血栓ができやすい状態を意味する。

　α₂-PIやプラスミノーゲンの血中濃度は，通常ほぼ一定に調節されている。これに対しPAI-1の血中濃度は病態によっては100倍以上と振れ幅が大きいため，敗血症やDICの病勢評価に活用される。

注! PAI-1には日内変動があり，早朝高く，夕方から夜にかけて半分以下に低下するという特徴がある。したがって採血時間を一定に保つ(原則として早朝空腹時)とともに，血小板を刺激しないよう，採血や血漿分離は静かに行う。
　採血後の検体は速やかに測定に供しないと失活のおそれがあり，保存が必要な場合は血漿を−80℃に急速凍結するのがよい。
　妊娠による生理的な上昇がみられる。

疑われる疾患

高値 （敗血症などの）重篤な感染症，DIC，深部静脈血栓症（DVT），血栓性血小板減少性紫斑病（TTP），インスリン非依存性糖尿病（NIDDM），肝疾患など

低値 先天性PAI-1欠損症（線溶系を抑制できないため，止血異常をきたす）

薬剤影響

高値 アスピリンの増量もしくは併用開始により，一過性に血漿中t-PAI-1濃度が高値となるが，その機序は不明である。

低値 抗血小板薬の種類に関係なく，その服用により血漿中t-PAI-1濃度が低下傾向を示す。

I 血液学検査　　　**2** 凝固・線溶系検査

フォン・ウィルブランド因子定量〔第Ⅷ因子様抗原〕

von Willebrand factor antigen, quantitative

基準値 50～150%

測定法 LA(ラテックス凝集比濁法)　　　**検体** クエン酸血漿

臨床的意義 止血機構および凝固亢進調節に関わる高分子蛋白の定量測定。フォン・ウィルブランド病で減少する。

　フォン・ウィルブランド因子(von Willebrand foctor；vWF)とは，分子量270×10³の糖蛋白サブユニットが種々に重合した，分子量約500～20,000×10³のマルチマー(多量体)である。活性値(vWF:Rco；リストセチン・コファクター活性)よりも，抗原量(vWF:Ag)のほうが測定される機会が多い。vWFは別名「第Ⅷ因子様抗原」ともいわれ，血管内皮細胞や骨髄巨核球で産生される。vWFの第1の機能は一次止血の完遂である。傷害を受けた血管内皮下組織へ血小板を粘着させ，血小板血栓の形成を促す機能を担っている。第2は凝固第Ⅷ因子のCarrier Protein機能である。すなわちvWFは，血友病Aと深い関わりをもつ第Ⅷ因子の「運び屋」であり，vWFと結合しない限り，第Ⅷ因子は血中を循環できない。このためvWFに異常をきたすフォン・ウィルブランド病(vWD)においては，vWFのみならず，第Ⅷ因子の血漿濃度が低下することが多い。

　vWDとは，紫斑，鼻出血，歯肉出血，粘膜出血などの表在性出血を主徴とする疾患で，多くは常染色体性優性遺伝の形式をとる。検査所見では，vWF活性や抗原量の低下と血小板機能低下がみられる。すなわち，第Ⅷ因子凝固活性の低下(PT正常，APTT延長)，vWF:Agの低下，リストセチンによる血小板凝集能の低下がみられる。またvWD以外に，低値をきたす疾患群として，後天性vWF異常症がある。自己免疫疾患や慢性骨髄増殖性疾患にみられ，vWFを構成するサブユニットの重合異常，特に高分子マルチマーの低下を認めることが多い。一方，高分子マルチマーの切断異常として知られる血栓性血小板減少性紫斑病では，vWF切断酵素であるADAMTS13の活性低下が認められる。

　日常臨床上vWFは，vWDのスクリーニングや，血友病保因者の鑑別を目的に測定される。

疑われる疾患

 高値 肝炎，肝硬変，腎疾患，ネフローゼ症候群，川崎病急性期，DIC

低値 フォン・ウィルブランド病，自己免疫性疾患，慢性骨髄増殖性疾患(真性多血症，本態性血小板血症など)

薬剤影響

第Ⅷ因子製剤投与で低下していた値が補正される。そのほか，下垂体後葉ホルモン製剤である，バソプレシン誘導体の**デスモプレシン(DDAVP)**投与で増加するので考慮する必要がある。

COLUMN

血清と血漿

多 くの生化学や内分泌，感染症検査などで血清や血漿が用いられ，各々の検査目的に合わせてさまざまな抗凝固剤を用いた血漿が選択されます。

採血した血液を静置すると比重により，血球や血小板を含んだ血餅と呼ばれる成分が下層に沈殿し，上清に血清が分離されます。やがて血餅は収縮し固体となります。血液にEDTA塩やヘパリンなどの抗凝固剤を添加すると血餅収縮を起こさず血球などの細胞成分は凝固しません。血清を採取するためには血餅収縮後でなくてはならず，それには30分〜1時間程度かかり，すぐに遠心分離することができません。それに比べ抗凝固剤を添加した血漿分離の場合は検体の転倒混和後，早急に分離することが可能です。また，血餅収縮を起こすためにはフィブリノーゲンやイオン化カルシウムや他の凝固因子が必要であり，血清ではこれらが消費されていますが，血漿中には残っています。

副腎皮質刺激ホルモン(ACTH)や甲状腺ホルモン(PTH)などのペプチドホルモンは，主に血球に存在するプロテアーゼという蛋白分解酵素により代謝されます。この代謝をできるだけ回避するため，酵素の活性抑制と血球を分離する時間を短縮する必要があり，すぐに血球と分離可能な血漿が選択されます。アミノ酸測定などでは全血で放置すると，別のアミノ酸に代謝されることがあるので，血液にヘパリンを添加し，迅速に血漿分離することが必要です。

抗凝固剤は各々血液の凝固を抑制する機序が異なります〔➡コラム「抗凝固剤の種類と用途」(p.151)参照〕。検査目的にあった抗凝固剤を選択することが重要です。

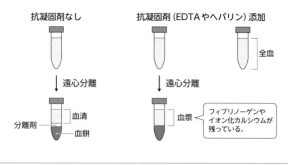

第Ⅷ因子活性
coagulation factor Ⅷ activity assay

基準値 62～145%

測定法 APTT法　　　　**検体** クエン酸血漿

臨床的意義 vWFと結合して存在する内因系凝固蛋白。
先天的欠乏で血友病Aを発来。

　凝固第Ⅷ因子(F.Ⅷ)は，分子量約330×10³の代表的な内因系凝固因子である。血漿中では，F.Ⅷを運搬する蛋白であるフォン・ウィルブランド因子(vWF)(→p.127)と複合体を形成しており，複合体の形でプロテインCによる分解から保護されている。

　F.Ⅷの主たる役割は，止血機構の一員として血液凝固能を維持することにある。F.Ⅷは，第Ⅸa因子によって活性型のF.Ⅷaとなり，第Ⅸa因子やカルシウムイオン，リン脂質とともに，次のステップである第Ⅹ因子を第Ⅹa因子に活性化する。

　F.Ⅷの先天性欠乏症に血友病Aがあげられる。血友病は伴性劣性遺伝の形式をとり，発症頻度は男子1万人に対し0.8～1人で，血友病Aと血友病Bの比率はおよそ5：1である。主たる症状は，乳児期からの深部出血，とりわけ関節，筋肉内出血である。検査ではAPTT延長をみるが，PT，血小板数，出血時間は正常にとどまる。血友病Aの保因者では，F.Ⅷ活性が正常者の約半分に低下する。血友病Aの治療には，凝固因子補充療法が行われるが，治療の過程でF.Ⅷに対する抗体が産生されることがある。この抗体を検出する目的でベセスダ法を用いたF.Ⅷインヒビターが測定される。1ベセスダ単位は，正常血漿中に存在するF.Ⅷを50%中和する力価を指し，抗第Ⅷ因子抗体が存在するとベセスダ単位は高値をとる。

　また，F.ⅧとvWFの結合に異常があるフォン・ウィルブランド病においてもF.Ⅷは低下するため，両疾患の鑑別には，vWF活性と第Ⅷ因子様抗原の両者の測定が必要である。すなわち血友病Aでは，vWF活性，第Ⅷ因子様抗原はともに正常量を保つが，フォン・ウィルブランド病では減少する。

　F.Ⅷ活性はF.Ⅷ欠乏血漿中に被検血漿を添加して，APTTの補正効果により測定されるもので，正常血漿を用いて検量線を作成し，患者血漿での測定時間からF.Ⅷ活性を算出する。

　F.ⅧはDICを伴わない肝疾患で正常もしくは上昇するといわれるが，これは他の因子と違い，F.Ⅷは肝以外に胃や骨髄などでも産生されるためと考えられている。

(注目) ループスアンチコアグラント（抗リン脂質抗体）の存在下では，凝固が阻害され延長するため，注意が必要である。

疑われる疾患

（高値）妊娠，薬物投与（DDAVP，アドレナリン）

（低値）血友病Aおよび保因者，フォン・ウィルブランド病，抗Ⅷ因子物質出現時，DIC

（メモ）**Chart 1-2**：血液凝固系の相互関係（p.132）参照。

Chart 1-1　赤血球像異常における解釈の仕方

1. 形態的異常

破砕赤血球	断片赤血球とも呼ばれ，ヘルメット型や三角形などの形態学的な不定形を示す。主にDICや尿毒症，血栓性血小板減少性紫斑病，人工弁置換術後や溶血性尿毒症症候群などで多数認められ，赤血球破砕症候群と呼ばれる。診断には間接ビリルビンの増加やハプトグロビンの減少など，溶血性貧血の検査所見が必要とされる。
球状赤血球	直径は正常赤血球よりやや小さく中央が厚くなっており，遺伝性球状赤血球症，自己免疫性溶血性貧血などで認められる。
標的赤血球	弓矢の標的のように中心部と辺縁部が濃く染色される赤血球。鉄欠乏性貧血サラセミアなどの異常ヘモグロビン血症，摘脾，高度の閉塞性黄疸などで認められる。
涙滴赤血球	辺縁の一方が突出して，涙滴状になったもので，骨髄線維症，サラセミア，悪性腫瘍骨転移などで認められる。
楕円赤血球	楕円状になった赤血球が25%以上占めるもので，遺伝性楕円状赤血球症，鉄欠乏性貧血，巨赤芽球性貧血などで認められることがある。
有棘赤血球	辺縁部に数本～20本程度の突起がみられる赤血球。無β-リポ蛋白症などの脂質代謝異常や，アルコール性肝硬変，摘脾などの場合で認められる。
連銭形成	赤血球が積み上げたコインを倒したように並ぶ現象。γグロブリンの増加により赤血球表面の電荷が減弱し，互いの反発力が低下したときに起こる。多発性骨髄腫や原発性マクログロブリン血症などの高グロブリン血症などで認められる。
鎌状赤血球	三日月形をした赤血球で，黒人に多いHbS症で認められる。
うに状赤血球	金平糖状の赤血球で有棘赤血球と比べ棘の形が丸い。溶血性尿毒症症候群やピルビン酸キナーゼ欠損症などで認められる。
有口赤血球	遺伝性有口赤血球症や重症肝障害などで認められる。
菲薄赤血球	ヘモグロビンの含有量が少ない赤血球で，鉄欠乏性貧血や鉄芽球性貧血で認められる。

2. 大きさの異常

大赤血球	9.5µmより大きいものを指し，悪性貧血，巨赤芽球性貧血，葉酸欠乏性貧血などで認められる。
小赤血球	6.0µmより小さいものを指し，鉄欠乏性貧血，鉄芽球性貧血で認められる。

3. 色素の異常

淡染性	鉄欠乏性貧血のように赤血球がヘモグロビンに乏しい場合に淡く染色されることにより観察される。
濃染性	悪性貧血の場合に多く見られ，赤血球がヘモグロビンに富むため濃く染色される。
多染性	正常赤血球は酸性色素により染色されるが，塩基性色素にも染色されるものを多染性と呼ぶ。主に網状赤血球のような幼若なもので，赤血球の再生が旺盛な場合に多く出現する。

（次頁へ続く）

Chart 1-1 赤血球像異常における解釈の仕方（続き）

4. 封入体など	
塩基性斑点	ライト染色で青灰色に染色される斑状・顆粒状の斑点で，RNAの残異物と考えられている。鉛中毒やサラセミアで出現するが，健常幼児でも認められることがある。
パッペンハイマー小体	濃青〜紫色に染色される斑点で，鉄芽球性貧血や摘脾後に認められる。
ハウエル・ジョリー小体	脱核の際の核の残異物で，悪性貧血や摘脾後の患者の赤血球に認められる。
マラリア原虫	マラリア原虫の赤血球寄生により，シェフナー斑点やモーラー斑点が認められる。
カボット環	円形や8の字型線状の封入体で，赤芽球内microtubulusの残異物である。摘脾後や重症の貧血で認められる。
赤芽球	髄外造血や高度の溶血性貧血などにより，通常は骨髄にとどまり末梢血には出ない赤芽球が認められるようになる。また赤白血病では赤芽球細胞が増生し，末梢血中に多数出現する。

Chart 1-2 血液凝固系の相互関係

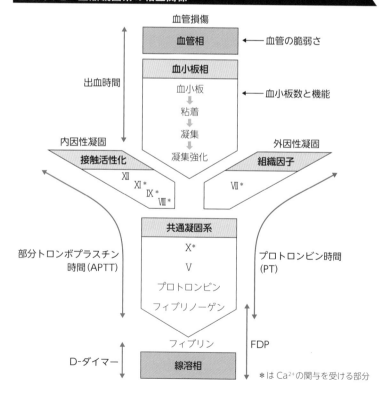

II

生化学検査

TP〔総蛋白〕

protein, total

基準値 6.7～8.3g/dL

測定法 ビューレット法　　**検 体** 血清

臨床的意義 栄養状態と肝・腎機能の指標。肝硬変やネフローゼによる低蛋白血症で低下し，脱水や多発性骨髄腫で上昇。

　血漿中の蛋白質は，アルブミンやグロブリン，凝固因子などをはじめとする多種多様な成分で構成され，膠質浸透圧の維持や生体防御，血液凝固や物質の運搬などさまざまな機能に関与している。

　一方，血清中では，分離の段階で血餅収縮により凝固関連の蛋白が消費されているが，この段階での総蛋白濃度を total protein と称する。

　検査の主な目的はアルブミンの低下，免疫グロブリンの増減，蛋白喪失の有無の推定である。血清総蛋白値に異常がみられた場合は蛋白分画を検査し，その構成比をみる。セルロースアセテート膜を用いた電気泳動による蛋白分画では，アルブミン，α_1分画（α_1アンチトリプシンなど），α_2分画（α_2マクログロブリン，セルロプラスミン，ハプトグロビンなど），β分画（トランスフェリン，βリポ蛋白など），γ分画（免疫グロブリン）の5成分に分画される。

　血清総蛋白量が8.5g/dL以上を高蛋白血症と呼び，6.0g/dL以下の場合を低蛋白血症という。

注!! 血清総蛋白値は20代で最も高く，妊娠中は低値になる。また，飢餓で低下するなど食事の影響を受ける。

疑われる疾患

高値
脱水症（各蛋白分画，血算値も上昇）
多発性骨髄腫（γ分画の単クローン性増加を伴う）
原発性マクログロブリン血症，慢性感染症，膠原病　など

低値
ネフローゼ症候群，蛋白漏出性胃腸症，肝硬変，栄養摂取不良，
吸収不良症候群，熱傷，胸水・腹水の貯留，水疱性皮膚疾患　など

薬剤影響

高値 ビューレット法では，**抗菌薬（βラクタム系のペニシリン系，セフェム系など）**の大量投与により見かけのキレート化合物を呈するため，偽高値を示す場合がある。

Alb〔アルブミン〕

albumin

基準値 3.8〜5.2g/dL

測定法 改良BCP法　　　**検体** 血清

臨床的意義 肝臓で合成される血中の主たる輸送体蛋白。
栄養状態の悪化や肝障害の程度を反映して低下する。

　アルブミンは肝臓で合成される水溶性の蛋白質で，分子量66×10^3の糖鎖をもたない均一な蛋白質である。血清中の蛋白質のなかでは最も量が多く，総蛋白の約6割を占める。

　アルブミンは膠質浸透圧を維持し，血中のさまざまな物質の輸送体として働く一方，蛋白代謝を反映して栄養状態の指標となる。さらにアルブミンは肝でのみ合成されるので，肝障害の程度を判定するのにも有用である。一方，腎障害や腹水貯留，蛋白漏出性胃腸症など，体外にアルブミンが失われる病態では低下する。

　近年導入されている改良BCP法では，以前用いられていたBCG法と比較してα-，β-グロブリンとの交差反応がなく，アルブミンに対する特異性が高い。そのためBCG法に比べ低値になることがあり，特に透析患者ではその傾向が強い。一般的に乖離幅は0.2〜0.3g/dL程度と考えられるが，炎症性疾患等でCRPなどの急性相反応性物質が上昇している患者では，さらに乖離幅が大きくなる可能性がある。アルブミン測定値を評価する場合，特に透析患者においては，どのような方法で測定されたかについて留意し，正しく評価することが必要である。

疑われる疾患

脱水状態

ネフローゼ症候群，重症肝疾患，栄養失調，各種炎症疾患

薬剤影響

低値 感染性の心内膜炎での**ペニシリンG**の大量投与でAlbが偽低値を示す場合がある。BCP法で影響がみられるが，改良型BCP法やBCG法では影響はみられない。

トランスサイレチン〔プレアルブミン〕

transthyretin(TTR)または prealbumin

- -

基準値 22～40 mg/dL

測定法 TIA法　　　　**検体** 血清

- -

臨床的意義 血中半減期が短いrapid turnover proteinの一種。
栄養状態および肝臓における蛋白合成能の指標に用いられる。

　トランスサイレチンは分子量約 55×10^3 の蛋白で，かつてはプレアルブミンと呼ばれていた。命名の由来は，血清蛋白を電気泳動した際，プレアルブミンがアルブミンより先の，陽極側に泳動されるためである。現在ではこの蛋白が，甲状腺ホルモンであるサイロキシン(T_4)とレチノール(ビタミンA)の輸送に関与していることから，「トランスサイレチン」という名称が定着している。

　トランスサイレチンの主たる役割は，レチノール結合蛋白(RBP)と複合体を形成して，RBPが腎糸球体から濾過されてしまうのを防ぐことにある。T_4の輸送に関しては，その大半をサイロキシン結合グロブリン(TBG)に依存しているため，トランスサイレチンの役割は小さい。

　トランスサイレチンの血中濃度は，アルブミンのおよそ1/200である。肝細胞で合成され，半減期が約1.9日と短く，肝細胞の機能回復を迅速に反映するため，急性肝障害の際には予後マーカーに用いられる。また半減期がアルブミンの約1/10と短いため，アルブミンより血中濃度の増減が早く，患者の栄養状態を評価する鋭敏な指標として利用される。すなわち，RBPやトランスフェリンとともに，トランスサイレチンは代謝回転が速いrapid turnover protein (RTP)と呼ばれ，経管栄養に依存した患者の管理や，手術前後の栄養状態把握に用いられる。

（注）一般に乳児の血中濃度は成人より低いが，成長に伴って増加し，16歳くらいでほぼ成人の値に到達する。なおアミロイドーシスの精査を目的とする場合は，トランスサイレチンの定量ではなく遺伝子変異の検索を行う。

疑われる疾患

高値 ネフローゼ症候群，急性肝障害(回復期)，甲状腺機能亢進症，高カロリー輸液時

低値 低栄養状態(摂取不足，摂食困難，吸収不良症候群，手術後)，肝細胞機能障害(肝炎の急性期，慢性活動性肝炎，肝硬変)，感染症や慢性炎症など消耗性疾患

メモ 値の高低だけでなく，その増減に着目することで，輸液や胃瘻などの治療に伴う栄養状態改善の評価が行われる。

$\beta_2 M$ 〔β_2マイクログロブリン〕

β_2-microglobulin

基準値 血清：0.9～1.9mg/L　尿：200μg/L以下

測定法 LA（ラテックス凝集比濁法）　　**検体** 血清，尿

臨床的意義 糸球体濾過機能や尿細管再吸収機能の低下により，血中・尿中で増加する低分子の血漿蛋白。

$\beta_2 M$ は，99個のアミノ酸よりなる分子量 11.8×10^3 の低分子蛋白で，糖鎖はもっていない。HLA抗原系A，B，CのL鎖を構成する蛋白で，赤血球を除くほとんどの体細胞表面に発現している。

$\beta_2 M$ は体細胞から1日に150～250mg程度が血清中に放出されている。低分子蛋白なので糸球体でいったん濾過されるが，近位尿細管で99％が再吸収され，その後アミノ酸やオリゴペプタイドに異化される。

糸球体濾過量（GFR）が低下すると，$\beta_2 M$ が尿中へ排泄されにくくなるため血中の $\beta_2 M$ 値は上昇する。また近位尿細管再吸収機能が低下すると尿から血中への再吸収が滞るため尿中 $\beta_2 M$ 値が上昇する。このように $\beta_2 M$ 測定の臨床的意義は，糸球体と尿細管機能の評価にある。

24時間クレアチニン・クリアランス（Ccr）の基準値は男性88.5～155.4L/日，女性82.3～111.6L/日であるが，たとえばクレアチニン・クリアランスが80L/日程度の比較的早期の糸球体機能低下でも，血中 $\beta_2 M$ 値は上昇する。また悪性腫瘍や自己免疫疾患，肝疾患などの腎前性疾患においても，$\beta_2 M$ 過剰産生による上昇が認められ，血中濃度が4.5mg/L以上になると尿細管での再吸収が限界に達し血中，尿中とも高値をとる。

（注目）血清中 $\beta_2 M$ は比較的安定で生理的変動幅も小さい。一方，尿中 $\beta_2 M$ は，妊娠や運動により増加する傾向があり，活動性の高い午前中から午後にかけては，尿中排泄が増加する。またpHが5.5以下の場合には酸性プロテアーゼにより分解され低値になるので注意が必要である。なお，血中，尿中とも低値側の臨床意義は少ない。GFRの影響を受けやすいので注意が必要。

疑われる疾患

高値

血中高値・尿中正常 ▶ 急性・慢性糸球体腎炎，ネフローゼ症候群　など

血中正常・尿中高値 ▶ Fanconi症候群，尿細管アシドーシス，急性尿細管壊死，Lowe症候群（眼脳腎症候群）　など

血中・尿中とも高値 ▶ 尿毒症，慢性腎不全，糖尿病性腎症，悪性腫瘍，自己免疫疾患，肝疾患　など

CRP〔C反応性蛋白〕

C-reactive protein

基準値 定性：陰性（−）　　定量：0.30 mg/dL 以下

測定法 LA（ラテックス凝集比濁法）　　**検 体** 血清

臨床的意義 代表的な急性相反応物質。炎症性疾患や体内組織の崩壊があると血中で増加する炎症の強さの指標。

　肺炎球菌のC多糖体と沈降反応を起こすことにより発見された血清蛋白で，急性相反応物質と呼ばれる炎症性疾患で上昇する代表的な蛋白である。

　分子量は約105×10^3でIgMのように5つのサブユニットが環状に結合した構造をとる。血液その他の体液中に広く分布し，血流を通じて炎症の場に到達，壊死に陥った細胞膜のリン脂質と結合して，補体の活性化，リンパ球機能の活性化，貪食細胞機能促進など生物学的変化を起こし，それらを通じて炎症により生じた体内の病的産物を除去する作用をもつ。

　CRPは，急性炎症あるいは組織崩壊性病変で増加する代表的な「炎症マーカー」である。炎症性病巣の存在や重症度を鋭敏に反映するため，感染症，膠原病など炎症性疾患の活動性や治療効果，予後推定の指標として用いられる。

　一般にCRPと赤沈とは共通の病態で変動を示すが，感染症の指標としてはCRPのほうが増減が早く鋭敏である。一方，貧血，ネフローゼ症候群，ウイルス性感染症（一般に，陽性でもその程度は弱いため血清アミロイドA蛋白；SAAが有用），良性腫瘍では赤沈のみ陽性となる場合がある。なお同様の指標である白血球数（➡p.108）と比べると，細菌感染での変動はややCRPのほうが遅い。

注目 CRPには性，年齢，食事，運動，採血時間などによる影響はほとんどみられない。新生児では，極めて低い値（数μg/dL程度）で存在している。新生児感染症では早期より上昇を示し，臍帯血中から高感度CRP測定にて検出可能である。

疑われる疾患

高値（陽性） さまざまな炎症性疾患 ▶ 細菌・ウイルス感染症，リウマチ熱，関節リウマチ，悪性腫瘍，悪性リンパ腫，熱傷，外傷，急性心筋梗塞，外科手術後，抗凝固薬投与時　など

薬剤影響

低値 免疫抑制療法で**免疫抑制薬（カルシニューリン阻害薬：シクロスポリンなど）**を使用している場合に，低値を示すことがある。

メモ 最近，微量の血中CRPを定量する「高感度CRP」が測定され，動脈硬化性疾患のリスク評価に用いられつつある。

II 生化学検査　　　**1 蛋白**

SP-A〔肺サーファクタントプロテインA〕

pulmonary surfactant protein-A

基準値 43.8ng/mL未満

測定法 CLEIA法　　　**検体** 血清

臨床的意義 肺胞のⅡ型上皮細胞で産生される界面活性蛋白。
間質性肺炎や肺線維症で比較的早期より血中濃度が上昇。

　肺サーファクタントプロテインA(SP-A)は肺胞のⅡ型上皮細胞が産生・分泌する蛋白質で，肺胞の細かい立体構造を維持する界面活性物質である。

　酸素と二酸化炭素のガス交換は肺で行われるが，肺胞を取り囲み支える肺胞隔壁の部分は「間質」と呼ばれる。間質は非常に薄く，炎症を起こすと線維化により肥厚が進行し，間質性肺炎といわれる状態になる。進行すると多数の嚢胞が形成され，ガス交換の効率が低下する結果，日常生活程度の労作でも息切れを感ずるようになる。

　間質性肺炎は放射線被曝，じん肺，感染症，膠原病，過敏性肺臓炎などさまざまな要因で発症するが，原因不明の場合は「特発性間質性肺炎」と総称される。

　肺サーファクタントプロテインにはA(SP-A)のほか，SP-B, C, Dが存在する。このうちBとCは疎水性が強く血中に出現しにくいため，AとDが間質性肺炎の血中マーカーとして測定される。どちらも特発性間質性肺炎の急性増悪期に上昇し，治療が奏効すると低下するため，病勢モニタリングに有用である。

　間質性肺炎の画像診断には胸部X線やCTが用いられるが，SP-Aは病初期，特に胸部X線で異常影が明確となる前に，KL-6やSP-Dなど他の肺線維症マーカーに先んじて上昇する場合があると報告されている。

　これに対しSP-Dは膠原病に関連した間質性肺炎，過敏性肺臓炎で陽性率が高い反面，自己抗体を生ずることで予想外の低値をみることがあるという。

　なお特発性間質性肺炎は予後不良例が多いため，厚生労働省の特定疾患に指定されており，SP-AおよびDはその診断指標にも用いられている。

疑われる疾患

高値 特発性間質性肺炎，特発性肺線維症，肺胞蛋白症，膠原病性間質性肺炎，
びまん性汎細気管支炎　など

低値 低値側の臨床的意義は少ない

メモ 副作用として間質性肺炎を引き起こす可能性のある薬剤(抗不整脈薬：アミオダロン)などを多数使用している患者では，影響があるとの説がある。

SP-D〔肺サーファクタントプロテインD〕

pulmonary surfactant protein-D

基準値 110ng/mL 未満

測定法 CLEIA法　　　**検体** 血清

臨床的意義 肺胞サーファクタントに含まれるアポ蛋白。
間質性肺炎や肺胞蛋白症で血中濃度が上昇。

　「肺胞サーファクタント」とは，肺胞Ⅱ型上皮細胞から産生・分泌されるリン脂質と，SP-A，SP-B，SP-C，SP-Dの4種類の特異蛋白を主成分とする界面活性物質である。コラーゲン様の構造をもち，肺局所におけるさまざまな生体防御機能を担っていると考えられている。これらのうちSP-AとSP-Dは，Ⅱ型上皮細胞以外にクララ細胞でも産生されるため，肺疾患における各種マーカーになり得ることがわかってきた。

　SP-Dは親水性の糖蛋白であり各種肺疾患，特に肺の線維化により血中に逸脱する。SP-Dは特発性間質性肺炎(IIP)や肺胞蛋白症(PAP)，膠原病合併間質性肺炎(CVDIP)などで血中濃度が高値になり，特に進行性全身性硬化症患者が間質性肺炎を合併した際，有意な高値が認められる。またIIP患者の急性増悪時にも顕著な上昇を示す。

　一方，気管支喘息や気管支拡張症，慢性肺気腫，結核，細菌性肺炎などでは一般に上昇をみないため，これらの鑑別に有用である。

　従来IIPでは，LDH(乳酸脱水素酵素)(➡p.148)や赤血球沈降速度(➡p.115)などが病勢の指標に用いられたが，より肺病変に特異性の高いマーカーとして，SP-Dは有用と考えられる。

　なお，SP-Dと同じく間質性肺炎のマーカーであるKL-6(➡p.141)は，主に肺胞Ⅱ型上皮細胞などに発現する糖蛋白抗原であるが，IIPやCVDIPにおいてSP-Dとほぼ同等の陽性率が報告されている。

（注目）SP-Dに加齢や性差による有意な差はないとされる。

疑われる疾患

高値 特発性間質性肺炎，肺胞蛋白症，膠原病に合併した間質性肺炎，
進行性全身性硬化症患者での間質性肺炎合併例　など

低値 低値側の臨床的意義は少ない

メモ 副作用として間質性肺炎を引き起こす可能性のある薬剤(抗不整脈薬：アミオダロン)を使用している患者では，影響があるとの説がある。

KL-6 〔シアル化糖鎖抗原KL-6〕

sialylated carbohydrate antigen KL-6

基準値 500U/mL未満

測定法 CLEIA法　　**検体** 血清

臨床的意義 間質性肺炎で血中に上昇するマーカー。
II型肺胞上皮細胞に由来する糖蛋白。

　KL-6は，同名のモノクローナル抗体により認識される，シアル酸をもつ高分子糖蛋白である。このシアル化糖蛋白は呼吸器系の上皮細胞，とりわけII型肺胞上皮細胞に多量に発現しており，肺のCluster分類において"Cluster 9(ムチンのMUC1)"に分類される抗原の一種であることが明らかになっている。

　肺胞上皮が冒される間質性肺炎の患者では，KL-6が健常者や他の呼吸器系疾患より血中で大きく上昇する。同様に間質性肺炎や肺線維症でも高値となり，高い診断的有用性が認められている。さらに活動性の間質性肺炎症例では，非活動性症例に比較して有意に高値を示し，治療開始後の増減も病勢を反映する。

　以上の知見より，血清KL-6の測定は，肺の線維化を特徴とする病変の鑑別や，間質性肺炎の病勢把握を目的に測定される。なお，同様のマーカーにSP-A(➡p.139)とSP-D(➡p.140)が知られている。

疑われる疾患

高値 間質性肺炎，肺線維症，過敏性肺臓炎

低値 低値側の臨床的意義は少ない

[メモ] 副作用として間質性肺炎を引き起こす可能性のある薬剤(抗不整脈薬：アミオダロン)を使用している患者では，影響があるとの説がある。

Tf〔トランスフェリン〕

transferrin

基準値 血清：190～320mg/dL　尿：1.0mg/g・Cr以下

測定法 血清：TIA法　尿：LA（ラテックス凝集比濁法）　　**検体** 血清，尿

臨床的意義 アルブミンより荷電量が少ないため，より軽度な糸球体障害でも尿中に出現する蛋白質。早期の糖尿病性腎症検出に有用。

トランスフェリン（Tf）は分子量76.5×10^3の糖蛋白で，βグロブリン分画に属し，主に肝臓で合成される。血清中では鉄と結合して各組織へ鉄を輸送する役割をもつ。Tf 1分子はFe^{3+}2原子と結合できる。正常ではTf 1分子の約3分の1が鉄と結合しているため，さらに血清鉄濃度の2倍量と結合し得る能力（不飽和鉄結合能）がある。

Tfは糸球体基底膜を通過しないため，尿中では通常は検出されない。しかし腎疾患では，強い陰性荷電をもつアルブミンに比べ，Tfの荷電量が少ないため，糸球体を容易に通過し，尿中にみられるようになる。したがってTfは，軽度な糸球体障害時にアルブミンより早く尿中に出現するマーカーとして使われる。

本検査は尿中クレアチニン値で補正された値で報告されるため，蓄尿の必要がなく部分尿で安定した値が得られる。

尿中Tfは，糖尿病の最も重要な合併症の1つである糖尿病性腎症の早期マーカーとして利用されている。

なお，同様の糖尿病性腎症のマーカーとして，尿中Ⅳ型コラーゲンが実用化されている。

疑われる疾患

高値
血清 ▶ 鉄欠乏性貧血，真性多血症，急性肝炎，妊娠中期以降
尿 ▶ 腎障害（特に糖尿病性腎症の早期診断に有用），尿細管障害

低値
血清 ▶ 肝硬変，ネフローゼ症候群，慢性骨髄性白血病，悪性腫瘍，無トランスフェリン血症，低トランスフェリン血症
尿 ▶ 低値側の臨床的意義は少ない

ミオグロビン
myoglobin

基準値 血清：M 154.9 ng/mL 以下　F 106.0 ng/mL 以下
　　　　　尿：10 ng/mL 以下

測定法 血清：CLIA 法　尿：RIA 法　　　　**検体** 血清，尿

臨床的意義 筋肉中へ酸素を取り込むヘム蛋白質。心筋梗塞などにおいて早期に血中へ逸脱し，増減が早いため急性期の指標に用いられる。

　分子量約 17.2×10^3 の筋肉中に存在するヘム蛋白質である。ヘモグロビンと同様に酸素と結合し，血液中の酸素を筋肉中に運ぶ機能をもつが，ヘモグロビンよりも酸素親和性が高いために運搬効率がよい。

　心筋や骨格筋などの筋組織の障害があると早期より血中に逸脱し，分子量が小さいために容易に尿中に排泄される。そのためにミオグロビンはクレアチンキナーゼ（CK）（→p.152）など他の心筋マーカーと比べて増減が速く，急性心筋梗塞では発症後 1〜3 時間で血中に上昇し始め，6〜10 時間程度でピークに達する。

　一方，ミオグロビンは組織特異性が低いため，Duchenne 型や Becker 型の筋ジストロフィー症や，筋肉注射でも骨格筋から流出したミオグロビンの影響を受け高値になることがある。筋ジストロフィー症では病初期では高値になるが，進行すると筋肉組織の荒廃により枯渇するため低下し，病状の進行度とは相関しない。

　また，ミオグロビンは多発性筋炎や皮膚筋炎などの多くの筋肉疾患で高値になり，筋変性を生じる甲状腺機能低下症でも上昇することがある。

(注) 採血にあたっては，激しい運動後に高値になることがあるため，高値の際は病歴を確認する必要がある。なお，ミオグロビンが尿中へ出た場合，試験紙法で尿潜血が陽性となることがある。

疑われる疾患

高値
心筋疾患 ▶ 急性心筋梗塞，狭心症　など
骨格筋疾患 ▶ 横紋筋融解症，熱中症，筋ジストロフィー症，多発性筋炎，皮膚筋炎，甲状腺機能低下症，腎不全，悪性高熱症，運動後　など

低値 低値側の臨床的意義は少ない

メモ 激しい筋運動では，筋肉のミオグロビンが細胞膜の透過性の亢進のため逸脱し高値となる。

II 生化学検査　　1 蛋白

心筋トロポニン
cardiac troponin

基準値 トロポニンT：0.014ng/mL以下（急性心筋梗塞のカットオフ値 0.100ng/mL）
トロポニンI：26.2pg/mL以下（急性心筋梗塞のカットオフ値26.2pg/mL）

測定法 トロポニンT：ECLIA法　トロポニンI：CLIA法　　**検体** 血清

臨床的意義 心筋の筋原線維に由来する蛋白質。心筋梗塞発症後3時間から1週間余にわたり血中で高値を示す心筋障害の指標。

　心筋トロポニン（cTn）は心臓および骨格筋の筋原線維を構成する複合体の蛋白で，ミオシンが太いフィラメントを構成するのに対し，cTnは細いフィラメントを構成する収縮蛋白で，体内では心室筋ミオシン軽鎖Iと類似した動態をとる。

　cTnは他の心筋マーカーであるBNP，NT-proBNPが心負荷の指標であるのに対し，心筋障害の指標と考えられている。

　トロポニン複合体は，トロポニンT，I，Cの3つのサブユニットからなり，一般にトロポニンT（cTnT），I（cTnI）がよく測定されている。cTnTとcTnIは主に心筋アクチンフィラメント上の構造蛋白に存在しており，これらの複合体が横紋筋のカルシウムに対する感受性を調節している。

　動脈硬化などによる心筋虚血が心筋壊死を引き起こし，細胞膜破綻や筋原線維壊死にいたると，cTnが血中に放出される。

　また，冠動脈疾患を有しない心不全の場合でも微量なcTnが血中で検出されることがある。これは微量なcTnが心筋の細胞質に存在しており，細胞膜透過性に異常をきたすことにより血中に持続的に漏出するためと考えられている。

　cTnTは急性心筋梗塞では発症後3時間位から上昇し，12～18時間前後でピークに達し，1～3週間程度高値を持続する。発症初期においては，ミオグロビンよりも上昇は遅いものの測定感度が高く，また高値を持続する時間が長いため，心筋梗塞発症直後での採血のタイミングを逸した場合の診断に有用である。

(注目) cTnは加齢（高齢）や男性で高値傾向があり，cTnTはcTnIより腎機能の影響を受けやすいという報告がある。

疑われる疾患

 高値 急性心筋梗塞，心筋炎，心不全　など　　 **低値** 低値側の臨床的意義は少ない

薬剤影響

高値 癌化学療法で心臓障害を惹起する薬剤（**アントラサイクリン系抗癌性抗生物質，代謝拮抗薬，分子標的治療薬**）で高値となるものがある。

ALT〔GPT〕

alanine aminotransferase (glutamic pyruvate transaminase)

基準値 5〜45U/L

測定法 JSCC標準化対応法　　　**検体** 血清

> **臨床的意義** 肝細胞の破壊に伴い血中に逸脱する酵素。AST（GOT）よりも肝に特異性が高く，肝炎の病勢指標に用いられる。

アラニンアミノトランスフェラーゼ（ALT）は一般にGPTとも呼ばれ，ピリドキサールリン酸を補酵素とするアミノ基転移酵素である。

肝，腎，心筋などほぼすべての臓器組織細胞中に含まれているが，特に肝に多く含まれており，AST（GOT）（➡p.146）と比較して他臓器への分布量が少ないため，ほぼ肝臓に特異的であるといわれている。しかし，肝組織に残存するALT量にも依存するため，その値の大小が，必ずしも細胞壊死や肝障害の大きさを反映するものではない。

赤血球中への分布も少ないため（ASTの約1/6），溶血の影響も比較的軽度である。ALTには，CK（➡p.152）やALP（➡p.149）のように臓器特異性があるアイソザイムは存在しない。

ALTは肝炎の経過観察によく用いられ，肝細胞の破壊に伴いALT値が上昇し，1,000U/Lを上回る場合もある。また，インターフェロン治療などが奏効するとALT値も鋭敏に低下し，治療効果の指標となる。しかし，逸脱すべきALTが残り少なくなるとそれほど高値を示さなくなることがあり，肝硬変などでは軽度上昇にとどまる。

疑われる疾患

高値 劇症肝炎，ウイルス性肝炎，薬剤性肝障害，アルコール性肝炎，慢性肝炎（活動型，非活動型），肝癌，肝硬変，胆汁うっ滞，閉塞性黄疸
※一般に急性・慢性肝炎ではALTがASTを上回り，肝硬変や肝癌ではASTのほうがALTよりも上昇するといわれている

低値 低値側の臨床的意義は少ない

薬剤影響

AST〔GOT〕の項（p.146）参照。

II 生化学検査　**2 酵素・低分子化合物**

AST〔GOT〕

aspartate aminotransferase (glutamic oxaloacetic transaminase)

基準値 10～40U/L

測定法 JSCC標準化対応法　　**検体** 血清

臨床的意義 代表的な肝機能の指標。肝細胞障害で血中に逸脱するが，骨格筋，心筋，赤血球などの破壊でも上昇をみる。

　アスパラギン酸アミノトランスフェラーゼ(AST)は一般にGOTとも呼ばれ，ピリドキサールリン酸を補酵素とするアミノ基転移酵素である。肝，骨格筋，心筋，腎臓，赤血球などの細胞中に含まれ，これらの組織障害で血中に逸脱する。

　ASTは相対的には肝に最も多く含まれるため，主に肝疾患の診断に用いられる。しかし，ALT(GPT) (➡p.145)が肝臓に特異的であるのに対し，ASTは骨格筋や心筋疾患，溶血性疾患でも上昇をみる。したがってAST単独による肝疾患の鑑別診断は難しいが，AST/ALT比を考慮することにより特異性は向上する。

　ASTには臓器特異的なアイソザイムはみられないが，細胞内局在を異にするm-AST(ミトコンドリア分画)，s-AST(細胞上清分画)の2つのアイソザイムが存在する。臓器細胞が障害を受けると通常まずs-ASTが逸脱するが，細胞障害性が強くミトコンドリアにまで及ぶときはm-ASTが血中に出現するようになる。

 骨格筋からの逸脱があるため，CK(➡p.152)やLDH(➡p.148)と同様に筋肉運動を行うと高値になることがある。また溶血により正の誤差を生じることがあるので，報告コメントに溶血(+)とある場合の判断には注意したい。

疑われる疾患

高値 劇症肝炎，ウイルス性肝炎，薬剤性肝障害，アルコール性肝炎，慢性肝炎(活動型，非活動型)，肝癌，肝硬変，胆汁うっ滞，閉塞性黄疸
※一般に急性・慢性活動性肝炎ではALTがASTを上回り，肝硬変や肝癌ではASTのほうがALTよりも上昇するといわれている

薬剤影響

　肝機能障害を誘発する薬剤◆1は数多い。薬剤性肝障害は細胞障害型，胆汁うっ滞型と混合型に分類され，機序には中毒性とアレルギー性がある。

高値 細胞障害型を示す薬剤(抗結核薬：イソニアジド・リファンピシン，アニリン系鎮痛解熱薬：アセトアミノフェン，免疫抑制薬：メトトレキサートなど)◆1では，ASTとALTが優位に上昇する。また，アンジオテンシン変換酵素(ACE)阻害薬◆1でも，ASTおよびALTの上昇がみられる。

低値 抗リウマチ薬：ペニシラミンなどはビタミンB6欠乏症を誘発し，ASTとALTが低値を示す場合がある。

γ-GT〔γ-グルタミルトランスペプチダーゼ,γ-GTP〕

γ-glutamyltranspeptidase

基準値 Ⓜ 80U/L 以下　　Ⓕ 30U/L 以下

測定法 JSCC 標準化対応法　　　**検体** 血清

臨床的意義 肝ミクロゾームでの薬物代謝に関与する酵素。
胆汁うっ滞や，アルコール性，薬剤性肝障害で上昇する。

　γ-GTは，ペプチドのN末端のグルタミン酸を他のペプチドやアミノ酸に転移する酵素で，グルタチオンの生成に関与している。

　グルタチオンは肝ミクロゾームにおける薬物代謝に重要な役割をもち，γ-GTは肝細胞に多量に含まれている。アルコールやある種の薬物（ジアゼパム，フェニトイン，フェノバルビタールなどの向精神薬）などにより，γ-GTはミクロゾーム酵素としての誘導を受けるため，血中濃度は上昇する。この変動は逸脱酵素であるAST（GOT）（➡p.146）やALT（GPT）（➡p.145）などのトランスアミナーゼと上昇機序が異なるため，まったく別の動態を示す。

　γ-GTはアルコール性肝障害や薬物性肝障害で特に上昇するが，必ずしも障害の程度を反映するわけではない。ASTやALTに比べて著しい高値を示し，平均赤血球容積（MCV）〔➡RBC(p.109)〕上昇を伴う場合，アルコール性肝障害の可能性が高いが，稀に酵素誘導を伴った細胞障害型の薬物性肝障害の場合もある。

　またγ-GTは肝・胆道系疾患でも高値をとるため，これらの疾患のスクリーニングに有用である。特に胆汁うっ滞性疾患での上昇が知られ，結石や腫瘍による肝内胆汁うっ滞，閉塞性黄疸をはじめ，肝膿瘍や粟粒結核など周辺の肝組織を圧迫する限局性の胆汁うっ滞や，SOL（space occupying lesion）を生じている場合でも高値を示すことがある。

(注目) 血清γ-GTは4℃保存で少なくとも1カ月は安定であり，測定法による変動も少ないため，検査施設間による測定値の差異も比較的小さい。しかし，γ-GTは個人差の大きな酵素であり，年齢や性別，飲酒歴などが大きく影響するため，留意する。

疑われる疾患

高値 アルコール性肝障害，薬物性肝障害，胆汁うっ滞（肝内，肝外），急性肝炎，慢性肝炎，肝硬変，肝細胞癌，過栄養性脂肪肝　など

薬剤影響

高値 胆汁うっ滞型肝障害を起こす薬剤[◆1]はALPとともに高値を示す。**抗てんかん薬（バルビツール酸系薬：フェノバルビタール[◆1]）**がγ-GTの肝臓での合成を誘導する。そのほかにも，**クロルプロマジン[◆1]**など多くの薬剤がγ-GTの合成を誘導する。

LDH〔乳酸脱水素酵素〕

lactate dehydrogenase

基準値 124〜222U/L

測定法 IFCC標準化対応法　　**検体** 血清

臨床的意義 ほとんどの組織臓器に分布する解糖系の酵素。貧血，炎症，腫瘍，薬剤による障害など汎用的なスクリーニング検査に用いられる。

　LDH(乳酸脱水素酵素)は可溶性分画に属する酵素で，ほとんどの組織や臓器に広く分布する。

　LDHが含まれている臓器が損傷を受けると，その組織からLDHが逸脱し血清中濃度が上昇する。通常はスクリーニングとして総活性を測定し，高値をみた場合にアイソザイムを測定して損傷臓器を推定する。

　また同時にAST(GOT)(➡p.146)を測定し，LDH/AST比をとる。LDH/AST比が高値(10〜25)の場合は悪性腫瘍や溶血性疾患が疑われる。LDH/AST比の上昇が中等度の場合は感染症か肝臓以外の実質性の臓器障害が考えられ，また悪性腫瘍が存在する可能性もある。このため各種画像診断のほか，障害が推定される臓器に関する腫瘍マーカーの検査を行う。LDH/AST比が低い場合は肝疾患が疑われる。

（注目）運動の影響を受けて上昇するため，採血前には激しい運動は避ける。
　また赤血球中にはLDH(1，2型)が多量に含まれているため，溶血により高値になる。報告書コメントに溶血(+)とある場合は，ASTやCK(➡p.152)の値も参照し，溶血の影響を考慮する必要がある。

疑われる疾患

高値 溶血性貧血，悪性貧血，心筋梗塞，白血病，悪性腫瘍，急性肝炎，感染症 など

低値 LDHサブユニット欠損症，抗悪性腫瘍薬や免疫抑制薬の投与　など

薬剤影響

高値 テトラサイクリン系薬，骨格障害を惹起するステロイド類，横紋筋融解症を惹起する脂質異常症治療薬のスタチン系薬(HMG-CoA還元酵素阻害薬)[9]や降圧薬(ACE阻害薬)などで，高値となる。また，肝細胞障害を惹起する薬剤[1]でもASTおよびALTとともに上昇がみられる。

 Chart 2-1：電気泳動法によるLDHアイソザイムのパターン例(p.215)参照。

ALP〔アルカリホスファターゼ〕

alkaline phosphatase

基準値 38〜113U/L

測定法 IFCC標準化対応法　　　**検体** 血清

> **臨床的意義** 肝障害, 胆汁うっ滞や骨疾患, 妊娠等で上昇を示す酵素。血液型がB型, O型の人はやや高め。

　生体の細胞膜に広く分布し, アルカリ側のpHでさまざまなリン酸化合物を分解する酵素である。

　糖蛋白であるALP分子には, 糖鎖構造の違いから数種類の異なる臓器に由来するアイソザイムが存在する。ALPで異常値がみられた場合はアイソザイム検査を行い, 由来臓器を検索する。

　ALPが高値になる主な原因は,

1. 肝胆道系疾患
2. 骨代謝系疾患
3. 血液型がB型, O型の健常人に出現する脂肪食摂取後の小腸性ALP
4. 妊娠時や稀に悪性腫瘍で出現する胎盤性ALP

などである。

（注目）小児〜思春期では骨の新生が盛んなため, 健常人でも成人の2〜3倍の高値を示すことがある。

疑われる疾患

高値 肝疾患(肝硬変, 肝細胞癌, 慢性肝炎), 胆道系疾患,
骨疾患(骨腫瘍など), 甲状腺機能亢進症, 慢性腎不全　など
小児, 思春期では健常人でも骨型ALP(ALP₃)が高値となる

低値 先天性低ホスファターゼ症

薬剤影響

高値 肝障害を起こす薬剤, 特に胆汁うっ滞型肝障害を起こす薬剤(蛋白同化ステロイド：メテノロン, フェノチアジン系抗精神病薬：クロルプロマジン, マクロライド系：エリスロマイシン, 抗結核薬：イソニアジドなど)[1]では高値となる。また, LDH同様, 降圧薬(ACE阻害薬)では上昇がみられる。

メモ **Chart 2-2**：ALPのアイソザイムと病態(p.215), **Chart 2-3**：電気泳動法によるALPアイソザイムのパターン例(p.216)参照。

ChE〔コリンエステラーゼ〕

cholinesterase

- -

基準値 Ⓜ 234～493U/L　Ⓕ 200～452U/L

測定法 p-ヒドロキシベンゾイルコリン法　　**検体** 血清
（JSCC標準化対応法）

- -

臨床的意義 コリンエステルをコリンと有機酸に加水分解する酵素。主に，肝疾患により異常を示し，有機リン剤による中毒でも低値をとる。

　コリンエステルをコリンと有機酸に加水分解する酵素で，コリンエステルおよび非コリンエステルをも加水分解する「偽性ChE」(pseudo-cholinesterase)と，神経・筋肉・赤血球に存在しアセチルコリンを特異的に加水分解する「真性ChE」(true-cholinesterase または acetylcholinesterase)の2種が存在する。

　肝機能検査として用いられるのは前者（偽性ChE）で，肝臓で合成され血中に分泌されるため，血清ChEの活性の低下は肝実質細胞の機能障害を反映する。また肝臓での蛋白合成能を知る指標の1つであり，血清アルブミン値低下ともよく相関する。

　ChEは，肝疾患以外には全身状態の悪化や栄養障害，外科的手術の侵襲によって低下する。一方ネフローゼ症候群では，ChEの分子量が大きく尿中へ漏出しにくいため，アルブミンとは反対に上昇する。また，治療などに用いられるChE阻害薬の投与で軽度低下をみることがある。しかし，有機リン剤（農薬やサリン）による中毒では急激な低下をきたし，重症度の指標となる。

　遺伝性の変異型ChE血症では，通常は臨床所見に乏しいが，ChE低値を示し，手術などで用いられるサクシニルコリンなどの筋弛緩薬投与で，無呼吸をきたす。ChEの異常低値が発見のきっかけになる。

注目 赤血球中には多量の真性ChEが含まれているため，測定法によっては，著しく溶血の影響を受けることがある。しかしベンゾイルコリンおよびその誘導体，ブチリルチオコリンは真性ChEに対する親和性が極めて小さいため，これらを用いる方法は溶血の影響をほとんど受けないとされる。

疑われる疾患

高値 脂肪肝，急性肝炎回復期，肝細胞癌，ネフローゼ症候群，甲状腺機能亢進症，糖尿病，肥満，高リポ蛋白血症，喘息，遺伝性高コリンエステラーゼ症

低値 慢性肝炎，肝硬変，劇症肝炎，肝膿瘍，肝癌，膵癌，白血病，有機リン系中毒，血清コリンエステラーゼ異常症，妊娠中毒症，消耗性疾患，栄養失調

薬剤影響

低値 パラチオンなどの**有機リン系農薬**や**殺虫剤**は，ChE のエステル分解部位に結合して不可逆的に活性を阻害する。サリンも同様の薬剤影響をもたらし，異常低値の原因となる。

COLUMN

抗凝固剤の種類と用途

抗 凝固剤は，各々血液の凝固を抑制する機序が異なるため，検査目的にあった抗凝固剤を選択することが重要です。以下にその例を示します。

（➡本書カバーのカラー図「③抗凝固剤入り採血容器のキャップの色」参照）

EDTA (ethylene-diamine-tetraacetic acid)　　〔容器：ラベンダーキャップ〕

作　用	二価の金属イオンをキレートする性質をもつ。血液凝固に不可欠なカルシウムイオンをキレートすることにより抗凝固作用を発揮する。ナトリウム塩やカリウム塩で用いられる。
必要添加量	約1mg/1mL（血液）
使用検査項目	血液一般検査(血算等)，内分泌検査
使用不可項目	細胞性免疫検査，染色体検査など

ヘパリン (heparin)　　〔容器：グリーンキャップ〕

作　用	アンチトロンビンⅢ（ATⅢ）の補因子として働き，ATⅢのもつ抗トロンビン作用を促進することにより，抗凝固作用を示す。通常ナトリウム塩で使用する。
必要添加量	0.01〜0.1mg/1mL（血液）
使用検査項目	細胞性免疫検査，染色体検査，血液ガス分析など
使用不可項目	血液一般検査(血算等)，リポ蛋白

クエン酸ナトリウム (sodiun citrate)　　〔容器：ブラックキャップ〕

作　用	カルシウムと結合することにより抗凝固作用を示す。さまざまな濃度のものがあるが，一般的に3.2％のナトリウム塩で使用される。時間の経過により血球容積が変化するので血算は不可。
必要添加量	1（クエン酸Na）：9（血液）　※赤血球沈降速度検査は1：4
使用検査項目	血液凝固関連検査，赤血球沈降速度
使用不可項目	血液一般検査(血算等)，CK，アミラーゼ

フッ化ナトリウム (sodium fluoride)　　〔容器：グレーキャップ〕

作　用	カルシウムと結合することにより抗凝固作用を示す。また，G6PDなどの解糖系酵素の活性を阻害するため，グルコース検査に使用される。通常，EDTAとともに用いられる。
必要添加量	5〜10mg/1mL（血液）
使用検査項目	グルコース(血糖)検査
使用不可項目	血液酵素検査，ナトリウムなど

CK〔クレアチンキナーゼ〕

creatine kinase

基準値 Ⓜ 60～270U/L　Ⓕ 40～150U/L
　　　CK-MB定量：2.2ng/mL以下

測定法 JSCC標準化対応法　CK-MB定量：CLIA法　　**検体** 血清

臨床的意義 骨格筋や心筋の崩壊を反映して上昇する酵素。
急性心筋梗塞や多発性筋炎で上昇。

　クレアチンホスホキナーゼ(CPK)ともいわれ，クレアチンリン酸とADPからクレアチンとATPを生成する酵素である。骨格筋，心筋，平滑筋，脳などに多く含まれ，それらの部位が損傷を受けると血中に逸脱する。

　ヒトCKはすべて二量体で臓器特異性があり，筋型または骨格筋型(MM)，脳型(BB)，ハイブリッド型または心筋型(MB)の3つのアイソザイムで構成される。通常，血中では95%以上が骨格筋型のCK-MMであり，CK-BBはほとんど認められず，CK-MBの比率は総活性の3%程度にすぎないが，CK-MB定量は心筋梗塞などの心筋症の指標に用いられる。

(注目) 総CK活性には性差が認められ，女性は男性よりも筋肉が少ない分，低値である。また筋肉注射，激しい運動(不慣れの場合は顕著)，採血時の号泣，カウンターショック(除細動装置)などでも上昇がみられる。またCKは血球中には含まれていないが，溶血検体の場合は赤血球中のadenylate kinaseの影響でCKがみかけ上高値になる場合がある。薬剤性肝障害単独ではCKはほとんど変化しない。

疑われる疾患

高値 筋疾患(筋ジストロフィー，多発性筋炎，皮膚筋炎，横紋筋融解，尿毒症性ミオパチー)，脳血管障害・頭部外傷の急性期，てんかん大発作時，アルコール中毒，心筋梗塞，甲状腺機能低下症，心筋炎，副甲状腺機能低下症，糖尿病，熱中症，悪性高熱症の保因者

低値 甲状腺機能亢進症，全身性エリテマトーデス，シェーグレン症候群，関節リウマチ　など

薬剤影響

高値 脂質異常症治療薬(スタチン系やフィブラート系薬剤)，抗悪性腫瘍薬(白金製剤：シスプラチン)，抗菌薬(マクロライド系薬剤)，痛風発作治療薬(コルヒチン)など◆9で横紋筋融解症を発症すると上昇がみられる。また，降圧薬(ACE阻害薬)でも上昇がみられる。

メモ Chart 2-4：電気泳動法によるCKアイソザイムのパターン例(p.217)参照。

AMY 〔アミラーゼ〕

amylase

基準値 血清：40〜122U/L　　尿：65〜840U/L

測定法 酵素法（JSCC標準化対応法）　　　　**検体** 血清，尿

臨床的意義 膵臓や唾液腺より分泌されデンプンを消化する酵素。急性膵炎や耳下腺炎で上昇し，高値の際はアイソザイムで由来臓器を推定。

　アミラーゼはデンプンを分解しグルコース，マルトースやオリゴ糖を生成する酵素に命名された総称であり，別名ジアスターゼとも呼ばれる。主に膵臓と唾液腺より分泌されるが，膵臓から最も多量に分泌されるので膵障害を調べるための代表的な検査となっている。

　通常，血液中と尿中の両方を測定する。両者ともに高値の場合は膵・唾液腺などに酵素逸脱を起こすような組織破壊型病変の存在が推定される。これに対し，血中で高値，尿中で低値の場合は，腎機能の低下，もしくは，マクロアミラーゼ血症のようにアミラーゼが免疫グロブリンと結合し，巨大分子となり尿中に排泄されにくくなった病態が考えられる。

　また，ムンプスウイルス感染による流行性耳下腺炎（おたふくかぜ）や子宮外妊娠などでも高値を示す。

　一般にアミラーゼ値は膵炎の病態と必ずしも一致しない場合がある。これはアミラーゼ値が膵の外分泌細胞の量に依存しており，膵炎の病態が進行して，大規模な膵細胞の荒廃をきたした慢性膵炎では，アミラーゼが枯渇しもはや血中・尿中とも値が上昇しないためである。

(注目) 保存の際，血清の場合4℃で1カ月程度は安定であるが，膵アミラーゼのほうが唾液腺アミラーゼより失活しやすい。

疑われる疾患

高値 血中，尿中とも高値 ▶ 膵疾患（急性・慢性膵炎，膵癌，膵嚢胞），セクレチン・コレシストキニンなどの投与，肝障害，耳下腺炎，子宮外妊娠，腸閉塞 など
血清のみ高値 ▶ マクロアミラーゼ血症，腎機能障害，高唾液腺型アミラーゼ血症

低値 膵・唾液腺の荒廃による分泌低下，シェーグレン症候群

薬剤影響

高値 アイソザイムとしてP型AMYは**ステロイド**，S型AMYは**麻薬類**で高値となることがある。

PG〔ペプシノゲン〕

pepsinogen

- -

基準値 陰性判定基準（萎縮性胃疾患）
　　　PGⅠ70.1ng/mL以上　または　PGⅠ/PGⅡ比が3.1以上

測定法 CLIA法　　**検体** 血清

- -

臨床的意義 消化性潰瘍や胃癌の危険予知マーカー。胃癌のスクリーニング，慢性萎縮性胃炎の診断や胃液分泌状態の把握に用いられる。

　胃粘膜に分泌される蛋白分解酵素で，胃粘膜攻撃因子であるペプシンの不活性前駆体である。このうちペプシノゲンⅠ（PGⅠ）は胃底腺領域に存在し，ペプシノゲンⅡ（PGⅡ）は胃底腺，噴門腺，幽門腺，十二指腸腺に存在する。これらを同時測定することで，消化性潰瘍や胃癌のスクリーニング，萎縮性胃炎の診断や胃液分泌状態の把握が可能である。

　胃癌の先行病変として慢性萎縮性胃炎が知られており，萎縮性変化が強いほど高率に胃癌が発見されている。現時点では胃癌に特異的な血中腫瘍マーカーはほとんど存在しないため，胃癌のスクリーニング指標としてPGが注目されている。感度においてX線による胃透視検査に匹敵，あるいはそれ以上との報告もある。

　PGⅠは胃粘膜の酸分泌能とよく相関するといわれ，消化性潰瘍症例では高値のことが多い。これに対し，胃粘膜における萎縮性変化が広範囲に及んでくると，主細胞や壁細胞が減少し，その分泌能が低下するためPGⅠ値は低下する。それに伴いPGⅠ/PGⅡ比も低下し，慢性萎縮性胃炎や胃癌で顕著となる。

　また前庭部や十二指腸部に局在するガストリンの分布は，PGⅡの分布と近似するため，ガストリンとPGⅡは有意の相関を示すといわれる。

⚠ 慢性腎不全では排泄障害により高値を認めることが報告されている。

疑われる疾患

高値 消化性潰瘍（特にPGⅠ高値），慢性腎不全

低値 萎縮性胃疾患（PGⅠ，PGⅠ/PGⅡとも低値），胃癌

薬剤影響

高値 プロトンポンプ阻害薬（消化性潰瘍治療薬）の影響を受けて高値となる。

 メモ Chart 2-5：ペプシノゲン（PG）による胃粘膜萎縮度の判定基準（p.217）参照。

UA〔尿酸〕

uric acid

基準値 Ⓜ 3.8〜7.0mg/dL　Ⓕ 2.5〜7.0mg/dL

測定法 酵素法　　　**検体** 血清

臨床的意義 腎臓から排泄される核酸の最終代謝産物。
高値の場合，痛風や痛風腎，尿路結石症を発症する。

　核酸の構成成分である「プリン体」の終末代謝産物である。体内諸組織，特に肝において産生され，主として腎臓から尿中に排泄される。健常成人の尿中排泄量は1日約0.4〜1.2gであり，その量は体内のプリン体の代謝量を反映している。

　血中尿酸濃度の上昇因子には，尿酸生成の亢進と排泄の低下があげられる。生成亢進の原因としては食餌由来（高プリン体食）のほか，抗悪性腫瘍薬投与による核蛋白の崩壊亢進，プリンヌクレオチド代謝関連酵素異常症による合成促進などがある。

　一方，排泄の低下の原因には，尿細管での分泌障害および再吸収の亢進などがある。

　尿酸は水での溶解度が低いため，血中ではナトリウム塩となり，アルブミンなどの蛋白と結合している。高尿酸血症では関節や組織に尿酸が結晶として析出し，白血球による貪食を惹起する。これらによる組織障害の代表が痛風（gout）であり，母趾基関節部の発作的な疼痛，腫脹が典型的症状として知られている。また，腎や尿路において尿中に溶解している有機・無機塩類が析出すると，尿路結石を生じ，特に尿のpHが酸性化すると，尿酸塩として析出しやすくなる。

　なお，尿酸の排泄亢進をきたす特発性低尿酸血症，Fanconi症候群などでは2mg/dL以下の値を示すことがある。

注目 抗悪性腫瘍薬投与時の高尿酸血症治療薬である遺伝子組換え尿酸分解酵素製剤ラスブリカーゼ（ラスリテック®）投与時は，1.0mg/dL未満まで低下する。

（次頁へ続く）

疑われる疾患

高値

一次性痛風 ▶ 特発性高尿酸血症，プリンヌクレオチド代謝関連酵素異常症（HGPRT欠損症，レッシュ・ナイハン症候群）

二次性痛風 ▶ 尿酸の過剰産生（高プリン体食の過剰摂取，血液疾患，脂質代謝異常など），尿酸の排泄低下（腎実質障害，バーター症候群，薬剤など），尿路結石症（尿酸結石）

低値

尿酸合成の低下 ▶ キサンチン尿症，肝疾患，薬剤〔尿酸生成抑制薬（アロプリノール，フェブキソスタットなど），尿酸分解酵素製剤（ラスブリカーゼ）〕など

尿酸の尿中排泄亢進 ▶ 特発性低尿酸血症（分泌亢進型，再吸収能不全型），二次性（Fanconi症候群，Wilson病，アルコール中毒症など），薬剤〔アセトヘキサミド，尿酸排泄促進薬（プロベネシド），サリチル酸など〕

薬剤影響

高値 降圧薬（サイアザイド系利尿薬，ループ利尿薬，αβ遮断薬）では血中濃度は上昇する。また，大量のβ遮断薬でも上昇する場合がある。

低値 アンジオテンシンⅡ受容体拮抗薬（ARB）である**ロサルタン**では下降する。高尿酸血症の治療に用いられる**尿酸排泄促進薬**や**尿酸生成抑制薬**の投与時は低下する。

メモ 尿中尿酸基準値：0.4～1.2g/日。降圧薬では，K保持性利尿薬，アンジオテンシン変換酵素（ACE）阻害薬，Ca拮抗薬，α遮断薬，αメチルドパ，ARBなどは血中尿酸値に影響を与えない。また，ARBとサイアザイド系利尿薬の配合剤は，尿酸値が上昇しないように工夫されている。

BUN〔血中尿素窒素〕

blood urea nitrogen

基準値 8.0〜20.0mg/dL

測定法 ウレアーゼ-GIDH法　　　**検体** 血清

臨床的意義 血液中に含まれる尿素中の窒素。腎機能の指標であり，腎不全，熱傷，消化管出血や高蛋白食摂取で上昇。

　血中尿素窒素(BUN)は，血液中に尿素として含まれる窒素の量を現し，血清に含まれる蛋白質以外の窒素のうち約半分を占める。蛋白分解で生じたアンモニアは，そのままでは神経毒性を有するため，肝で「尿素サイクル」の代謝を受け尿素に変換される。尿素のほとんどは腎臓の糸球体で濾過されて尿中に排泄されるが，その一部は再吸収され血中に戻される。腎不全で糸球体濾過量が低下すると，BUNはクレアチニンとともに上昇する。

　一般にBUN/クレアチニン比はおよそ10：1であるが，BUN上昇時でこの比が10以上の場合は下記のような腎外性因子を，10以下の場合は腎性因子を考慮する。

　腎機能障害以外のBUN高値の原因として，高蛋白食の摂取で高値をみることがあるが，食餌による生理的な変動は0〜3mg/dLの範囲内とされる。また筋肉100gが崩壊すると約4gのBUNが生ずるため，火傷や悪性腫瘍など組織異化が進む病態でBUNは軽〜中等度高値になる。消化管出血では，消化管内で血液から生じたアンモニアが血中に入り，尿素サイクルにより尿素となるためBUNは上昇する。また，下痢や大量の嘔吐などの急激な体液喪失でも上昇をみる。一方，腎不全で血液透析が必要な患者では著明に上昇し，100mg/dLを超すこともある。これに対し妊娠中期から後期，利尿薬投与，低蛋白食摂取後などではBUNは低下する。

疑われる疾患

高値
腎前性 ▶ 火傷，消化管出血，脱水　など
腎性 ▶ 腎不全，ネフローゼ症候群，尿毒症　など
腎後性 ▶ 尿路閉塞性疾患，尿路結石　など

低値 肝機能低下(肝硬変，肝炎)，利尿薬使用時　など

薬剤影響

高値 副腎皮質ステロイド，腎障害をきたす薬剤(アミノグリコシド系抗菌薬，NSAIDs，シクロスポリン，シスプラチンなど)，造影剤，重金属など[*2]で上昇することがある。

CRE〔クレアチニン〕
creatinine

基準値 血清：Ⓜ 0.61〜1.04mg/dL　Ⓕ 0.47〜0.79mg/dL
尿：0.50〜1.50g/日

測定法 酵素法　　　**検 体** 血清，尿

臨床的意義 筋肉内でクレアチンから産生される非蛋白性の窒素化合物。食事など外的因子の影響を受けない腎機能の優れた指標。

　クレアチニン(CREまたはCr)は，血中非蛋白性窒素化合物の1つであり，主に筋肉内でクレアチンから非酵素的脱水反応により産生される最終代謝産物である。血中のクレアチニンは，いったん腎糸球体で濾過されると，尿細管では再吸収も分泌もされない。このため，クレアチニンは糸球体機能の指標として活用される。さらに，負荷試験によらない簡易な内因性のクレアチニン・クリアランス(Ccr)が次式で求められる。

Ccr(mL/min)＝尿中Cr(mg/dL)×尿量(mL/min)/血中Cr(mg/dL)

　BUN(血中尿素窒素)も腎機能を反映するが，外的因子(食事による蛋白摂取など)の影響をほとんど受けず，腎機能低下の比較的早期から上昇する点で，クレアチニンがより優れている。

(注目) クレアチニン産生量は筋肉総量と比例するため，男性より女性，成人より小児のほうが低めの値をとる。また肥満者では体重に占める筋肉の割合が低いため体重に比べ低値をとる。一方，尿中への24時間クレアチニン排泄量はショックや出血がない限り個体によりほぼ一定である。このため蓄尿が正確に行われたかどうかを確認したり，尿中ホルモン排泄量の尿量に伴う補正を行う目的で，尿中クレアチニンの定量が行われる。

疑われる疾患

高値 GFR(糸球体濾過量)の低下(腎不全，糸球体腎炎，うっ血性心不全)，血液濃縮(脱水症，火傷)，筋細胞肥大(末端肥大症，巨人症)

低値 尿中排泄量の増加(尿崩症，妊娠)，筋萎縮(筋ジストロフィー，甲状腺疾患)，産生障害(肝障害)

薬剤影響

高値 近位尿細管での分泌を阻害する薬剤(H_2受容体拮抗薬：シメチジンなど)，腎障害をきたす薬剤(非ステロイド系炎症薬：NSAIDs)，造影剤，重金属など◆[2]で上昇する。また，酵素法では抗真菌薬である**深在性抗真菌薬(フルオロピリミジン系：フルシトシン)**▼で上昇を示すとの報告もある。

シスタチンC

cystatin C

基準値 Ⓜ 0.61〜1.00mg/L　Ⓕ 0.51〜0.82mg/L

測定法 LA（ラテックス凝集比濁法）　　**検体** 血清

臨床的意義 GFRを反映する新しい血中指標。筋肉量の影響を受けないため性差が小さく，Ccrの推定に用いられる。

シスタチンCは，分子量 13×10^3 の低分子蛋白システインプロテアーゼ（SH基が活性中心にある蛋白融解酵素）インヒビターで，ほとんどの体細胞で産生される。主たる働きは，生体内の酵素によって引き起こされる細胞・組織の障害を，インヒビターとして抑制することにある。

血中シスタチンCは，血中の蛋白質とは結合せず，また複合体も形成しない。このため，β_2 マイクログロブリンと同様に，腎糸球体を容易に通り抜け，近位尿細管で再吸収されて，最終的に腎で分解，排出される。腎糸球体濾過量（GFR）が低下すると，シスタチンCは尿中へ排泄されにくくなるため，血中濃度が上昇する。これを利用し，シスタチンC濃度の逆数からGFRを推定することができる〔➡eGFR（p.160）参照〕。

抗菌薬や向精神薬など，血中濃度の厳格なコントロールが要求される薬剤では，腎機能の評価が必要となる。この際，腎糸球体濾過量として従来はクレアチニン・クリアランス（Ccr）やイヌリン・クリアランスにより把握が行われてきた。しかしCcrで測定されるクレアチニンは，筋肉での代謝量が深く関わるため，筋肉量の多い男性で高値となり，小柄な女性ほど低値傾向となる。これに対しシスタチンCは，筋肉量の影響を受けず，尿中濃度を測定する必要がないという利点をもつことから，GFRを推定する新しい指標として，活用が期待される血中物質である。一方，イヌリン・クリアランスは健康保険に収載されているが，副作用の危険性や手技の煩雑さから使用されることは少ない。

疑われる疾患

高値 腎機能（糸球体濾過量）低下，甲状腺機能亢進症　など

低値 甲状腺機能低下症

薬剤影響

高値 副腎皮質ステロイド服用の患者では高値となる。
低値 シクロスポリン♦2服用の患者では低値となることが指摘されている。

eGFR〔推算糸球体濾過量〕

estimated glomerular filtration ratio

- -

臨床的意義 **1回の血液検査から腎機能を比較的正確に推定する計算値。イヌリン・クリアランスとよく相関する。**

　糸球体濾過量(GFR)は，腎臓による血中老廃物の排泄能力を評価する指標である。GFRは，単に慢性腎臓病(CKD)の診断だけでなく，主に腎臓で排泄される薬剤を投与する際，その用法・用量を決める指標として活用される。

　一般に腎機能の指標として知られるBUNやクレアチニンは，腎不全がある程度進行しないと上昇しないため，特に早期ではGFRがよく用いられる。GFRを測定する上で最もよく相関するのは，イヌリンという多糖体を静注し採血・採尿を行う「イヌリン・クリアランス」である。しかしイヌリンは稀に，アレルギー反応や水過剰負荷などの副作用を伴う上，被験者が数時間拘束され正確な飲水と排尿を繰り返す必要があるため，実施には困難を伴う。そのためGFRを1回の採血で簡便に推定する検査として推算GFR(eGFR)が考案された。

　eGFRの計算には，血清クレアチニン値(SCr)，患者年齢および性別をもとにしたeGFRcreatがまず提案された。だがeGFRcreatは，筋肉量が少ないほどクレアチニンが低値となる傾向があり，るい痩患者や四肢切断者などでは低く見積もられるおそれがある。そこで筋肉量の影響を受けず，腎不全の早期から血中に増加するシスタチンC(Cys-C)を用いたeGFRcysが考案され，活用されている。

【eGFRcreat】男性：eGFRcreat $= 194 \times SCr^{-1.094} \times$ 年齢$^{-0.287}$

　　　　　　　女性：eGFRcreat $= 194 \times SCr^{-1.094} \times$ 年齢$^{-0.287} \times 0.739$

【eGFRcys】　男性：eGFRcys $= (104 \times Cys\text{-}C^{-1.019} \times 0.996^{年齢(歳)}) - 8$

　　　　　　　女性：eGFRcys $= (104 \times Cys\text{-}C^{-1.019} \times 0.996^{年齢(歳)} \times 0.929) - 8$

※ GFR単位：mL/min/1.73m^2，「1.73m^2」は日本人健常成人の平均体表面積。
　適用範囲は18歳以上に限られる。

[CKD(慢性腎臓病)の定義] (日本腎臓学会・編：CKD診療ガイド2012，東京医学社，2012より)

　次の1か2のいずれか，または両方が3カ月以上持続した状態をいう。

1. 蛋白尿などの明らかな腎臓の障害
2. GFRが60mL/分/1.73m^{2}未満

注意 クレアチニンは筋肉量も反映するため，eGFRcreat の場合，筋肉が萎縮した長期臥床者，小柄な患者などで低値となる傾向があり，腎機能低下がマスクされるおそれがある。みかけ上は腎機能が正常でも，薬物投与開始後に血中濃度測定が推奨される。

疑われる疾患

低値 腎糸球体機能の低下(糸球体腎炎，急性および慢性腎不全)，尿毒症。
クレアチニンが基準範囲内でも，加齢に伴いeGFRは低くなる。

NH₃〔アンモニア〕

ammonia

基準値 30〜86 μg/dL（採血直後測定）

測定法 藤井・奥田変法　　　**検体** 除蛋白上清

臨床的意義 劇症肝炎・肝硬変に伴う肝性昏睡の診断に必須の検査。

　アンモニアは生体組織の崩壊や，食餌蛋白から生成される蛋白分解産物で，強い毒性をもつ。このため主に肝臓において，尿素サイクルによって毒性の弱い尿素に変換され，腎から排泄される。

　肝障害や先天性尿素サイクル酵素欠損症では，アンモニア血中濃度の上昇をみるが，実際は肝機能がかなり低下しても予備能力により解毒作用は保たれている。したがって高アンモニア血症は，劇症肝炎など非常に高度な肝機能の低下があるか，または肝硬変や特発性門脈圧亢進症によりアンモニアを多く含む門脈血が肝を通らず直接体循環に流入する「門脈−体循環シャント」が存在すると発生しやすい。また，血中アンモニアの上昇と脳症の発症には時間差があり，脳症の発症のほうが遅れる場合がある。

　高アンモニア血症が，門脈−体循環シャントや尿素サイクル酵素欠損症によるものと診断するためには，9〜12時間の絶食後，動脈または静脈から採血し，その後250mLの水に溶解した3gの塩化アンモニウムを飲用させ，45分後，120分後に各々血中アンモニアの測定を行う，いわゆる「アンモニア負荷試験」を実施する。門脈−体循環シャントや尿素サイクル酵素欠損症の場合は，負荷後の血中濃度の上昇が認められるが，健常人ではほとんど上昇しない。

注目 筋肉運動や食事摂取により上昇し，また全血のまま室温放置すると，数時間のうちに赤血球からの遊離などにより容易に高値となるため，採血後検体は低温を保ち，できるだけ速やかに測定しなければならない。

疑われる疾患

高値 肝性昏睡，肝性脳症（劇症肝炎，肝硬変，門脈−体循環シャントなどによる），ライ症候群，尿素サイクル酵素欠損症

低値 低値側の臨床的意義は少ない

薬剤影響

高値 抗てんかん薬で分枝脂肪酸系薬である**バルプロ酸ナトリウム**◆で上昇する。

メモ 厳密にいえば，アンモニアとして報告されているのは，アンモニア分子中に含まれる窒素の量である。

II 生化学検査　　　**3 色素**

T-BIL 〔総ビリルビン〕, D-BIL 〔直接ビリルビン〕, I-BIL 〔間接ビリルビン〕

bilirubin total, bilirubin direct, bilirubin indirect

基準値 総ビリルビン　：0.2〜1.2mg/dL
　　　　直接ビリルビン：0.0〜0.2mg/dL
　　　　間接ビリルビン：0.2〜1.0mg/dL

測定法 酵素法(総，直接ビリルビン)，　　　　**検体** 血清
　　　　計算法(間接ビリルビン)

臨床的意義 総ビリルビン ▶ ヘモグロビンやポルフィリン体の分解産物。肝疾患の診断，黄疸の鑑別に有用。
　　　　直接ビリルビン ▶ 肝でグルクロン酸抱合を受けたビリルビン。総ビリルビンとともに，肝疾患の診断，黄疸の鑑別などに重要な検査。
　　　　間接ビリルビン ▶ グルクロン酸抱合を受ける前のビリルビンで黄疸鑑別の指標。崩壊したヘモグロビンに由来し，溶血性貧血で上昇。

　ビリルビンは，ポルフィリン環の開環によって生じ，血清中の約70％以上が赤血球崩壊のヘモグロビンに由来する。残りは主にヘモグロビン以外のポルフィリン環をもつ物質(ポルフィリン体，チトクローム，ヘム蛋白)や無効造血などに由来し，シャントビリルビンと呼ぶ。

　赤血球崩壊によるビリルビンの生成の場は主に脾，骨髄などの網内系であり，ビリベルジンを経て遊離型ビリルビンとして血中へ放出され，遊離型ビリルビンまたは間接ビリルビン(indirect bilirubin；I-BIL)と呼ばれる。疎水性のため血中ではアルブミンと結合して肝へ運ばれ，ここで主としてグルクロン酸抱合を受け水溶性の抱合型ビリルビンまたは，直接ビリルビン(direct bilirubin；D-BIL)となって胆汁に入り腸管に排出される。さらにビリルビンは腸内細菌により還元されウロビリノーゲンとなり，その一部は腸管から吸収されて再び血中に入る(腸肝循環と呼ばれる)。

　ビリルビンの直接型と間接型という名称は，アゾ色素法においてアルコール処理で反応するビリルビンを間接型，無処理で反応するものを直接型ビリルビンと呼ぶことに由来する。間接型は遊離型に，直接型は抱合型に相当する。これらの間には，次式の関係が成り立つ。

　総ビリルビン＝直接ビリルビン＋間接ビリルビン

　総ビリルビンとその分画は，肝疾患の診断，黄疸の鑑別などに重要な検査の1つである。また尿中および糞便中のウロビリン体の測定とあわせて実施することにより，体内ビリルビン代謝診断などに有用といわれている。

　間接ビリルビンは尿中に排泄されない。

　なお，腸肝循環の活発さをみる指標として，総胆汁酸(TBA)が測定されることがあるが，各種肝疾患のほか，食事の後に上昇するため，注意を要する。

注目 一般に総ビリルビン，直接ビリルビンとも，女性のほうが男性よりも低いといわれる。ビリルビンは可視光も含めた光で容易に分解するため，検体の遮光が必要である。

疑われる疾患

高値
総ビリルビン ▶ 1〜2mg/dL：潜在性黄疸，2〜10mg/dL：軽度黄疸，10〜20mg/dL：中等度黄疸，20mg/dL以上：高度黄疸

直接ビリルビン ▶ 肝細胞性黄疸，肝内胆汁うっ滞，溶血性貧血，Dubin-Johnson症候群，Rotor型高ビリルビン血症　など

間接ビリルビン ▶ 各種溶血性疾患，体質性黄疸(Gilbert症候群，Crigler-Najjar症候群)，新生児黄疸

低値
総ビリルビン ▶ 小球性低色素性貧血，悪液質
直接ビリルビン ▶ 低値側の臨床的意義は少ない
間接ビリルビン ▶ 小球性低色素性貧血，悪液質

薬剤影響

高値 消炎解熱鎮痛薬，抗菌薬，抗悪性腫瘍薬，抗アレルギー薬，循環器系に作用する薬剤，消化器系に作用する薬剤，抗精神病薬などで上昇させることがある。

低値 副腎皮質ホルモン，バルビツール酸系睡眠薬は低下させることがある。

メモ 肝細胞障害や胆汁うっ滞が進行した症例では，アルブミンと強く結合したδ(デルタ)-ビリルビンが出現する。δ-ビリルビンは，グルクロン酸抱合を受けないが，検査では直接ビリルビンとして検出される。アルブミンとともに代謝されるため，直接ビリルビンよりも長く血中にとどまり，直接ビリルビンの異常高値をもたらす。δ型を測り込むかどうかは，試薬によって異なるため，自施設の検査室に確認すること。

GLU〔グルコース〕／血糖値

glucose

- -

基準値 70～109 mg/dL

測定法 酵素法　　　　　　　**検 体** NaF加血液

- -

臨床的意義「血糖値」と呼ばれる，糖代謝の基本的な検査。食事の前後で変動が大きいが，空腹時で126mg/dL以上は糖尿病を疑う。

一般に，「血糖」として測定されるのは，血中のブドウ糖(グルコース；D-glucose)である。

血中にはこのほかに，乳糖，五炭糖，果糖，ガラクトースなどの糖類が微量ながら証明されるが，本測定法では2-deoxy-glucoseがわずかに干渉する以外，他の糖類の影響をほとんど受けない。

血糖値は食事による摂取のほか，肝臓で産生放出されるブドウ糖と，脳・筋肉・赤血球などの末梢組織での消費との間で動的な平衡状態を保っている。特に中枢神経系では，グルコースは唯一のエネルギー源であり，健常人では血糖値がおよそ60～140mg/dLの間に調節されている。

経口的にグルコースを投与すると，4時間以内に約90％が門脈に入り，その5～10％が肝を通過する際に吸収され，残りは大循環系に入る。膵ランゲルハンス島β細胞より分泌されたインスリンは，筋肉，肝，脂肪細胞などの組織へのグルコースの取り込みを促進して血糖値を下げ，また肝からグルコースの放出を抑制する働きをもつ。このような調節機構が障害され，動的平衡状態のコントロールがきかなくなった場合に低血糖や高血糖が引き起こされる。

高血糖を引き起こす代表的疾患は糖尿病である。膵β細胞の破壊によるインスリンの絶対的欠乏に基づくインスリン依存性糖尿病(1型糖尿病，IDDM)と，さまざまな段階のインスリン抵抗性または分泌不足に基づくインスリン非依存性糖尿病(2型糖尿病，NIDDM)，さらにインスリン受容体などの遺伝子異常で起こる糖尿病と，妊娠糖尿病の4型に分類される。このほかにも甲状腺機能亢進症，クッシング症候群などの内分泌疾患をはじめ，多くの病態で耐糖能の異常が認められる。

一方，血糖値が60mg/dL以下の場合を低血糖状態といい，インスリンの過剰投与による外因性低血糖，インスリン産生腫瘍(インスリノーマ)によるものや，空腹時低血糖，反応性低血糖などに大別される。低血糖では異常な空腹感や冷汗がみられ，血糖値30mg/dL以下で傾眠傾向，20mg/dL以下では痙攣，昏睡をきたすとされる。

また血糖値は動脈血，毛細管血，静脈血の順に高く，およそ10～20mg/dLほどの差が認められ，糖負荷試験でその差は拡大する。また全血の血糖値は血漿

や血清での値を下回るが，これは赤血球中に占める水分の比率が少ない分だけグルコースの割合が減るためである。

(注目) ブドウ糖は採血後，そのまま室温に放置すると血球にある解糖系酵素により代謝され低値になる。このためすぐに測定できない場合は解糖系を阻止し，血液凝固を抑える目的でフッ化ナトリウムの入った試験管で採血を行う。
なお簡易血糖測定機では，厳冬期など低温条件下での測定や，PAMなど一部薬剤の干渉，さらには不慣れな操作による検体量の過不足によって，思わぬ誤差を生ずることがある。正確な診断には検査室での測定が望まれる。

疑われる疾患

高値 一次性糖尿病（1型および2型糖尿病），二次性糖尿病（慢性膵炎，肝硬変など），グルカゴノーマ，甲状腺機能亢進症，クッシング症候群，原発性アルドステロン症　など
〔健常人でも食後は126mg/dL以上となるが，通常160mg/dL前後にとどまり，200mg/dLを超えることはない。胃切除後の患者では一過性に200mg/dLを超えることがある（ダンピング症候群）〕

低値 反応性低血糖 ▶ ダンピング症候群（血糖値のピークを過ぎたのち），機能性低血糖　など
空腹時低血糖 ▶ 下垂体機能低下症，低グルカゴン血症，副腎皮質機能低下症，肝癌，肝硬変，アルコール性低血糖，インスリノーマ　など
外因性低血糖 ▶ 医原性低血糖（インスリン治療や経口血糖降下剤過剰投与に伴うもの）

薬剤影響

高値 副腎皮質ホルモン[6]は，糖新生の亢進により血糖値を上昇させることがある。抗ウイルス薬，免疫抑制薬，脂質異常症治療薬，呼吸器系に作用する薬剤，神経に作用する薬剤など[6]には血糖値を上昇させる薬剤がある。

低値 糖尿病治療薬〔インスリンアナログ，ヒトインスリンなどのインスリン製剤，スルホニル尿素（SU）類〕[7]は低血糖をしばしば起こす。降圧薬（β遮断薬）は，肝臓でのグリコーゲン分解を抑制し低血糖を起こすことがある。

(メモ) Chart 2-6：血糖値，HbA1c値からみた糖尿病診断のフローチャート例（p.218）参照。糖尿病関連内分泌検査（p.251），コラム「採血のタイミングと結果の解釈」（p.175）も参照。

II 生化学検査　　**4 糖質・糖代謝**

血糖自己測定
self monitoring of blood glucose (SMBG)

臨床的意義 携帯型簡易キットを用い，患者自身により測定された血糖値。
干渉物や温度，採取・測定方法が精度に影響するため，
慎重な使い方が必要。

血糖値とは血液中におけるブドウ糖（グルコース；D-glucose）の濃度であり，糖尿病の診断，加療において最も基本的な検査の1つである。

糖尿病の本態はインスリンの作用不足に基づく高血糖であり，食事で摂取され血中を回るブドウ糖が，全身の細胞に取り込まれ消費される過程の障害と捉えることができる。特に脳は，エネルギー源としてブドウ糖のみを要求するため，人体にブドウ糖は必須である。しかし血糖値は時々刻々と変動し，高過ぎれば糖尿病性ケトアシドーシスや高浸透圧昏睡を，低過ぎれば低血糖性昏睡をもたらし，いずれも生命の危機に直結する。このため，血糖値が一定範囲内にとどまるよう，厳格なコントロールが要求されるが，糖尿病ではそのメカニズムに破綻をきたしている。

糖尿病の治療は，軽症では食事・運動療法，中等症以上では糖尿病用薬の経口剤やインスリン注射が用いられる。加療に伴い血糖値は低下するが，食事の前後で大きく変動するため，治療薬の「さじ加減」は極めて難しい。患者の体格や重症度，合併症，生活習慣などに応じ，薬剤の種類や量，タイミングを調整する。

なかでも治療の主体となるインスリン自己注射は，血糖値のコントロール状態をみながら，量や併用薬を長期にわたり調整しなければならない。ヒトの体調にも波があり，予想外の大変動があるため，入院中にとどまらず，自宅や外出中でも血糖値を測定し，投薬量の適否を評価する必要がある。このような背景のもと，患者自身による「血糖自己測定」（SMBG）は1976年頃から実施されるようになった。健康保険では1986年に血糖自己測定の適用が認められ，「在宅療養指導管理材料加算」のなかで「血糖自己測定器加算」として測定回数に応じ加算が認められている。

SMBG機器は，医療機関が治療目的で測定する機器に比べて手軽な反面，精度が劣る。たとえばSMBG機器は，ヘマトクリット，酸素分圧，アスコルビン酸（ビタミンC），輸液や食材に含まれるキシロース，有機リン中毒の解毒剤に用いられるPAM（ヨウ化プラリドキシム）などの共存物質の影響を受け，偽高値や偽低値を示すことが知られている。近年，希少糖として話題になっているオリゴ糖の1つD-alloseは，D-glucoseと構造が似ているため，検査法や機種により誤差を生ずるとの報告がある。さらに冬期間に気温が氷点下に達する寒冷地では，測定用試薬が冷えたままでは高値となることがあり，無理に絞り出した血液では溶血をきたして値が変動する。必要採血量が満たされず試験紙上の一部にだ

け血液が展開されても値は不正確となる。なお医療機関で用いられる携帯型測定器の多くはPOCT(point of care testing)機器と呼ばれ、精度が高く上記のような干渉の問題に対処が施されている。

現在、国内には数十種類のSMBG機器がさまざまなメーカーから販売されている。測定法は「GOD酵素電極法」が多く、「キノプロテイングルコースデヒドロナーゼ酵素比色法」、「GOD-POD比色法」なども用いられている。音声ガイド付きやケトン体が測定可能な機種も登場している。前述のような干渉物の影響は機種や測定法で異なるため、個々に確認すべきである。

正確な自己血糖測定には、

1. 正しい手技※により測定すること
2. 使用者が適正な測定回数および目標血糖値を理解していること
3. 得られた値に対し、患者が適確に対処できること
4. インスリン投与量を微調節するためのアルゴリズムがあること

が必要である。血糖自己測定およびインスリン自己注射の導入については、患者自身が病態と治療方法を十分理解する必要があるため、教育入院の上、医師など専門スタッフによる指導が必要なことはいうまでもない。血糖値は食事の前後や薬剤で変動するため、単に測定するだけでなく、時刻や食事、投薬との間隔なども記録しておく。

基準範囲は「GLU〔グルコース〕／血糖値」(→p.164)に準ずるが、上述の理由によりSMBG機器で得られた値に基づく診断、治療は慎むよう、厚生労働省から通知が出されている。あくまで高低を知るための参考値として活用が求められる。

※正しい採血(押し出し法)：指先を穿刺し、第二関節から先を対側の親指と中指ではさみ、ゆっくりと穿刺部に向けて押し出し、検体付着面に血液を滴下する。なお血液や穿刺針には感染性があるため、処分の際は専用容器に廃棄する。

表 SMBGの測定値に影響を与え得る因子※

条件	血糖測定値への影響	対象となる患者・採血条件
酸素分圧	分圧が高いとGOD法は低値	酸素投与中 動脈血や透析患者のシャント血を使用した場合
ヘマトクリット(Ht)	Htが高いほうが低値	新生児
	Htが低いほうが高値	貧血、血液透析患者
還元性物質	高値または低値	アスコルビン酸(ビタミンC)、肝障害や胆道閉鎖による高ビリルビン血症
PAM(プラリドキシムヨウ化メチル)	実際より高値となる	有機リン中毒の治療に本剤を使用した場合
他の糖類	高値となる(GDH法)	マルトース、ガラクトースを含有とする輸液等を投与中
装置やチップの保管温度	低温では高値となる場合がある	寒冷地
検体量の不足	低値となる例が多い	採血手技の未熟

※機種や干渉物により差がみられるため個別に確認を要す。

(医療と検査機器・試薬, 32(6), 2009を参考に作成)

OGTT〔グルコース負荷試験〕

oral glucose tolerance test

基準値 正常域　　：空腹時値110mg/dL未満，2時間値140mg/dL未満
　　　　糖尿病域：空腹時値126mg/dL以上，2時間値200mg/dL以上

測定法 酵素法　　　**検体** NaF加血液（静脈血漿値）

臨床的意義 ブドウ糖液を内服して，一定時間ごとに血糖値やインスリンを測定。空腹時血糖とともに，糖尿病診断の基本的な検査。

　75gのブドウ糖液（トレーラン®Gなど）を経口負荷して血糖値の変化やインスリン分泌能力を診断する検査である〔➡糖尿病関連内分泌検査(p.251)も参照〕。OGTTとはoral glucose tolerance testの略語で，以前は50gまたは100g負荷が行われたが，現在は75gが世界的標準となっている。

　一般に，糖尿病は尿糖でスクリーニングされ，随時血糖値や空腹時血糖値で基準に照らして診断されるが，グルコース負荷試験（OGTT）はこの基準を満たさない場合，または判断がつきにくい場合，さらに糖尿病の診断がついていても現在のインスリンの分泌能など病態の把握が必要な場合に用いられる。常用負荷試験による75gOGTTの施行法は，トレーラン®G，またはブドウ糖75gを250〜350mLの水に溶解したものを経口投与し，負荷前，負荷30分後，60分，90分，120分後など一定時間ごとに採血するのが一般的である。施行前日は多量の飲酒や過度の運動は避け，テスト終了まで水以外の摂取は行わない。

(注目) 血糖値は，赤血球にある解糖系酵素により保管に伴い速やかに低下するため，採血には必ずフッ化ナトリウム入りEDTA採血管を用い冷蔵保存，24時間以内に測定する〔➡コラム「抗凝固剤の種類と用途」(p.151)参照〕。簡易型血糖測定器の場合は，全血と血漿，静脈血と毛細管血の違いで値が異なり（ともに後者が高めである），さらにキャリブレーションが確実に行われないと，正確な値とならないので十分注意を要する。

疑われる疾患

高値 グルコース値 ▶ 糖尿病，妊娠糖尿病，耐糖能異常　など
　　　インスリン値 ▶ インスリノーマ，グルカゴノーマ　など

低値 グルコース値 ▶ インスリノーマの一部
　　　インスリン値 ▶ 糖尿病（特に1型）

薬剤影響

高値 GLU〔グルコース〕の項(p.164)参照。

メモ Chart 2-6：血糖値，HbA1c値からみた糖尿病診断のフローチャート例(p.218)参照。

GA〔グリコアルブミン〕

glycosylated albumin

基準値 12.3〜16.5%

測定法 酵素法　　**検体** 血清

臨床的意義 過去1〜2週間の血糖コントロール指標となる糖化蛋白。共存物質や低蛋白血症の影響を受けにくい。

　グルコースとアルブミンが非酵素的に結合して生成される代表的な糖化蛋白である。

　アルブミンの生理的半減期が約17日であることから，血中のグリコアルブミン量は過去1〜2週間の平均血糖値を反映する。HbA1c（グリコヘモグロビン）（➡p.170）が過去1〜2カ月間の平均血糖値を反映するのに対し，より短期間の血糖変動の指標としてGAは開発された。

　日常臨床上しばしば認められるヘモグロビン異常症（HbA1cの異常低値で発見されることが多い）では，HbA1cに代わる血糖コントロール指標としてGAは有用である。

[透析患者における検査の意義]

　透析患者においては，糖尿病性腎症合併患者の血糖コントロール指標として，HbA1cよりも意義が認められる。すなわち，GAは蛋白の糖化度を総量ではなく％で算出するため，腎不全に伴う低蛋白血症の影響を受けにくい。

　またHbA1cと比較しても，腎不全に伴う高窒素血症で生ずるカルバミル化Hb（みかけ上高値をとる）の影響をGAは受けないという利点をもつ。

疑われる疾患

 糖尿病（高血糖が持続した症例ほど高値），甲状腺機能低下症

 低蛋白血症（肝硬変，ネフローゼ症候群など），甲状腺機能亢進症

HbA1c 〔グリコヘモグロビンA1c〕

glycosylated hemoglobin A1c

基準値 NGSP値：4.6～6.2%

測定法 酵素法　　　**検体** NaF加血液

臨床的意義 糖が非酵素的に結合したヘモグロビン。糖尿病患者における過去1～3カ月の長期血糖コントロールの指標。

グリコヘモグロビンとは，血色素であるヘモグロビンに糖が非酵素的に結合したものである。陽イオン交換クロマト分画上，成人ヘモグロビンの主成分であるHbAより早く溶出する微量成分HbA1の中に含まれるため，この名称がある。HbA1はさらに亜分画，HbA1a，1b，1cなどに分画される。

このうち糖化ヘモグロビンであるHbA1cはHbA1全体の約2/3を占める。HbA1やHbA1cは比較的安定で，血糖変化に並行して，その割合がゆっくり増減する。すなわち，ヘモグロビンはいったん糖化されると赤血球寿命（約120日）が尽きるまでその状態を保つため，HbA1cは過去1～3カ月程度の平均血糖値を反映して増減する。

したがって，採血時点の瞬時のマーカーである血糖値（➡p.164），中期マーカーのグリコアルブミン（➡p.169）に対し，HbA1cは長期間の血糖コントロール指標として用いられる。

しかし高血糖状態にあっても，溶血性貧血のように赤血球寿命が短縮する疾患では低値になるので注意を要する。

糖尿病性腎症や網膜症，神経症などの慢性合併症の予防には，長期間の血糖コントロール管理が必要であり，そのためにHbA1cは最も優れた血糖値の長期コントロール指標であるといえる。

なお，ヘモグロビン異常症では糖化ヘモグロビンがA1c分画に現れない場合があり，異常低値となる。このような場合には，グリコアルブミンや1,5-AG（➡p.172）が長期血糖値の指標の代用になる。なおHbA1cは，全血のままで約1週間程度安定である。

2012年に日本糖尿病学会（Japan Diabetes Society；JDS）より，HbA1c値の変更が発表された。具体的には，従来の測定値（JDS値）の表記をやめ，国際標準とされるNGSP（National Glycohemoglobin Standardization Program）値に変更するということであり，学会より2013年4月1日からNGSP値を単独で表記することが推奨された。

表 NGSP値と旧法（JDS値）の比較※

項　目	HbA1c（NGSP値）	HbA1c（JDS値）
基準範囲	4.6%〜6.2%	4.3%〜5.8%
診断基準	≧6.5%	≧6.1%
コントロール目標値	＜6.9%	＜6.5%
糖尿病疑いが否定できない	6.0%〜6.4%	5.6%〜6.0%
将来の糖尿病発症高リスク群	5.6%〜5.9%	5.2%〜5.5%

※HbA1cの国際標準化に伴い，JDS値を参考値として併記する。

疑われる疾患

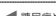

高値 糖尿病や耐糖能障害に基づく血糖コントロール不良による高血糖，腎不全，慢性アルコール中毒症

低値 赤血球寿命の短縮，低血糖症，ヘモグロビン異常症

薬剤影響

低値 造血薬（鉄剤やエリスロポエチン製剤）で治療中は，幼弱赤血球が増加するため低値を示すことがある。

メモ Chart 2-6：血糖値，HbA1c値からみた糖尿病診断のフローチャート例(p.219)参照。糖尿病関連内分泌検査(p.251)，コラム「採血のタイミングと結果の解釈」(p.175)も参照。

COLUMN

HbA1cの国際標準化

日 本国内では，HbA1cを糖尿病診断の補助手段として取り入れ，いち早くJDS値の標準化が行われていました。JDS値は全国ほぼ共通のデータレベルに達していたのですが，国際的にはほとんど使用されていない方法であったため，いわゆる世界標準への歩み寄りを求められた形で，NGSP値による表記へと変更することとなりました。

　JDS値とNGSP値の間には全体で0.4%程度の乖離があることが明らかになっており，両者は次式により正式に換算可能です。なお，健常人とされる集団の分布する範囲は，NGSP値ではこれにスライドして高くなるため，糖尿病の診断に用いられる基準は上表のように高くなるので注意が必要です。

〈換算式〉
NGSP値（%）＝1.02×JDS値（%）＋0.25%
JDS値（%）＝0.980×NGSP値（%）−0.245%

1,5-AG〔1,5-アンヒドログルシトール〕

1,5-anhydroglucitol

基準値 14.0μg/mL 以上

測定法 酵素法　　　　**検体** 血清

臨床的意義 尿糖レベルが高いほど，血中濃度が低下する糖尿病の指標。血糖コントロールの良好さを鋭敏に反映する。

　1973年にPitkanenにより，ヒト体内の存在が発見されたポリオール（グルコース誘導体の一種）である。

　1,5-AGは，食物として経口的に摂取され，健常人の血中ではほぼ一定した濃度に保たれている。尿糖排泄時に容易に尿中に失われるとともに，血中濃度も速やかに低下するため，尿糖病患者では著しい低値を示す。また，血糖コントロール状態の悪化時に急速に減少し，良好な血糖状態の持続により一定の割合で回復する。1,5-AGは短期間の血糖状態も反映し，軽度高血糖領域でもよく変動することから，より厳格な血糖コントロールや糖尿病の治療効果判定などにおいて有用な指標である。

　1,5-AGは血糖コントロールの増悪を，およそ1日のタイムラグで反映し，その変動幅はHbA1c(➡p.170)より大きく，また1g/日くらいの尿糖レベルでも低下するといわれている。血糖の変動が少ない症例ではHbA1cとほぼ相関するが，急性増悪や回復期にある症例ではよい指標となる。

　なお，高値側での臨床的意義は少ないが，一部の漢方薬やデキストリン投与によって高値を招くことがあるので注意を要する。

疑われる疾患

高値 デキストリン投与
（高値側の臨床的意義は少ない）

低値 糖尿病，腎性糖尿病，胃切除後，慢性腎不全

薬剤影響

高値 漢方薬のうち，**人参養栄湯（#108）と加味帰脾湯（#137）**には多量の1,5-AGが含まれているため，服用者では異常高値となる。

低値 **αグルコシダーゼ阻害薬（αGI）のアカルボース**，**フィブラート系薬**は体内での1,5-AGの合成に干渉し，血中濃度を低下させる。

抗GAD抗体〔抗グルタミン酸脱炭酸酵素抗体〕

anti-glutamic acid decarboxylase antibody

基準値 5.0U/mL 未満

測定法 EIA法　　　**検体** 血清

臨床的意義 膵島由来分子に対する自己抗体。1型糖尿病の発症予知，スクリーニングや2型糖尿病との鑑別に有用。

　グルタミン酸脱炭酸酵素(GAD)は，グルタミン酸からγ-アミノ酪酸(GABA)を合成する酵素である。主に脳内に存在しているが，膵β細胞にも多く含まれている分子量$64×10^3$の蛋白である。GABA自体はインスリン合成や膵島細胞のホルモン分泌調整を担っている。

　抗GAD抗体は，膵島由来の分子量$64×10^3$の蛋白に対する自己抗体としてStiff-man症候群患者において発見された。同患者がインスリン依存性である1型糖尿病(IDDM)を合併することが多いことから，発症に抗GAD抗体が関与していることが判明した。

　1型糖尿病は主に若年層に発症し，治療にインスリン注射が不可欠となる疾患である。従来より抗膵島細胞質抗体(ICA)が予知マーカーとして知られているが，抗GAD抗体はこれに匹敵するものである。発症初期の1型糖尿病患者の陽性率は8割を超える。また，中高年にみられるインスリン非依存性の2型糖尿病で，経過中にインスリン依存状態が出現するslowly progressive IDDM(緩徐進行性1型糖尿病)の状態を呈した場合にも高値となることがある。

　このように抗GAD抗体は糖尿病の1型と2型の鑑別，1型のスクリーニングに有用である。

疑われる疾患

 高値 インスリン依存性糖尿病(IDDM)，緩徐進行性1型糖尿病，Stiff-man症候群

 低値 低値側の臨床的意義は少ない

TG〔中性脂肪〕

triglyceride

基準値 30〜149mg/dL（早朝空腹時採血）

測定法 酵素法（遊離グリセロール消去法）　　**検体** 血清

臨床的意義 動脈硬化の危険因子。
食後は高値になるため，採血は空腹時に行う。

　中性脂肪は1〜3分子の脂肪酸がグリセロールに結合した構造物で，それぞれmono-, di-, tri-glycerideと呼称される。血中では90%以上が，トリグリセライド(TG)という3分子の脂肪酸が1分子のグリセロールに結合した脂肪酸エステルの形で存在しているため，中性脂肪は一般にTGと同意語として用いられる。

　TGは食餌中の主要な脂質成分で，1日50〜100gも摂取され，リンパ管から胸管を経て血中に入り，エネルギーとして利用される。血清中では超低比重リポ蛋白(VLDL)やカイロミクロンの主成分として存在し，これらの形態でTGは血中を輸送されている。

　TGは，エネルギー源としての糖質が不足してくると，肝性トリグリセライドリパーゼ(HTGL)やリポ蛋白リパーゼ(LPL)によって遊離脂肪酸とグリセロールに加水分解され，血中に放出されエネルギーとして利用される。

　高TG血症は成因により，合成亢進型，処理障害型，混合型の3つに分けられ，一般に血中濃度が400〜800mg/dL以上になると"乳び"という血清が白く混濁した状態を呈する。

　TGはコレステロール（特にLDL-C）に次いで動脈硬化の危険因子とされ，TGが1,000mg/dL以上の高値例は急性膵炎も起こしやすいといわれている。また糖，脂質代謝異常のみならず，内分泌，腎疾患でも2次的に高値を呈する。

（注） 食事の影響を大きく受け，食後は少なくとも数10mg/dLは上昇する。このため通常，早朝空腹時に採血するが，あまり長時間空腹状態が続くと内因性のTGが上昇してくるので注意を要する。

疑われる疾患

高値 家族性高リポ蛋白血症（I型，IIb型，III型，IV型，V型），タンジール病，LCAT欠損症，糖尿病，甲状腺機能低下症，下垂体機能低下症，クッシング症候群，急性・慢性膵炎，ネフローゼ症候群，アルコール依存症　など

低値 無βリポ蛋白血症，続発性脂質代謝異常（甲状腺機能亢進症，副腎皮質低下症，肝硬変，末期癌など）

薬剤影響

高値 抗真菌薬(イミダゾール系)，降圧薬(サイアザイド系利尿薬，β遮断薬)，経口避妊薬，ステロイド，男性ホルモンなどで上昇することがある。

低値 脂質異常症治療薬であるスタチン，陰イオン交換樹脂，フィブラート系薬，ニコチン酸誘導体，EPAで低下する。

メモ 基準値上限は，日本動脈硬化学会が提唱する高脂血症の医療開始基準に則った値である。下限は健常者の測定値分布より統計的に算出される正常範囲に沿っている。

COLUMN

採血のタイミングと結果の解釈

人 間の体には，一定のリズムがあります。不規則な生活をすると，居眠りや肌荒れなど，生活に影響を及ぼします。これと同じように，検査項目のなかには著しい日内変動を示す項目があり，採血の際には注意が必要です。

食事の前後で大きく変わる項目としては，血糖値，中性脂肪が代表的です。検診でこれらの数値が高いといわれた人は，12時間以上絶食してからの採血を推奨します。なお，HbA1cやコレステロールは，この程度の短時間の絶食ではあまり影響を受けません。

また，日内変動ではホルモンが知られています。朝高く夕方低いのは下垂体ホルモンの副腎皮質刺激ホルモン(ACTH)や副腎皮質ホルモンです。これとは逆に，成長ホルモンは夜間に高くなるといわれ，「寝る子は育つ」という諺に納得させられます。

体位変換で変わるのは，白血球数，赤血球数，アルブミンです。入院して横になる時間が増えると，血中に水分が増えて血球成分が希釈され，これらの値は下がることが多いようです。逆に立ったままだとアルドステロンなど，血圧を上げるホルモンが上昇します。

そして緊張すると高くなるのが，同じく血圧を上げるホルモンであるカテコラミンです。また，採血時に子どもが大泣きしたり，手足を強く圧迫しすぎたりすると，血中の赤血球が壊れ，中からカリウム(K)やクレアチンキナーゼ(CK)などが血清中に漏出するため，濃度が上がることが知られています。採血の際には，受検者に緊張を与えることなく，できるだけ素早く採血できるよう，採血担当スタッフは日夜腕を磨いているのです。

TC〔総コレステロール〕
cholesterol, total

- -

基準値 120〜219mg/dL

測定法 酵素法　　　　**検 体** 血清

- -

臨床的意義 **原発性・続発性高コレステロール血症のスクリーニング検査。**

コレステロールはステロイドホルモンや胆汁酸の材料，細胞の膜構成成分として利用される重要な脂質で，血中では約70％がエステル型で存在する。血中のコレステロールは，食物からの供給は3割に満たず，大半は体内での生合成で供給され，主たる合成臓器は肝臓である。

肝臓から末梢へのコレステロール供給は，主にLDLコレステロールの形で運ばれ，逆に末梢から肝への転送はHDLコレステロールの形で行われる。

総コレステロールの測定は，原発性・続発性高コレステロール血症のスクリーニングに用いられる。肝での生合成障害，血中リポ蛋白の代謝異常，腸管での吸収障害などで総コレステロールは異常値を呈する。

総コレステロール値が低値の場合は，まず続発性を考慮し，原疾患検索のための検査を進める。原発性の場合は，リポ蛋白分画や各種アポ蛋白の測定が病型の診断に有用である。

注目 上限値の219mg/dLは，健常人の平均値±2SDのような統計的処理による値ではなく，将来予想される心筋梗塞などの動脈硬化性疾患を防ぐ目的で設定された値である。

疑われる疾患

高値 原発性高コレステロール血症（家族性高コレステロール血症，Ⅱa, Ⅲ型高脂血症，リポ蛋白リパーゼ欠損症など），続発性高コレステロール血症（糖尿病，甲状腺機能低下症，ネフローゼ症候群，肝癌，閉塞性黄疸），フォン・ギルケ病　など

低値 一次性低コレステロール血症（αリポ蛋白欠損症，無・低βリポ蛋白血症など），二次性低コレステロール血症（甲状腺機能亢進症，アジソン病，肝細胞障害など）

薬剤影響

高値 抗真菌薬（イミダゾール系），消毒薬（アルコール製剤），ステロイド，経口避妊薬，降圧薬（サイアザイド系利尿薬，β遮断薬）などで高値を示す。

低値 脂質異常症治療薬（スタチン，陰イオン交換樹脂，フィブラート系薬，ニコチン酸誘導体，プロブコール）で低値を示す。

メモ Chart 2-7, 2-8 (p.219) 参照。

HDL-C〔HDLコレステロール〕

high-density lipoprotein cholesterol

基準値 Ⓜ 40～85mg/dL　Ⓕ 40～95mg/dL

測定法 酵素法(直接法)　　　**検体** 血清

臨床的意義 HDLというリポ蛋白の粒子に含まれるコレステロール。「善玉コレステロール」と呼ばれ、低値は動脈硬化の危険因子。

コレステロールは、食物からの摂取と肝臓での生合成により血中に供給され、後者のほうが比率が高い。

肝臓から末梢へのコレステロール供給はLDLコレステロールの形で運ばれ、末梢から肝臓への転送はHDLコレステロールの形で行われる。正常人血清中のコレステロールは、LDLに含まれるものがおおよそ75%、HDLが25%で構成され、さらにHDLは2と3の亜分画に分けられる。肝臓や小腸で合成されたHDLはレシチンコレステロール・アシルトランスフェラーゼ(LCAT)により球形のHDL₃になり、その後トリグリセライド多含有リポ蛋白からコレステロール、リン脂質を受け取りHDL₂になる。

HDLは蛋白質約50%、脂質50%で構成され、このHDL分画中のコレステロール量がHDL-C(HDLコレステロール)である。

HDL-Cは抗動脈硬化作用を有し、HDL-C量と冠動脈硬化性心疾患(CHD)の発症率とは負の相関があるため、一般に「善玉コレステロール」と呼ばれている。一方、低HDL-C血症や高LDL-C血症はCHDの危険因子とされている。

高HDL血症は長寿症候群にみられる。家族性高HDL-C血症は、HDLのコレステロールエステルをLDLやVLDLに受け渡す役割をもつコレステロールエステル転送蛋白(CETP)の欠損症と関連があり注目されている。

疑われる疾患

高値 高HDL血症として ▶ CETP欠損症、家族性高αリポ蛋白血症、原発性胆汁性肝硬変症　など

低値 タンジェール病、LCAT欠損症、LPL欠損症、アポA-I欠損症、アポC-II欠損症、慢性腎不全、糖尿病、甲状腺機能異常　など

薬剤影響

高値 脂質異常症治療薬(スタチン、陰イオン交換樹脂、フィブラート系薬、ニコチン酸誘導体)、女性ホルモン剤(卵胞ホルモン:エストロゲン)、インスリンなどで上昇する。

低値 降圧薬(サイアザイド系利尿薬、β遮断薬)、脂質異常症治療薬(プロブコール)、女性ホルモン剤(黄体ホルモン:プロゲステロン)などで低下する。

LDL-C 〔LDLコレステロール〕

low-density lipoprotein cholesterol

基準値 65〜139 mg/dL

測定法 酵素法（直接法）　　**検体** 血清

臨床的意義 **LDLというリポ蛋白粒子に含まれるコレステロール。「悪玉コレステロール」と呼ばれ，高値は冠動脈疾患の危険因子。**

　コレステロールは，食物からの摂取と主に肝臓での生合成により，血中に供給されている。肝臓から末梢へのコレステロール供給はLDL-Cの形で運ばれ，末梢から肝への転送はHDL-Cの形で行われる。したがってLDL-Cの増加は末梢組織への供給過剰とも捉えることができるため，一部では「悪玉コレステロール」ともいわれ，冠動脈疾患の危険因子とされる。

　従来LDL-C値はFriedewaldの推定式，

　[LDL-C] ＝ [総コレステロール（TC）] － [HDL-C] － [トリグリセライド（TG）]/5

により求められていたが，トリグリセライド値が高い場合やカイロミクロン，IDLが存在している場合に精度の高い結果が得られなかった。しかし本法は直接的に測定が可能で，食事の影響を受けずにLDL-C値の測定が可能である。

　一般にLDL-Cが高値でHDL-Cが低値の場合は，心筋梗塞，脳梗塞，肺梗塞など動脈硬化疾患のリスクが高いといわれている。

　TC測定にLDL-CまたはHDL-Cを併用することで，食事療法や運動療法，薬物療法などに，より適切な指標を得ることができる。

　なお，本項目の基準範囲については，日本動脈硬化学会から，冠動脈疾患や喫煙，肥満，年齢や性別などの危険因子の有無により異なった設定が提案されている。危険因子のない健常人の場合は140mg/dL未満が推奨されている。

疑われる疾患

高値 家族性高コレステロール血症，特発性高コレステロール血症，高LDL血症，甲状腺機能低下症など。将来における動脈硬化性疾患（脳梗塞，心筋梗塞，肺梗塞など）の危険因子となる。

低値 無リポ蛋白血症，低リポ蛋白血症，低LDL血症　など

薬剤影響

低値 脂質異常症治療薬（スタチン，陰イオン交換樹脂，フィブラート系薬，ニコチン酸誘導体，プロブコール）で低下する。

メモ Chart 2-7, 2-8 (p.219)参照。

II 生化学検査　　5 脂質

リポ蛋白分画

lipoprotein fractionation

基準値

測定法	分画成分	男性(%)	女性(%)
アガロースゲル電気泳動法	α分画	26.9〜50.5	32.6〜52.5
	pre-β分画	7.9〜23.8	6.6〜20.8
	β分画	35.3〜55.5	33.6〜52.0

測定法	分画成分	成分比(%)	定量値(mg/dL)
HPLC	HDL	23.6〜49.8	40.6〜91.4
	LDL	42.2〜63.8	67.8〜132.6
	IDL (中間比重リポ蛋白)	2.2〜6.1	3.8〜12.5
	VLDL	2.6〜13.9	4.9〜22.8
	Other	0.8〜4.4	1.5〜9.1
	総コレステロール	〜	120〜219

※α分画はHDL, pre-β分画はVLDL, β分画はLDLにほぼ対応する。

測定法 アガロースゲル電気泳動法　　**検体** 血清

臨床的意義 リポ蛋白を電気泳動法で分画し, 脂質異常症の分類と病態把握を行う検査。

　脂質は水に溶けないため, 血中では脂質粒子のまわりを蛋白質(アポ蛋白)が取り囲み, 親水性が増した状態で存在している。すなわち, コレステロールや中性脂肪など脂質の大半は, 多数のアポ蛋白分子と球状の複合体を形成しており, 内側に疎水性の脂質, 外側に親水性の蛋白やリン脂質が付いた形で可溶性を維持している。この粒子をリポ蛋白と呼ぶ。

　リポ蛋白は粒子の大きさが70〜10,000Åとさまざまで, 比重の大小で分類される。比重の軽い順にカイロミクロン(chylomicron), 超低比重リポ蛋白(very low density lipoprotein;VLDL), 低比重リポ蛋白(low density lipoprotein;LDL), 高比重リポ蛋白(high density lipoprotein;HDL), の4つに大別される。粒子のサイズはこの順に大きい。比重の差が生ずる理由は, 蛋白部分と脂質の比率の違いによる。蛋白は油より重いため, 蛋白の占める割合が大きいほど比重は大きくなる。すなわちHDLは, 粒子径こそ小さいが, 蛋白の割合が多いため, 比重は大きいと解釈される。

　さて, それぞれのリポ蛋白粒子には, 上記分類ごとにアポA, アポBなど, ある程度決まったアポ蛋白が存在する。これらアポ蛋白は, 単に脂質を可溶化させるだけでなく, アポ蛋白粒子中の脂質を目的地に運び特異的受容体に取り込ませたり, 代謝を行う役目をもっている。一方, 脂質も中性脂肪はカイロミクロンや

LDLに多く，コレステロールはHDLにもLDLにも含まれるなど，ある程度分布が決まっている。たとえば脂質は，LDLやHDLという「乗り物」に乗って血中を移動していると考えればよい。バスとタクシーでは，乗っているのが同じ人間でも，乗り物の大きさや目的地が異なるのに似ている。

たとえばHDLで運ばれるコレステロールは，末梢組織で余ったコレステロールとして肝臓に運ばれ，処理される運命にある。逆にLDLで運ばれるコレステロールは，末梢で必要なコレステロールとして各組織に配送される。したがってLDLコレステロールの過剰は，末梢への過剰供給を反映し，動脈硬化をもたらすため，「悪玉コレステロール」と呼ばれるわけである。

リポ蛋白を分画・定量するためには，主に電気泳動法と超遠心などによる沈殿法がある。このうち電気泳動法では，患者の血清をアガロースゲルの中で泳動し，脂質染色により発色させ，帯状に可視化されたリポ蛋白をデンシトメータで読み込むことで，それぞれのリポ蛋白量や比率を数値で表現するものである。なお以前は，ポリアクリルアミドゲル（PAGE）も用いられていたが，現在ではほぼ行われていない。また，沈殿法も手技が煩雑であるため，通常の分画法にはあまり用いられない。

具体的にはα分画がHDL，pre-β分画がVLDL，β分画がLDLにほぼ対応する。ここでいうα，βという表現は，電気泳動を行った際に，移動した場所を表現したもので，陽極寄りのほうからα，pre-β，β分画と命名されている。

電気泳動法では，カイロミクロンは正しく測定されずテーリング（尾を引いてはっきり特定できない）という形をとってしまう。また本法は定量性にも乏しい。しかし安価で簡便であり，α（HDL），pre-β（VLDL），β（LDL）の構成比を把握する目的であれば，大変有用である。

なお，最近では高速液体クロマトグラフィー（HPLC）法が導入され，高分解能で各々の成分を分画・定量することが可能になり，従来法では分離が困難だった中間型リポ蛋白（IDL）も測定できるようになった。

（注目）食事による影響が大きいため，早朝空腹時の採血を厳守する。

疑われる疾患

高値
α（HDL）：CETP欠損症，肝性トリグリセライドリパーゼ欠損症
pre-β（VLDL）：Ⅱb型，Ⅲ型，Ⅳ型，Ⅴ型高リポ蛋白血症
β（LDL）：Ⅱa型，Ⅱb型高リポ蛋白血症

低値
α（HDL）：家族性低HDL血症，タンジール病，アポ蛋白A-Ⅰ欠損症
pre-β（VLDL）：無βリポ蛋白血症，低βリポ蛋白血症
β（LDL）：無βリポ蛋白血症，低βリポ蛋白血症

薬剤影響

総コレステロール（p.176），HDLコレステロール（p.177），LDLコレステロール（p.178）参照。

PL〔リン脂質〕

phospholipids

基準値 150〜280mg/dL

測定法 酵素法　　　　**検体** 血清

臨床的意義 血中での脂質の安定化と代謝に重要な役割を果たす
リポ蛋白の構成要素。肝・胆道疾患で異常値を示す。

　リン脂質はリン酸基をもつ複合脂質であり，化学的にはグリセロ・リン脂質と，スフィンゴ・リン酸の2つに分類される。生体内の主な成分は，前者に属するレシチン，リゾレシチンと後者のスフィンゴミエリンの3つであり，血中・組織ともにレシチンが最も多く含まれる。

　リン脂質の大部分は，脂質と蛋白の複合体であるリポ蛋白の構成要素として，血中での脂質の安定化と代謝に重要な役割を果たしている。また，LCAT（レシチンコレステロール・アシルトランスフェラーゼ）の基質となりコレステロールエステルの生成に関与するほか，生体膜の構成成分としての機能もある。

　血中リン脂質の値はほぼコレステロール値と同様の変動を示し，その比もほぼ1：1である。肝での生合成と分解，胆汁中への排泄の障害により大きな影響を受け，胆汁うっ滞をよく反映する。

　肝硬変で血清リン脂質値が低下する症例では，一般的にすべての分画成分が低下するが，特にリゾレシチンの減少が顕著といわれる。また，閉塞性黄疸でリン脂質値の上昇する症例では，レシチンは上昇するがリゾレシチンは低下する。

（注目） 生理的日内変動は±15％の範囲内で，食事による有意な変動はない。また，妊娠が進むに従い高値になるといわれている。

疑われる疾患

高値 肝疾患（肝内・肝外胆汁うっ滞），甲状腺機能低下症，ネフローゼ症候群，
家族性高脂血症（IIa，IIb，III，IV），LCAT欠損症　など

低値 肝疾患（劇症肝炎，非代償性肝硬変），甲状腺機能亢進症，タンジェール病，
栄養障害　など

II 生化学検査　　5 脂質

リパーゼ
lipase

基準値 5～35U/L

測定法 酵素法　　**検 体** 血清

臨床的意義 膵臓由来の脂肪を分解する消化酵素。
急性・慢性膵炎などの膵疾患で逸脱酵素として血中に上昇。

　リパーゼ(膵リパーゼ)は膵腺房細胞で合成される分子量約$45×10^3$の糖蛋白である。胃液などにも存在するが，血中ではそのほとんどが膵臓由来である。

　リパーゼは，トリグリセライド〔➡TG(p.174)参照〕の$α$位脂肪酸エステルの加水分解を行う消化酵素として脂肪の分解に働いている。主に急性・慢性膵炎など膵疾患で逸脱酵素として診断に用いられるが，進行した慢性膵炎では残存膵機能の低下のため高値とならない場合もある。

　膵癌では，同じ膵由来酵素でも，アミラーゼやリパーゼより半減期の長いエラスターゼ1を測定する場合が多い。膵腺房細胞癌でリパーゼ産生腫瘍により高値を示すことがあるといわれるが非常に稀である。

　急性膵炎でリパーゼは膵アミラーゼとほぼ同様に上昇する。すなわち，初期から著明な増加を示したのち，急激に低下し，3～5日で正常値に戻ってから，また軽度上昇をみる場合が多い。

　リパーゼが低値になる場合は，かなり進行した慢性膵炎などリパーゼの枯渇によるものや，糖尿病によるものなどがあるが，低値側の測定意義は少ない。

 食事の影響があるので必ず空腹時に採血する。なお通常，尿中ではリパーゼ活性は認められない。

疑われる疾患

高値 急性・慢性膵炎，膵嚢胞，膵外傷，膵癌，胆嚢・胆道疾患，イレウス，腸炎，腎不全　など

低値 膵全摘出後，慢性膵炎(末期)，糖尿病

RLP-C 〔レムナント様リポ蛋白-コレステロール〕

remnant like particles-cholesterol

基準値 7.5 mg/dL 以下

測定法 酵素法　　**検体** 血清

臨床的意義 カイロミクロンやVLDLが代謝分解される際の中間産物。
血中濃度が高値の場合，動脈硬化の危険因子として注目。

　超低比重リポ蛋白(VLDL)やカイロミクロンなどのリポ蛋白が，リポ蛋白リパーゼによって分解され生じる中間代謝物である(レムナントとは残り物，残り屑という意味)。

　RLP-CはLDLなどと異なり，変性を受けなくとも単球由来のマクロファージに貪食される。貪食したマクロファージは最終的に泡沫細胞となり，脂肪斑が形成される。すなわちRLP-Cの増加は，動脈硬化巣の初期病変形成に促進的役割を果たす。

　したがって，脳梗塞や心筋梗塞など動脈硬化性疾患の発症において，RLP-C高値は危険因子の1つに相当すると考えられている。特に家族性高脂血症や糖尿病性高トリグリセライド血症に高レムナント血症が伴うと，高頻度に動脈硬化性病変が合併するといわれている。

　RLP-Cは血清トリグリセライド値と強い相関を示し，またアポ蛋白B，C-II，C-III，Eとも正の相関を示すが，特にアポEとの相関は強いとされている。

　RLP-Cは食後，有意に上昇するため，基礎値をみるには採血を朝食前空腹時に行う。また，脂質代謝能力をみるため，脂肪食負荷テストを実施することがある。たとえば，40g/m^2(体表面積)の生クリームを摂取させ，摂食前と2時間ごとに12時間まで計7回採血し，RLP-C値の変動をみるプロトコールが提案されている。

(注目) RLP-Cは，室温では血清分離後，速やかに測定する必要がある。凍結により変性するため，保存は冷蔵で行う。4℃で5日間程度は安定とされている。

疑われる疾患

高値
原発性高脂血症(IIa，IIb，III，IV，V型)，
二次性高脂血症(糖尿病，肥満，甲状腺機能低下症など)，
動脈硬化性疾患(脳梗塞，冠動脈疾患，末梢動脈硬化，頸動脈硬化など)

Na〔ナトリウム〕
sodium

- -

基準値 血清：137〜147mEq/L　尿：2.4〜9.9g/日

測定法 電極法　　**検体** 血清，尿

- -

臨床的意義 細胞外液中で主体をなす陽イオン。
主要な浸透圧活性物質。

Naは，細胞外液中の陽イオンの主体をなす電解質である。

通常，成人生体内のNa含有量は，体重1kg当たりおよそ55mEqで，その約40％が骨に含まれている。細胞外液では，陽イオンの大部分がNaイオンであり，細胞外液中の浸透圧活性物質の95％以上はNaとそれに随伴する陰イオンからなる。

これらの恒常性は，Naと水の代謝調節系により維持されている。血清中の浸透圧は，Na，Kと血中尿素窒素(BUN)，血糖値(GLU)からおおよそ次式により概算される。

血清浸透圧＝2(Na＋K)＋BUN/2.8＋GLU/18
※電解質の単位はmEq/L，BUNとGLUはmg/dL

[低Na血症がみられた場合]

腎臓は通常1〜1.5L/hrまでの水分摂取に対して，抗利尿ホルモン(ADH)の分泌抑制により体液浸透圧の低下を防ぐことができる。血清浸透圧の低下を伴う真性低Na血症の場合は，次の3型に分類される。

1. **細胞外液量の減少を伴う低Na血症**
   Naの摂取不足かNaの喪失が水の喪失を上回る場合(高度の発汗，腹水貯留など)
2. **細胞外液量の増加を伴う低Na血症**
   体内Na量の増加を上回る水の貯留によるもので浮腫を伴う。
3. **細胞外液量の変化しない低Na血症**
   体内Naの増減はなく水の貯留によって起こり浮腫を認めないもの。

[高Na血症がみられた場合]

高Na血症はNa過剰摂取，もしくは水の欠乏によって起こるほか，視床下部の器質的な病変により浸透圧調節系が障害される本態性高Na血症も存在する。

注目 血清Na濃度の日内変動の幅は極めて小さく，個人の生理的変動幅も極めて小さい。一方，尿中Naの排泄量は摂取量にほぼ並行して変動する。しかし過度の発汗で腎外性にNa喪失が増大すれば，排泄量が摂取量を大幅に下回ることで代償される。

疑われる疾患

高値 下痢，嘔吐，発汗，本態性高Na血症，中枢性・腎性尿崩症，糖質・鉱質コルチコイド過剰，高張食塩水負荷時　など

低値 アジソン病，Na喪失性腎症，ADH分泌異常症候群(SIADH)，甲状腺機能低下症，代償性低Na血症(高度の高血糖，高BUN血症など)，偽性低Na血症(高脂血症，高蛋白血症など)

薬剤影響

高値 浸透圧利尿薬，浸透性下剤(軟化剤)，高張性NaClまたはNaHCO₃の投与などによって高値となる。

低値 利尿薬(サイアザイド系利尿薬♦，ループ利尿薬)，クロルプロマジン♦5などによって低値となる。

メモ 単位mEq/Lは，ナトリウム，カリウム，クロールなど1価のイオンでは，そのままmmol/Lに相当する。

COLUMN

「検体バテ」とは？

人間に夏バテがあるように，血液など人体から採取した検体も「バテ」てしまうことがあります。「生もの」である検体は，時間が経つほど劣化がみられ，夏場は特に進みやすいので「検体バテ」という検査業界の俗語まで存在します。

典型的なのはカリウムです。赤血球内のカリウムは細胞外(血漿，または血清)に比べて数十倍ほど濃いとされ，赤血球の破壊，すなわち溶血だけでなく，赤血球の外への漏れ出しにも注意しなければなりません。暑い夏ではこのカリウムの漏出が起こりやすくなります。　**関連項目 →** カリウム(p.186)

また，血液中に存在するいろいろな酵素も，高温の環境下に置かれると，活性が落ちてしまうことがあります。さらに尿中や血中の黄色い色素，ビリルビンは光に分解されやすいことが知られており，検体の太陽光への長時間曝露も避けなければなりません。　**関連項目 →** ビリルビン定性(p.325)

では冷蔵すれば大丈夫か？　といえば，そうとも限りません。カリウムは，赤血球から外に漏れ出さないよう，回収するポンプが赤血球膜で働き，常時調節されています。しかし冷蔵するとそのポンプ機能が低下して，カリウムが赤血球の外に出てしまうため，全血で冷蔵保存した血液では血清カリウム値が一晩で倍近くになることもあります。

このように，温度や光の管理は重要です。採血したら，できるだけ速やかに検査をすることが基本です。採血条件についてわからないことがありましたら，検査のプロである検査室のスタッフにたずねましょう。

II 生化学検査　　　**6 電解質・微量金属**

K〔カリウム〕

potassium

基準値 血清：3.5～5.0 mEq/L　尿：0.9～3.0 g/日

測定法 電極法　　　**検 体** 血清，尿

臨床的意義 細胞内に多く含まれる陽イオン。異常高値で心室細動や心停止を起こす。溶血や低温での全血貯蔵によるみかけ上の高値に注意。

　KはNaと反対に，主として細胞内液に多く存在する陽イオンである。血清中にも一定量存在するが，その濃度は神経や筋肉の興奮性に影響し，特に心筋の活動に大きな作用を及ぼす。

　血清K値は血清と細胞内，血清と体外のKの移動で平衡状態が保たれている。したがって，下痢・嘔吐による喪失や腎からの排泄促進で低K血症をきたし，腎不全などK排泄障害や細胞からの放出・逸脱によって高K血症をきたす。

 Kは保存状態の影響を受けやすいので次の事項に注意する。

[検体提出前の保管状況による検査値への影響]

○ 採血後直ちに血清分離，室温放置➡72時間で0.5%低下する

× 採血後分離せずに室温放置➡12時間で低下し，24時間後には著しく増加する

× 採血後全血を4℃冷蔵放置➡明らかな増加をみる

赤血球内K濃度は血清中より30～40倍高く，冷蔵保存では赤血球内膜より血清へのKの遊離が起こる（➡p.185）。したがって採血後すぐに血清分離ができない場合は，Kに関する限り冷蔵よりも室温（約20℃）に静置するほうが偽高値が起こりにくい。なお，全血のままでの長時間の移送は，Kに関する限り推奨できない。

疑われる疾患

高値 保存血の輸血や輸液による過剰注入，Kの過剰経口投与，生体内および生体外溶血，アシドーシス，腎不全，乏尿，無尿，組織壊死（糖尿病のときのインスリン欠乏，外傷や火傷など），低アルドステロン症（アジソン病，下垂体機能不全，抗アルドステロン薬の連用）

低値 K摂取不足，代謝性アルカローシス・糖尿病性アシドーシスの回復期，周期性四肢麻痺，嘔吐・下痢，アルドステロン症（副腎皮質の腫瘍や過形成），クッシング症候群，肝硬変，ネフローゼ，本態性高血圧，バーター症候群など，多尿，利尿薬投与時

薬剤影響

高値 ジギタリスの過剰投与，降圧薬（ACE阻害薬，ARBなど）で高値を示す。

低値 利尿薬，NaHCO₃，インスリンなどで低値を示す。**甘草を含む漢方薬**[5]では，偽アルドステロン症を起こす場合があるので低値をとる場合がある。

Cl〔クロール〕

chloride

基準値 血清：98～108mEq/L　尿：3.5～14.9g/日

測定法 電極法　　　**検体** 血清，尿

臨床的意義 血中の代表的陰イオン。
Naとともに酸塩基平衡異常の診断に有用。

　生体内においてClは，体重1kg当たり約35mEq程度存在している。NaClとして大部分が細胞外液中に存在し，ほかの電解質との相互関係のもとに水分平衡，浸透圧の調節などに重要な役割を果たしている。

　通常，ClはNa濃度と並行して変動するが，酸塩基平衡の異常があるときは解離する。この場合Anion gap[$Na^+ - (Cl^- + HCO_3^-)$]を算出し，病態の鑑別を行う（健常人の値は14mEq/L以下）。

(注!) 血清Cl濃度に日内変動や運動による影響はほとんどみられないが，食後は胃酸として分泌されるため若干低下する。

疑われる疾患

高値 高張性脱水症，尿細管性アシドーシス，呼吸性アルカローシス，Clの過剰投与

低値 嘔吐，胃液の吸引，利尿薬投与，ミネラルコルチコイドまたはグルココルチコイド過剰症，低張性腹水，SIADH，代謝性アルカローシス，呼吸性アシドーシス，向精神薬の長期投与

薬剤影響

高値 NH_4ClやHClの投与，ヨードを含む造影剤で高値を示す。
低値 利尿薬（サイアザイド系利尿薬，ループ利尿薬），抗菌薬（ペニシリン系），$NaHCO_3$投与で低値を示す。

Ca〔カルシウム〕

calcium

- -

基準値 血清：8.4〜10.4mg/dL　尿：0.05〜0.36g/日

測定法 アルセナゾⅢ法　　　**検体** 血清，尿

- -

臨床的意義 骨代謝だけでなく，筋収縮，血液凝固にも必須な物質。PTH，ビタミンD，カルシトニンなどが血中濃度を厳密にコントロール。

　生体内のカルシウムは99％が骨，歯などの硬組織に貯蔵されており，血中に現れるのはごく一部である。血清濃度は厳密にコントロールされており，副甲状腺ホルモン(PTH)，ビタミンD，カルシトニンの作用により，腸からの吸収，腎からの排泄，骨からの放出，骨形成の間で無機リンと拮抗的にそのバランスを保っている。血清カルシウムの働きはNa，Kとの拮抗作用，浸透圧の調節，筋肉や神経の興奮，血液凝固や酵素の活性化など多岐にわたる。

　低カルシウム血症では，しびれ感，痙攣，テタニー，心電図上QT延長を呈する。高カルシウム血症では，筋力低下，骨や軟部組織の異常石灰化，尿路結石症などを発来する。これらの病態を診断する場合は，血清，尿中カルシウムとともに無機リン濃度も測定し，カルシウム代謝系の総合的評価を行う。

　なお，血中に遊離型として存在し，筋収縮など生理作用に関与するCa^{2+}を「イオン化カルシウム」という。イオン化カルシウムはアルブミンの濃度(Alb)や，血中pHの影響を受けるため，別項目として測定される。簡易計算式として，

　　実測Ca(mg/dL) + [4 − Alb(g/dL)]

が知られている。

疑われる疾患

高値

ビタミンD過剰，原発性副甲状腺機能亢進症，甲状腺機能亢進症，悪性腫瘍(骨転移またはPTHrPなどの体液因子による)，サルコイドーシス，結核 など
リチウム，サイアザイド系利尿薬投与時

低値

ビタミンD欠乏症および活性化障害(くる病)，吸収不良症候群，ネフローゼ症候群，大理石病
血清リン↑ ▶ 腎不全
PTH↓ ▶ 特発性・続発性副甲状腺機能低下症
PTH↑ ▶ 偽性副甲状腺機能低下症

薬剤影響

高値 骨・カルシウム治療薬である**活性型ビタミンD_3製剤**過剰投与で増加する。

P 〔無機リン〕
inorganic phosphate

基準値 血清：2.5〜4.5mg/dL　尿：0.4〜1.2g/日

測定法 酵素法　　　**検体** 血清，尿

臨床的意義 副甲状腺ホルモンおよびビタミンDにより調節される生体内の重要な無機物。血中では大部分が$H_2PO_4^-$とHPO_4^{2-}として存在。

　生体内に含まれるリン(P)は体重70kgの人間で500〜700gといわれ，カルシウム(Ca)の約1/2程度の量が生体内に存在する。

　Pは無機リンと有機リンに分別され，血中では約70%が有機リンであり，有機リンのほとんどがリン脂質として存在する。Pの大部分は骨や軟部組織に存在し，骨細胞外液中に存在するPは全体の1%以下である。また測定対象となる血清無機リンは総量にして約100〜120mgに過ぎない。

　食物より摂取されたPは55〜70%が腸管から吸収され，活性型ビタミンDや成長ホルモン(GH)などによって吸収が促進される。また，副甲状腺ホルモン(PTH)や甲状腺ホルモン，糖質コルチコイドにより尿中排泄が調節されている。

　PはCaと同様に骨ミネラルの重要な構成成分である。Pは生体内の重要な陰イオンの1つであり，細胞膜や核酸の構成成分，またアデノシン3リン酸(ATP)にみられるような高エネルギーリン酸結合の成分として大変重要である。P欠乏による低リン血症は，細胞内ATPの不足や2,3-DPGの低下をもたらし，組織障害を起こすことがある。

　Pの尿中排泄は，主にPTHにより調節されているため，血清無機リンの異常がみられたときは，リン再吸収率試験(tubular reabsorption of phosphate, %TRP)を行い，尿細管の再吸収能を測定する。副甲状腺機能低下症の場合，%TRPは増加するため高リン血症がみられる。逆に副甲状腺機能亢進症の場合は，%TRPが減少して低リン血症を起こす。%TRPは以下の式により算出される。

%TRP = {1−(尿中リン×血清クレアチニン)/(血清リン×尿中クレアチニン)}
　　　　　×100　　　(基準範囲は81〜90%)

疑われる疾患

高値 原発性副甲状腺機能低下症，甲状腺機能亢進症，腎不全，
重症溶血症，糖尿病性アシドーシス　など

低値 副甲状腺機能亢進症，尿細管アシドーシス

Fe〔血清鉄〕

iron

基準値 Ⓜ 50～200µg/dL　Ⓕ 40～180µg/dL

測定法 比色法　　**検体** 血清

臨床的意義 貧血の病態把握を行うための基本的な検査。鉄は赤血球のヘモグロビンを構成する元素で、欠乏すると小球性貧血をきたす。

　生体内の鉄の総量はおよそ3,000～5,000mgである。その1/3弱が鉄貯蔵蛋白であるフェリチンなどと結合して、肝などの臓器中に貯蔵されている。残りの2/3がヘモグロビン鉄として存在しており、血清鉄はわずか0.1%程度に過ぎない。

　鉄は血色素（ヘモグロビン）を形成する重要な元素である。鉄は、トランスフェリンと結合して血清中を運搬されるとともに、フェリチンやヘモジデリンの形で体内に貯蔵される。

　通常、鉄代謝状態の把握には血清鉄やトランスフェリン（➡p.142）、フェリチン、あるいは総鉄結合能（TIBC）（➡p.192）などを同時に測定し病態を把握する。一般にFe、TIBCと不飽和鉄結合能（UIBC）の間には、次式が成り立つ。

　TIBC＝Fe＋UIBC

　鉄欠乏性貧血では血清鉄が低下するが、肝でのトランスフェリン合成は亢進し、UIBC、TIBCともに高値となる。鉄の飽和度は低く、フェリチンは低値をとる。また真性多血症では鉄が動員されるため、貯蔵鉄が減少し血清鉄は低値になる。

　血清鉄が高値を示す病態である再生不良性貧血では、骨髄内赤芽球の減少により鉄の利用低下を起こすため、鉄は過剰となりフェリチンは増加する。TIBCやトランスフェリンは正常か、あるいはやや低下する。鉄芽球性貧血も鉄はほぼ同様の動態を示す。鉄過剰症であるヘモクロマトーシスでは、鉄貯蔵量の増加により血清鉄やフェリチン、鉄飽和度が著明な増加を示す。

（注！）血清鉄は朝高く、夕方に低下する日内変動がある。男性は1日におよそ1mgの鉄を失うが、月経のある女性は月に約20～30mgの鉄を失う。このため鉄貯蔵量が減少しやすく、一般的に女性には貧血が多いといわれる。加齢変化もみられ、高齢者では低くなる傾向がある。またスポーツマンでは発汗中に鉄分が失われる上、過度の体動で溶血が起こるため鉄欠乏状態に陥りやすい。

疑われる疑患

 再生不良性貧血，巨赤芽球性貧血，鉄芽球性貧血，ヘモクロマトーシス，肝硬変　など

 鉄欠乏性貧血，真性多血症，悪性腫瘍，慢性炎症性疾患　など

薬剤影響

高値 抗悪性腫瘍薬[♦11]は骨髄機能を抑制するため，鉄は過剰となり高値をとる。抗菌薬**クロラムフェニコール**[♦11]ではごく稀に再生不良性貧血をきたすことがあり，鉄は高値をとる。

低値 NSAIDsや**消化性潰瘍治療薬（H_2受容体拮抗薬）**は胃酸によるFe^{3+}の還元を抑制して低下させることがある。

COLUMN

アスリートと貧血の話

貧血は患者さんにとってつらい疾患ですが，アスリートにはさらに大きな負担となる危険性があります。2016年4月，日本陸上競技連盟から「アスリートの貧血対処7か条」が発表されました。　一般に貧血というとまず鉄欠乏性貧血が思い浮かび，鉄を積極的に摂取する必要があると考えがちです。しかしこの7か条を読んでみると事情が少し異なるようで，2番目に「鉄分の摂りすぎに注意」，7番目に「安易な鉄剤注射は体調悪化の元」と記載されており，「鉄の過剰摂取」に対して言及されています。

　鉄の1日の推奨摂取量は成人男性で約7mg，成人女性で10.5mg程度であり，特に女性は月経により鉄が喪失するため貧血になりやすく，男性よりも多くの鉄が必要とされます。また鉄は発汗によっても失われますが微量であり，よほど極端な状態でなければ貧血に陥ることはないと考えられています。またアスリートでは溶血性貧血も問題になりますが，これらをあわせてもアスリートと一般人では貧血の有意差はないといわれています。しかし意外にも陸上女子長距離選手などでは貧血の選手が多いという報告があり，貧血を恐れるあまり必要以上に鉄を摂取しがちなのかもしれません。ヒトは過剰に摂取した鉄を積極的に体外に排出するメカニズムを持たないため，肝などの臓器に沈着し健康に悪影響を及ぼすことがあります。今回発表された7か条は，その危険性に警鐘を鳴らすことも大きな目的とされているようです。

TIBC〔総鉄結合能〕

total iron-binding capacity

基準値 Ⓜ 270〜425μg/dL　Ⓕ 270〜440μg/dL

測定法 比色法　　　**検体** 血清

臨床的意義 赤血球ヘモグロビンの原材料である鉄の血中総運搬能。
血清鉄・UIBC(不飽和鉄結合能)とともに貧血の診断に使われる。

　鉄は生体内に3〜5g存在しており，そのうち血清中の鉄はトランスフェリン(Tf)と結合している。通常は血清中トランスフェリンの約1/3が鉄と結合し，残りの2/3が未結合，すなわち不飽和鉄結合能(UIBC)として存在している。Tfが血清中の鉄と結合し得る能力(血清鉄＋UIBC)を総鉄結合能(TIBC)という。1分子のTfは2原子の3価の鉄イオンと結合するので，理論上1mgのTfは約1.3μgの鉄を結合できることになる。

　TIBCは血中トランスフェリン量(→p.142)とよく相関し，鉄欠乏性貧血では増加するが，その他の原因で増加することは少ない。また，ネフローゼ症候群や蛋白漏出性胃腸症，肝障害，低栄養状態などのTfの体外への喪失や合成低下のみられる病態では低値になる。

　鉄の吸収過剰で，全身臓器に鉄が沈着する特発性ヘモクロマトーシスでは，鉄結合能は飽和状態となりTIBCが低下し，ほとんど飽和された状態になるためUIBCは0に近くなり，時にはTf飽和度が100%を超える値をとる。これは血清中のTfがすでに鉄で飽和しているのみならず，Tfに結合していないフリーな鉄が血清中に存在することを意味する。

　TIBCや血清鉄の値が異常の場合には，貯蔵鉄の指標であるフェリチンの測定が有用である。TIBCが高値でフェリチンが低値の場合は鉄欠乏性貧血を，血清鉄が高値でフェリチンも高値の場合は鉄過剰症を示す。

疑われる疾患

高値 鉄欠乏性貧血，真性多血症，潜在的鉄欠乏状態　など

低値 鉄過剰状態，特発性ヘモクロマトーシス，慢性炎症性疾患，悪性腫瘍，
トランスフェリンの生合成低下(肝疾患，低栄養状態)，ネフローゼ症候群　など

薬剤影響

Fe〔血清鉄〕の項(p.191)参照。

Zn〔亜鉛〕

zinc

基準値 血清：80～130μg/dL　尿：64～947μg/L

測定法 原子吸光法　　　**検体** 血清，尿

臨床的意義 代表的な必須微量金属。欠乏すると皮膚炎や味覚障害をきたす。中心静脈栄養・経腸栄養に伴う亜鉛欠乏症の診断に重要。

　亜鉛(Zn)は代表的な必須微量金属で，70種以上の酵素（金属酵素）の構成要素として，生体のさまざまな代謝調節に関与している。

　臨床的には血清亜鉛の過剰に遭遇することは稀であり，血清亜鉛の低下をきたす病態のほうがはるかに多く，かつ重要である。

　亜鉛欠乏により成長発育障害，性腺機能不全，皮膚病変，味覚・嗅覚異常などの障害が発来し，その診断には血清亜鉛値が用いられる。

　亜鉛欠乏症の原因には以下のものがある。

1. 吸収・排泄機構の障害によるもの

2. 摂取不足によるもの

　摂取不足は低亜鉛食（菜食主義者など）のような例を除けば，医原性のものが多い。特に長期間に及ぶ静脈栄養や経腸栄養に伴う亜鉛欠乏症が重視されている。

　一方，腸性肢端皮膚炎は先天性の亜鉛欠乏症として知られ，腸管からの亜鉛吸収不良が原因である。

[透析患者における検査の意義]

　透析患者の血清亜鉛は低値を示すことが多く，味覚・嗅覚異常や性欲減退を訴える例でより著しい。この原因には腸管からの亜鉛吸収不良が関与すると考えられており，亜鉛補充により改善される。

疑われる疾患

高値
血清 ▶ 溶血性貧血，多血症，好酸球増加症
尿 ▶ 多発性神経炎，肝硬変，糖尿病

低値
血清 ▶ Zn摂取不足(中心静脈栄養，経腸栄養時に起こりやすい)，
腸性肢端皮膚炎，重症肝障害(肝硬変，肝膿瘍，肝癌など)，
炎症性腸疾患(潰瘍性大腸炎，クローン病など)，
貧血(悪性貧血，鉄欠乏性貧血，再生不良性貧血など)，糖尿病，
腎疾患(糸球体腎炎，ネフローゼ症候群など)
尿 ▶ 多発性筋炎，パーキンソン病，重症筋無力症

Mg〔マグネシウム〕

magnesium

基準値 血清：1.9〜2.5 mg/dL　尿：0.02〜0.17g/日

測定法 酵素法　　**検体** 血清，尿

臨床的意義 各種酵素の補助因子として作用し，
生体の代謝調節に必須の微量金属。

　マグネシウム(Mg)は，種々の酵素の補助因子として生体代謝調節に重要な役割を担う金属である。特に虚血性心疾患，不整脈，高血圧，脳血管障害とMg欠乏との関係を示唆する報告が多い。一方，高Mg血症は腎機能障害などで生じ，カルシウムをはじめとする電解質代謝に異常をきたし，腎性骨異栄養症に関与する。

　血清Mgは，男性が女性よりわずかに高値を示し，加齢による上昇のほか，日内・日差・季節変動も認められるが，変動幅は小さく，いずれも基準範囲内にとどまる。一方，尿中Mgは生体全体の代謝状態をよく反映するが，人種，食習慣，飲料水などで異なる。睡眠時に減少し，午前中後半に最大となるという日内変動が認められる。

　生体内Mgの99％は細胞内に存在するため，細胞内Mgの評価には赤血球が多く用いられるが，赤血球は無核のため，赤血球産生時のMg代謝を示し，検査時の状態を反映しない可能性がある。また，Mg欠乏状態ではマンガン(Mn)も欠乏しやすいため，両者同時の検討が推奨される。

(注目) 検体採取時にEDTAなどのキレート剤が混入した場合は低値を示す。

疑われる疾患

高値
腎機能低下，急性・慢性腎不全
Mg負荷 ▶ 下痢，透析液，下剤の過剰投与
腸管での吸収亢進 ▶ ビタミンD，リチウム
腎再吸収亢進 ▶ 甲状腺機能低下症，アジソン症

低値
蛋白栄養不良症，飢餓，偏食，Mg欠乏輸液などによる摂取不足
吸収障害 ▶ 吸収不全症候群，小腸切除後
体液疾患 ▶ 長期消化液吸引，重症下痢，下剤乱用
排泄増加 ▶ ループ利尿薬，急性腎不全利尿期
急性膵炎 ▶ リン酸欠乏

薬剤影響

高値 骨・カルシウム治療薬である**活性型ビタミンD₃製剤**過剰投与で増加。
低値 腸内リン結合薬(**アルミニウム，炭酸カルシウム**)で低下。

Al〔アルミニウム〕
aluminum

基準値 0.9μg/dL以下

測定法 原子吸光法　　　**検体** 血清

臨床的意義 人工透析患者の透析環境管理や，アルミニウム脳症の予防に実施される検査。

　アルミニウム (Al) は環境に広く分布している金属であり，毒性や，皮膚や腸管からの吸収が極めて低いと考えられていた。そのため医薬品において，外用薬や制酸剤として胃腸薬，アジュバントとしてワクチンなどに用いられてきた。しかし，最近ではAlの腸管からの吸収率が0.5～10%と意外に高いことや，腎障害に伴う排泄不良により体内蓄積がみられることがわかってきた。現在までに神経毒性，骨組織への毒性 (アルミニウム骨症)，貧血を伴う骨髄への毒性が知られている。

　また人工透析患者や，尿毒症における高リン血症治療のために，リンの吸収を抑制する目的でAlゲル剤の経口投与が行われてきた。さらに，透析液中に含まれるAlが，腎不全による排泄不良により脳内に高濃度で侵入し，脳細胞への毒性により発症する透析脳症がよく知られているが，現在では適正な管理により激減している。

　体内に取り込まれたAlは，尿中に比較すると極めて少ないが，一部胆汁中にも排泄される。また血中半減期はAlを静注の場合，約14時間といわれているが，腎不全患者では排泄不良のためにかなり延長し蓄積する。したがって血中Al測定は，これらの病態との関連を追跡する上で，今後さらに重要性が増すと思われる検査である。

疑われる疾患

高値 腎不全，制酸や胃潰瘍治療目的のためのAl含有製剤投与，キレート剤投与，Al生産工場などの職業によるAl曝露，胆道閉塞性肝疾患

薬剤影響

　制酸剤として**合成ケイ酸アルミニウム**を使用している場合，長期投与によりアルミニウム脳症，アルミニウム骨症，貧血等が現れるおそれがあるので，定期的にアルミニウム，リン，カルシウム，アルカリホスファターゼ等の測定を行うこと。

ビタミンA〔レチノール〕
vitamin A (retinol)

基準値 27.2〜102.7μg/dL

測定法 HPLC法　　**検体** 血清

 視覚や生殖機能の維持，上皮組織の分化，骨形成などに不可欠な脂溶性ビタミン。欠乏すると夜盲症となる。

　網膜視細胞に含まれる視物質の1つ，ロドプシンの形成や生殖機能の維持，上皮組織の分化，骨形成などに不可欠な脂溶性ビタミンである。

　天然には，レチノールとその誘導体の形で卵黄やバターなどに含まれている。一方，ニンジンをはじめとする植物からも，カロチンなど前駆体（プロビタミンA）の形で摂取され，小腸や肝でビタミンAに転換される。ヒト体内では眼球，上皮細胞，軟骨，生体膜に多く含まれ，肝臓に貯蔵される。ビタミンAは脂肪酸エステルの形で脂質とともに吸収されるため，閉塞性黄疸など脂肪の吸収障害があると欠乏をきたしやすい。

　血中ビタミンAは，肝臓で生成されるレチノール結合蛋白(RBP)と結合して運ばれるため，肝機能障害時に血中濃度は低下する。また甲状腺機能亢進症の場合，末梢でのビタミンA消費亢進により血中濃度が低下する。

　ビタミンAが欠乏すると暗順応の低下が起こり，進行すると夜盲症や結膜乾燥症，皮膚および粘膜の角化を引き起こす。

［透析患者における検査の意義］

　透析患者の血清ビタミンA値は正常者の2〜3倍の高値を示し，同時にRBPも高値であることが知られている。腎性貧血の程度とは負の相関があるという。

疑われる疾患

高値 ビタミンA過剰症，甲状腺機能低下症，過栄養状態（脂肪肝，高脂血症），腎不全

低値 ビタミンA欠乏症（夜盲症），吸収不良症候群，重症肝障害，閉塞性黄疸，甲状腺機能亢進症，亜鉛欠乏症

薬剤影響

高値 ビタミンA製剤投与時には高値を示す。

低値 脂質異常症治療薬（コレスチラミン）は脂溶性ビタミン吸着阻害を起こし，低値を示す。

Ⅱ 生化学検査　　7 ビタミン

ビタミンB₆

vitamin B₆

基準値　ピリドキサミン（PAM）　Ⓜ 0.6 ng/mL以下　　Ⓕ 0.6 ng/mL以下
　　　　ピリドキサール（PAL）　Ⓜ 6.0〜40.0 ng/mL　Ⓕ 4.0〜19.0 ng/mL
　　　　ピリドキシン（PIN）　　Ⓜ 3.0 ng/mL以下　　Ⓕ 3.0 ng/mL以下

測定法　HPLC法　　　**検体**　血清

臨床的意義　アミノ酸代謝の補酵素として働く水溶性ビタミン。
欠乏すると脂漏性皮膚炎をきたす。

　ビタミンB₆（VB₆）はピリドキサミン（PAM），ピリドキサール（PAL），ピリドキシン（PIN）と各々のリン酸エステルの計6種類からなり，その主成分はピリドキサールリン酸（PLP）である。ビタミンB₆はアミノ酸代謝の補酵素として，アミノ基転移，加水分解，脱炭酸，酸化，加リン酸分解などの反応に関与する。

　食物として摂取されるビタミンB₆はすべて遊離型として取り込まれ，腸管細胞内でピリドキシンリン酸を経てPLPに転換される。

　日本では食事での摂取不良によるビタミンB₆の欠乏症はほとんどみられないが，血清中のビタミンB₆濃度が正常範囲に維持されるためには摂取蛋白当たり0.016mg/gのビタミンB₆が必要といわれており，IVHなどの長期輸液管理下の患者で測定意義を認める場合がある。

　ビタミンB₆が欠乏すると顔の粘膜周辺に脂漏性皮膚炎がみられたり，小球性低色素性貧血が起こることがある。

　一方，新生児にみられるビタミンB₆依存性痙攣はPLP依存性酵素の一種，L-グルタミン酸脱炭酸酵素の先天的変異で発現する。すなわち，神経伝達物質のγ-アミノ酪酸（GABA）はPLP依存性酵素であるL-グルタミン酸脱炭酸酵素の触媒作用で生成されるため，その酵素が変異するとPLPとの親和性が低下し，脳内のGABA濃度が低下する結果，痙攣が起こるとされている。

疑われる疾患

ビタミンB₆過剰症

低値　脂漏性皮膚炎，小球性貧血，
　　　ビタミンB₆欠乏症（摂取不良，吸収障害，妊娠，発熱などによる）

薬剤影響

高値　ビタミンB₆製剤投与時には高値となる。また，PLPと拮抗的に作用する抗結核薬の**イソニアジド**や**抗うつ薬**投与時はビタミンB₆を補強するため高値を示す。

ビタミンB₁₂〔シアノコバラミン〕

vitamin B₁₂ (cobalamin)

基準値 233〜914 pg/mL

測定法 CLIA法　　　**検体** 血清

 欠乏により巨赤芽球性貧血をもたらす水溶性の造血ビタミン。吸収には胃から分泌される「内因子」といわれる蛋白が必要。

ビタミンB₁₂（VB₁₂）は葉酸とともに造血ビタミンとして知られ，その欠乏は巨赤芽球性貧血をもたらす。

卵黄，魚肉，レバー等の食物より摂取されるビタミンB₁₂は，胃壁細胞から分泌される「内因子」と呼ばれる糖蛋白と結合した複合体として腸管に運ばれ，複合体に特異的な受容体を介して吸収され血中に移行する。したがって，胃全摘に代表されるような内因子の分泌低下や欠如があると，ビタミンB₁₂の吸収が障害され，欠乏症をきたす。

ビタミンB₁₂欠乏症の所見としては，貧血のほかに舌の発赤・乳頭萎縮，下痢，神経症状などがある。内因子の分泌欠如による巨赤芽球性貧血を，特に「悪性貧血（perncicious anemia）」という。悪性貧血の患者血中には高頻度に抗内因子抗体が検出され，診断的価値が高い。巨赤芽球性貧血は葉酸欠乏症の典型的な所見でもあるため，鑑別のために血中葉酸値をあわせて測定する〔➡葉酸(p.199)参照〕。

一方，高ビタミンB₁₂血症は骨髄増殖性疾患や悪性腫瘍で報告がある。これには，血中の特異的担送蛋白の産生亢進が関与すると考えられている。

［透析患者における検査の意義］

慢性腎不全による透析患者においては，血中ビタミンB₁₂濃度は健常者に比べて高値の傾向はあるものの，おおむね基準範囲内にとどまるとされている。

疑われる疾患

高値 骨髄増殖性疾患（慢性骨髄性白血病，真性多血症，骨髄線維症など），悪性腫瘍，肝細胞壊死（急性肝炎，劇症肝炎など）

低値 悪性貧血，胃切除後，萎縮性胃炎，吸収不良症候群，blind loop症候群，ゾーリンジャー・エリソン症候群

薬剤影響

高値 ビタミンB₁₂製剤投与時は高値となる。

低値 抗結核薬のパラアミノサリチル酸カルシウム水和物(PAS)やアミノグリコシド系薬のフラジオマイシンで低値となることが知られている。

葉酸

folic acid (folate)

基準値 3.6～12.9 ng/mL

測定法 CLIA法　　　**検体** 血清

臨床的意義 核酸，アミノ酸代謝に関わる水溶性ビタミン。
欠乏すると巨赤芽球性貧血を引き起こす。

　葉酸は緑野菜，肉，レバー，酵母，米などに多く含まれ，プリン・ピリミジン代謝やアミノ酸代謝，蛋白合成開始など反応系の補酵素として機能する。葉酸の欠乏はDNA合成の障害，とりわけ骨髄造血機能の異常(巨赤芽球性貧血)を惹起するため「抗貧血因子」とも呼ばれている。

　葉酸欠乏症の原因には，慢性アルコール中毒や偏食による摂取不足，胃切除後など腸管の器質的・機能的異常による吸収障害のほか，薬剤起因性のものがみられる。

　抗悪性腫瘍薬(葉酸代謝拮抗薬)であるメトトレキサートや，抗てんかん薬の投与患者では，葉酸値の低下が知られている。また，妊娠や悪性腫瘍に伴う需要増大によって葉酸欠乏症を起こすことがある。

　葉酸欠乏症の臨床所見は巨赤芽球性貧血，白血球の減少など，ビタミンB₁₂欠乏症の場合とよく似ているため，原因鑑別のためには両者を測定することが望ましい〔➡ビタミンB₁₂(p.198)参照〕。赤血球恒数では，MCV(赤血球1個当たりの平均容積)が高値を示す〔➡RBC(p.109)参照〕。

　葉酸は体内貯蔵量の割に1日必要量が多いため，静脈・経腸栄養を行っているような場合には欠乏症の注意が必要である。

疑われる疾患

高値 葉酸製剤の投与　など

低値 葉酸欠乏症，巨赤芽球性貧血，慢性下痢症，舌炎，口角炎，易刺激性の神経症状，葉酸代謝拮抗薬の投与(メトトレキサート，5-フルオロウラシルなど)，ホモシスチン尿症　など

薬剤影響

高値 葉酸製剤投与時は高値となる。

低値 葉酸代謝拮抗薬である**抗リウマチ薬(メトトレキサート)**や**抗てんかん薬(フェニトイン：ジフェニルヒダントイン)**などでは低値となる。

ビタミンC〔アスコルビン酸〕

vitamin C (ascorbic acid)

基準値 5.5〜16.8μg/mL

測定法 HPLC法　　　**検体** 除蛋白上清

臨床的意義 強い還元作用をもつ水溶性ビタミン。欠乏すると壊血病となる。

　ビタミンC(VC)は，アスコルビン酸とも呼ばれ，強い還元作用をもつ水溶性ビタミンである。VCはL-グロノラクトンオキシダーゼの作用でブドウ糖から合成されるが，ヒトやサルはこの酵素をもたないため体内で合成することができず，もっぱら食事からの摂取に依存している。VCは野菜や柑橘類に多く含まれ，食事で摂取されると小腸から吸収され，体内に広く分布する。生体内でのVC総貯蔵量は約1,500mg程度で，その3%にあたる約45mgが日々代謝される。成人では1日に約50mgが必要とされるが，喫煙者では体内貯蔵量が少ない傾向があるため，一般に非喫煙者に比べ1.5〜2倍の摂取が必要といわれる。

　VCの主な作用に鉄の吸収・貯蔵がある。またコラーゲン蛋白の架橋合成にはVCと鉄が必須であるため，欠乏すると結合織がもろくなり，歯茎や鼻腔から出血を起こす「壊血病」の病像を呈する。壊血病は現在では稀であるが，偏った食生活によるVCの欠乏で発症する。すなわち，小児では歯や骨の発育が悪く，骨折を起こしやすくなり，成人では出血傾向，皮膚乾燥，毛のう角化や紫斑が徐々に発生し，血管が脆くなるためルンペル・レーデ現象が陽性となる。また人工栄養下の新生児にみられるVC欠乏症を「Möller-Barlow(メラーバロー)病」という。

　VCはチロシンからカテコールアミンを合成する際にも必須で，アルコールや薬物などの解毒にも関与している。また免疫作用を増強する働きが知られ，欠乏すると感染症に罹患しやすくなるともいわれる。

(注目) VCは，薬剤，健康食品のほか，防腐剤としても広く用いられており，患者申告の有無にかかわらず投与されている可能性を考える必要がある。尿中にVCが出現すると，尿糖や潜血反応に偽陽性をもたらすことがある。異常高値をみた場合には，採血ルートへの輸液成分混入の可能性を考慮する。

疑われる疾患

 ビタミンC製剤投与 など　　 ビタミンC欠乏症(壊血病，メラーバロー病など)

薬剤影響

高値 ビタミンC製剤投与時は高値となる。

25-OHビタミンD

vitamin D, 25-hydroxy

基準値 [ビタミンD欠乏症の判定におけるビタミンD充足度の指標]
20 ng/mL以下　　15 ng/mL以下であればより確実

(日本小児内分泌学会：ビタミンD欠乏性くる病・低カルシウム血症の診断の手引き，2013)

測定法 ECLIA法　　**検体** 血清

臨床的意義 ビタミンDの代謝産物，総ビタミンD量を反映する指標。
骨形成に関与し，不足すると，くる病，骨軟化症をきたす。

　ビタミンDは骨代謝を司る脂溶性ビタミンで，体内に入るとまず肝臓で側鎖の25位が水酸化され，25-hydroxy-vitamin D（25-OH-D）となり，続いて腎で1位または24位が水酸化されて，1α, 25-dihydroxy-vitamin D[1α, 25-(OH)$_2$D]や24, 25-dihydroxy-vitamin D[24, 25-(OH)$_2$D]に代謝される。

　ビタミンDは代謝されると25-OH-Dに変換されるが，それ自体は生理活性をほとんどもたない。ビタミンD自体は代謝や脂肪組織への移行などにより血中濃度が大きく変動するため，一般にはあまり測定されない。代わりにその代謝物として，特に25-OH-Dは生体内での過不足を反映するので，ビタミンDの代わりに測定され，欠乏症をはじめとする栄養状態の指標にも用いられる。

　血中のビタミンDは蛋白と結合して循環し，最終的には胆汁中に排泄される。ビタミンDは脂溶性のため，胆汁分泌不良では吸収障害のため低値となる。また，25-hydroxylaseの活性低下により低値になることがある。

　ビタミンDの作用は血中のカルシウム濃度上昇にあるため，ビタミンD不足によってカルシウム不足となり，小児ではくる病，成人では骨軟化症をきたす。

注! 25-OH-Dは，夏に高く，冬に低いという季節変動が認められるが，日照時間の差などが理由と考えられている。

疑われる疾患

高値 ビタミンD過剰症（ビタミンD大量投与などによる）

低値 くる病，骨軟化症，肝硬変，胆汁分泌不良，ネフローゼ症候群，未熟児，吸収不良症候群

薬剤影響

高値 市販のビタミン製剤の大量服用などでは高値を示す。

低値 消化性潰瘍治療薬の腸内リン結合薬（アルミニウム製剤）で低値を示す場合がある。

1α, 25-(OH)₂ビタミンD

vitamin D, 1, 25-dihydroxy

基準値 20～60pg/mL

測定法 RIA（二抗体法）　　　**検体** 血清

臨床的意義 **最も生物活性が強いビタミンD。**
血中カルシウム濃度を上げる働きをもつ。

　ビタミンDは，体内に入るとまず肝臓で25-hydroxylaseにより側鎖の25位が水酸化され，25-hydroxy-vitamin D（25-OH-D）に変換される。続いて腎で1位または24位が水酸化されて，1α, 25-dihydroxy-vitamin D［1α, 25-(OH)₂D］や24, 25-dihydroxy-vitamin D［24, 25-(OH)₂D］に代謝される。

　このうち1α, 25-(OH)₂ビタミンDは「活性型ビタミンD」とも呼ばれ，主要な標的臓器である小腸において，核内に存在するレセプターと結合して作用を発現する。小腸でのカルシウム（Ca）の吸収を高め，骨からのCa溶出を副甲状腺ホルモン（PTH）とともに促進することで，血中Caの濃度を上昇させる働きをもつ。また活性型ビタミンDは，PTHやCa，リン酸の濃度により1位の水酸化の進行が制御されている。

　通常，ビタミンDは結合蛋白と結合して血中を循環し，最終的には胆汁中に排泄される。

　1α, 25-(OH)₂ビタミンDは，ビタミンDに比べて脂肪組織への移行による血中濃度の変動が少ない。このため，25-OH-D（→p.201）とともにビタミンDの過不足を推定する指標として重用されている。

 一般に，骨が急速に成長する必要性により，成長期や妊産婦で高値がみられることがある。

疑われる疾患

| 高値 | 原発性副甲状腺機能亢進症，妊娠，Ⅱ型ビタミンD依存症，サルコイドーシス　など |

| 低値 | くる病，骨軟化症，腎不全，副甲状腺機能低下症，Ⅰ型ビタミンD依存症，骨粗鬆症，未熟児くる病　など |

薬剤影響

高値 ビタミンDあるいは**骨・カルシウム治療薬（活性型ビタミンD₃製剤）**の服用時には高値となる。

Ⅱ 生化学検査　　7 ビタミン

ビタミンE〔トコフェロール〕
vitamin E (tocopherol)

基準値 0.75〜1.41mg/dL

測定法 蛍光法　　　**検体** 血清

臨床的意義 抗酸化作用と生体膜安定化作用をもつ，脂溶性ビタミン。

　ビタミンEは脂溶性ビタミンでトコフェロールとも呼ばれ，α，β，γ，δの4つの同族体が知られている。

　食餌由来では主にα-，γ-トコフェロールが胆汁酸とともに腸管から吸収され，カイロミクロンに溶け込む形で肝臓まで運ばれる。肝臓内ではα型のみがα-トコフェロール輸送蛋白（α-TTP）によってVLDL（超低比重リポ蛋白）とともに優先的に血中へ放出され，α型が最も生物活性が高いといわれている。

　ビタミンEの主な生理作用は2つある。1つは抗酸化作用であり，生体膜で発生した活性酸素を消去する「スカベンジャー」として働き，これを消去して，生体膜の障害を防ぐ結果，過酸化脂質の生成を防ぐ。もう1つの作用は生体膜安定化作用である。構造上フィチル側鎖といわれる部分が，リノール酸やアラキドン酸などの二重結合の部分に入り込み，生体膜安定化に寄与するといわれている。

　このほか血管保護作用や抗血栓作用，ホルモン分泌作用があるといわれている。

　肝障害による胆汁うっ滞時には，脂肪吸収障害により生体への吸収障害が生じ，血中ビタミンEは低下する。また血清脂質の値に影響されることが多く，栄養状態の把握には赤血球中のビタミンE測定を推奨する説もある。

注目 新生児や未熟児でビタミンEは低値を示し，高度の欠乏状態にあるときはさまざまな神経障害が出現するといわれる。

疑われる疾患

高値 ビタミンE製剤投与，妊婦，高脂血症　など

低値 新生児・未熟児，胆汁うっ滞，ビタミンE吸収障害，栄養失調症，家族性ビタミンE欠乏症　など

薬剤影響

低値 脂質異常症治療薬の**コレスチラミン**は脂溶性ビタミン吸着阻害を起こすため，コレスチラミン投与患者では低値を示すことが知られている。

NTX〔Ⅰ型コラーゲン架橋N-テロペプチド〕

crosslinked N-telopeptide of type I collagen

基準値 Ⓜ 13.0～66.2 nmol BCE/mmol・Cr

　　　Ⓕ 閉経前　9.3～54.3 nmol BCE/mmol・Cr

　　　　 閉経後 14.3～89.0 nmol BCE/mmol・Cr

測定法 CLEIA法　　**検体** 尿

臨床的意義 骨基質の分解産物。骨粗鬆症，原発性副甲状腺機能亢進症，悪性腫瘍の骨転移など，骨吸収が亢進する疾患の経過観察に有用。

　骨基質の主要構成蛋白であるⅠ型コラーゲンの分解産物である。

　骨組織において，Ⅰ型コラーゲンの分子間は，両端のテロペプチド領域を中心に，ピリジノリン(PYD)あるいはデオキシピリジノリン(DPD)と呼ばれる物質を介し，安定な架橋構造を形成している。骨吸収の際に分解生成されるⅠ型コラーゲンのペプチド断片には，N-末端側由来の産物であるNTXが含まれている。骨組織から血中に放出されたNTXは，最終的に尿中に排泄される。すなわちNTXは，骨吸収を反映して尿中に現れるコラーゲン分解産物と考えることができる。

　このピリジノリンを介したⅠ型コラーゲンの架橋構造は，成熟コラーゲン線維にのみ存在し，その量は骨基質量に相関する。ゆえにNTXの血中濃度および尿中排泄量は，骨吸収の勢いを示す有用な指標となる。実際，原発性副甲状腺機能亢進症など，骨吸収亢進をきたす種々の代謝性骨疾患では，血中および尿中NTXが高値を示す。現在，臨床的には骨粗鬆症に対し，いくつかの骨吸収抑制薬が登場しているが，これらの効果は，投与前後の尿中NTX排泄量変化から推定できる。薬剤で骨吸収が抑制されれば，それを反映し，尿中NTXは有意に低下する。このようにNTXは，骨吸収抑制薬に対する反応性が他の骨吸収マーカーよりも鋭敏とされている。

　また悪性腫瘍の骨転移の判定にも，NTXは有用である。尿中NTX排泄量は，骨粗鬆症には別に設定されている。カットオフ値(100nmol BCE/mmol·Cr)は，診断特異性を重視し高めに設定されている。このため，骨転移例における陽性率は20～30％程度にとどまる。もし尿中NTX値が骨吸収亢進を意味する"55nmol BCE/mmol·Cr以上"である場合には，骨転移の可能性を考慮して，1～3カ月おきに再検査し，NTX値の変化を確認することが望ましい。

　従来，NTXの血中濃度は低く，測定は困難であったが，近年測定感度が向上し，健康保険にも収載された。ただし，デオキシピリジノリン，オステオカルシン(OC)とNTXをあわせて実施した場合は，主たるもののみ算定される。

[疾患における指標]

骨吸収亢進の指標	55nmol BCE/mmol・Cr以上
副甲状腺摘出術の適応	200nmol BCE/mmol・Cr以上
悪性腫瘍の骨転移の指標	100nmol BCE/mmol・Cr以上

※BCE：bone collagen equivalents（骨コラーゲン相当量）

(注!) 骨格の発育を受けて代謝回転が活発な20歳未満，特に成長期の学童や，骨吸収が亢進する閉経後女性では，いずれもNTXが高値となる。

疑われる疾患

高値 癌の骨転移（肺癌，乳癌，前立腺癌），原発性副甲状腺機能亢進症，甲状腺機能亢進症，骨パジェット病

薬剤影響

低値 ホルモン補充療法（HRT）や骨・カルシウム治療薬〔ビスホスホネート製剤，選択的エストロゲン受容体調節薬（SERM）〕を用いた場合は低値を示す。

DPD 〔デオキシピリジノリン〕

deoxypyridinoline

基準値 Ⓜ 2.1〜5.4 nmol/mmol·Cr （骨量減少リスクのカットオフ値：5.9）
　　　　Ⓕ 2.8〜7.6 nmol/mmol·Cr （骨折リスクのカットオフ値：7.6）

測定法 EIA法　　　**検体** 尿

臨床的意義 骨基質の代謝産物。骨量減少をきたす代謝性疾患や癌の骨転移で尿中濃度が上昇。

　デオキシピリジノリン(DPD)は，骨基質の主要構成成分であるⅠ型コラーゲンの分子間に架橋を形成し，コラーゲン線維の安定化に寄与する「ピリジニウム架橋アミノ酸」の1つである。

　この架橋物質には，構造的に類似するピリジノリン(PYD)とDPDの2種が知られ，PYDが骨・軟骨に加えて多くの結合組織にも存在するのに対し，DPDの分布は主に骨・歯牙に局在するため，DPDは骨特異性がより高いといえる。

　骨吸収に伴う分解産物として放出されたDPD(およびPYD)は，異化を受けずに尿中に排泄される。このうち約40%が遊離型，60%がコラーゲン分子末端部を含むペプチド結合型であり，EIA法にて測定されるのは遊離型のみである。

　通常，遊離型・ペプチド結合型の尿中排泄量比率はほぼ一定していることから，遊離DPD量は，生体の骨吸収状態の指標と考えられている。

　骨量減少をきたす各種代謝性疾患，癌の骨転移などで尿中に遊離されるDPDは，健常者に比べて有意な高値を示すため，その診断や病態把握に有用である。

　なお，従来PYDおよびDPD測定に用いられてきたHPLC法では，検体をあらかじめ加水分解するため，ペプチド結合型を含む総排泄量を求めることができる。

注目 女性では閉経後から徐々に遊離DPDの尿中排泄量が増加し，3〜5年で最大値に達するという。思春期前は成人に比べて約10倍の高値である。

疑われる疾患

高値 癌の骨転移(乳癌，肺癌，前立腺癌など)，原発性副甲状腺機能亢進症，骨粗鬆症，甲状腺機能亢進症，骨パジェット病，骨軟化症

低値 低値側の臨床的意義は少ない

薬剤影響

低値 ホルモン補充療法(HRT)や骨・カルシウム治療薬(ビスホスホネート製剤，SERM)を用いた場合は低値を示す。

1CTP〔I型コラーゲン-C-テロペプチド〕

type I collagen closs-linked C-telopeptide

基準値 5.5 ng/mL未満(骨転移判定のカットオフ値)

測定法 RIA(二抗体法)　　**検体** 血清

臨床的意義 骨基質の分解産物で骨吸収量を反映する指標。癌の骨転移の有無や治療効果の判定に有用。

　骨基質の主要構成蛋白であるI型コラーゲンの分解産物である。

　骨のI型コラーゲン分子間は,両端のテロペプチド領域を中心に,ピリジノリン(PYD)あるいはデオキシピリジノリン(DPD)と呼ばれる物質を介して安定な架橋構造を形成している。

　骨吸収により分解生成し,血中に放出されるI型コラーゲンの架橋構造部分を含めた「I型コラーゲンのC-末端側ペプチド断片」が1CTPである。言い換えれば,血中1CTP濃度は,骨組織における骨吸収量を反映している。

　骨吸収の評価は,特に骨量減少をきたす種々の代謝性骨疾患の病態把握に重要である。副甲状腺機能亢進症,甲状腺機能亢進症,胃切除例,悪性腫瘍に伴う高カルシウム血症で,血中1CTPの上昇が報告されている。ただし,血中1CTP値は腎機能の影響を受けて「GFR<50mL/min」で高値化するため,判定に注意を要する。

　前立腺癌をはじめとする悪性腫瘍患者の血中1CTP濃度は,骨転移を有する症例で高率に異常高値を示す。このため1CTPは,骨転移の有無の診断や治療効果の判定にも有用である。

　なお,血中1CTP値では有意な年齢差・性差は認められず,同じI型コラーゲンのN-末端側代謝産物であるI型コラーゲン架橋N-テロペプチド(NTX)(➡p.204)が,骨吸収亢進を呈する閉経後女性で高値になる点と異なっている。1CTPは骨粗鬆症ではなく,もっぱら癌の骨転移マーカーとして使われることが多い。

疑われる疾患

高値 癌の骨転移(乳癌,肺癌,前立腺癌),副甲状腺機能亢進症,甲状腺機能亢進症,胃切除例,悪性腫瘍に伴う高カルシウム血症,慢性腎不全

薬剤影響

低値 ホルモン補充療法(HRT)や骨・カルシウム治療薬(ビスホスホネート製剤,SERM)を用いた場合は低値を示す。

BAP〔骨型アルカリホスファターゼ〕

bone-alkaline phosphatase

基準値 Ⓜ 3.7〜20.9 μg/L

　　　 Ⓕ 閉経前 2.9〜14.5 μg/L　　閉経後 3.8〜22.6 μg/L

測定法 CLEIA法　　　**検体** 血清

臨床的意義 骨形成を担う骨芽細胞の活性度を反映。他の尿中骨形成マーカーに比べて日内変動が小さく，骨吸収抑制薬の効果判定に有用。

　BAPとは，アルカリ性の条件下で最も効率よくリン酸のエステル結合を切断する酵素，アルカリホスファターゼ(ALP)の一種である。

　数あるALPアイソザイムのうち，電気泳動法で陽極から3番目に泳動されるため，ALP3とも表記される。その定量には，以前は電気泳動法にてALPをアイソザイムに分離し，各分画の比率から濃度を推定する方法がとられていた。しかし近年，骨代謝学の進歩に伴い，骨型ALPのみを特異的抗体で簡便に定量する方法が開発され，さまざまな骨疾患の診療に応用されている。

　BAPは骨形成を担う骨芽細胞の細胞膜に，ホスファチジルイノシトールアンカー(GPI-アンカー)を介して結合している。血中に放出されるのは，これが特異的ホスホリパーゼCにより分解され，可溶性型となったものである。

　BAPは骨芽細胞により合成されるため，骨芽細胞が活動的なとき，特に石灰化初期において活性が高い。すなわち，骨形成の際に石灰化が進行する場所においてBAPの濃度は増加している。このためBAPの上昇は骨形成の亢進を反映し，骨の代謝回転が早い場合に高値を示す。

　年齢によって血中BAPの値は異なり，小児は骨の代謝回転が特に活発なため他の年齢層より高値を示す。成人では安定した値をとるが，閉経期以後の女性ではホルモンの影響により再び上昇する。

　BAPは血中半減期が約3.5日と比較的長く，また血中濃度で測定されるため，Ⅰ型コラーゲン架橋N-テロペプチド(NTX)(➡p.204)やデオキシピリジノリン(DPD)(➡p.206)のように尿を用いる他の骨代謝マーカーのような日内変動がみられず，腎機能の影響も受けにくい。

　同様の血中骨形成指標として，オステオカルシン(OC)(➡p.240)が知られているが，OCは副甲状腺機能亢進症や腎性骨異栄養症などでよく用いられる。BAPもOCも骨吸収亢進時において，骨吸収抑制薬を使用した際に治療効果のモニタリングに有用である。また，前立腺癌や乳癌などの骨転移の補助診断にも有用性が報告されている。

　なお，BAPは目的・用途に応じて基準値が別に設定されているため，使い分けが必要である。

疾患により，カットオフ値が異なるため注意すること。癌の骨転移判定のカットオフ値は，男性：29.4U/L，女性：28.2U/Lである。線維性骨炎，無形成骨症のカットオフ値は，それぞれ本項の冒頭に示す基準値の上限，下限となる。

疑われる疾患

高値 骨軟化症，くる病，骨パジェット病，甲状腺機能亢進症などの代謝性疾患，原発性の骨癌，前立腺癌，乳癌，肺癌などの骨転移，腎性骨異栄養症

低値 低値側の臨床的意義は少ない

薬剤影響

低値 ホルモン補充療法(HRT)や骨・カルシウム治療薬(ビスホスホネート製剤，SERM)を用いた場合は低値を示す。

COLUMN
骨密度の検査方法

①DXA法
デキサ法と呼び，英語名dual-energy-X-ray absorption(2重エネルギーエックス線吸収測定法)の略称で，微量なX線を利用した骨密度測定法です。最も正確で信頼性の高いデータが得られます。

②QUS法
英語名quantitative ultrasound(定量的超音波)の略称で，超音波により骨密度を測定する方法です。

③MD法
英語名microdensitometryの略称で，手のレントゲン写真をアルミニウム板と同時に撮影し，X線ファイルの濃度で骨密度を測定する方法です。

④体重計による推定骨量とは
最近，体重計による「推定骨量」測定も普及しています。体重計による「推定骨量」は，骨に含まれるカルシウムなどのミネラル量を意味します。タニタの体組成計では，DXA法で測定された骨量を元に算出した水分を含まない乾燥した骨量を示しているといいます。骨量は筋肉量と関係があるといわれており，除脂肪量とも高い相関を示すため，体組成計では，除脂肪量から骨量を推定し「推定骨量」としているのです。なお，「推定骨量」は，あくまでも目安であり，体格によって大きく異なります。特に基準となる値がないため，異常値の判定や個体間の客観的な比較には慎重さが要求されます。

ucOC 〔低カルボキシル化オステオカルシン〕

undercarboxylated osteocalcin

 基準値 4.50 ng/mL 未満

測定法 ECLIA法　　　　**検体** 血清

臨床的意義 骨にカルシウムを沈着させる蛋白オステオカルシンの機能不全型。ビタミンK不足で増加し，骨密度とは独立した骨折の危険因子。

オステオカルシン(OC)は分子量約$6 × 10^3$，アミノ酸49個からなる蛋白質である。別名BGP (bone Gla protein；Glaはγカルボキシル化されたグルタミン酸の意)ともいわれ，骨基質ではコラーゲンに次いで多い蛋白質である。OCは骨芽細胞により作られ，骨の非コラーゲン部位の10～20％を占め，Gla化したOCが骨基質中に蓄積されて骨形成にあずかる。OCには3カ所のカルボキシル(Gla)化部位が存在する。γカルボキシラーゼの作用により，ペプチドのN末端から17位，21位，24位のグルタミン酸残基がGla化される。Gla-OCとなったオステオカルシンは，骨基質に取り込まれ，カルシウムを骨に蓄積させるが，Gla化されなかったオステオカルシンは，骨基質に取り込まれず血中に放出される。その結果，カルシウムの骨への取り込みが低下し，骨折のリスクが増す。

ビタミンKは，このγカルボキシラーゼの補酵素である。したがってビタミンKが不足すると，γカルボキシラーゼが十分働くことができず，低カルボキシル化オステオカルシン(ucOC)と呼ばれる機能不全のOCが産生される。

血中でのucOC上昇は，骨中のビタミンKの不足やGla-OC低下を反映し，大腿骨頸部骨折のリスク因子となることが知られている。一方，活性型ビタミンK₂製剤「メナテトレノン(ケイツー®，グラケー®など)」を投与することで，ucOC高値の状態は改善が期待される。食品では「納豆」に活性型ビタミンK₂が豊富に含まれるが，それ以外の食材では極めて少ない。

血中のビタミンK濃度測定は保険適用されていないが，ucOCは保険適用されており，骨におけるビタミンKの充足状態だけでなく，骨の脆さを推定する指標として，骨粗鬆症の治療，予防に有用と考えられる。

疑われる疾患

 高値 ビタミンK欠乏症

薬剤影響

高値 ワルファリン投与では高値となる。

低値 骨・カルシウム治療薬であるビタミンK₂製剤投与では低値となり，治療効果の指標となる。

total P1NP〔トータルⅠ型プロコラーゲン-N-プロペプチド〕

propeptide of type I procollagen, N-terminal

基準値 Ⓜ（30〜83歳）18.1〜74.1 μg/L
Ⓕ 閉経前（30〜44歳）16.8〜70.1 μg/L
閉経後（45〜79歳）26.4〜98.2 μg/L

測定法 ECLIA法　　　**検体** 血清

臨床的意義 骨組織に大量に存在するⅠ型コラーゲン前駆体の代謝産物。
骨形成の早期マーカーとして，骨粗鬆症治療薬の効果判定に用いられる。

　膠原線維の素材として知られるコラーゲンは，グリシンを主体とした細長いペプチドが3本，らせん状に巻き付いた構造をとるポリペプチドである。

　ヒト体内には数種類のコラーゲンが存在する。なかでもⅠ型コラーゲンは骨に大量に含まれ，骨基質の主成分となる一方，皮膚や腱にも存在し，これら組織の強靭な弾力性に不可欠な素材となっている。Ⅱ型コラーゲンは軟骨，Ⅳ型は腎糸球体の基底膜など，名称によって分布や機能が異なっており，これが骨代謝においてⅠ型コラーゲンを特に重要視する理由となっている。

　骨組織におけるⅠ型コラーゲンの合成は，以下のように行われる。

　まず骨芽細胞内で，前駆物質のⅠ型プロコラーゲンとして合成され，細胞外に分泌される。次いでプロテアーゼの作用を受け，C末端とN末端の両方が切断されて，中央部分がⅠ型コラーゲンとして使われる。余ったN末端側はⅠ型プロコラーゲン-N-プロペプチド（P1NP），C末端側は同じくC端プロペプチド（P1CP）と呼ばれ，血中に放出される。

　P1NPは分子量35×10^3の細長い形状をした蛋白質で，血中には単量体や三量体の状態で存在している。測定法によって測定物質が異なり，三量体はintact P1NP，三量体と単量体の両方はtotal P1NPと呼ばれている。

　コラーゲンは，骨を高層ビルに例えると骨組みとなる鉄骨に相当し，骨形成のごく初期段階で産生・使用される。このためコラーゲン量を反映するP1NPは，特に「早期における骨形成の指標」として賞用されている。これに対し，骨型アルカリホスファターゼ（BAP）やオステオカルシン（OC）は，骨基質の成熟・石灰化の過程で産生され，ビルに例えれば壁や床を埋める素材に相当する。

　病態と薬効判定にP1NPは，次のように用いられる。

　P1NPの濃度と骨量には負の相関が認められる。また破骨細胞の活動を抑制する骨吸収抑制薬（エストロゲン製剤やビスホスホネート製剤など）によってP1NP濃度は低下する。さらに副甲状腺ホルモン（PTH）製剤のような骨形成促進薬によりP1NP濃度は上昇する。このような変化は鋭敏なため，薬剤投与による骨粗鬆症治療効果のモニタリングに有用とされる。

一般に，骨代謝マーカーは日内変動が認められるが，P1NPは他のマーカーに比べ比較的小さいとされる。また，食事の影響を受けず，検体安定性も良好とされている。しかし，肝類洞壁に存在する内皮細胞のスカベンジャー・レセプターにより代謝されるため，肝機能低下例では高値になることがある。腎機能障害の影響はほとんど受けないとされる。

疑われる疾患

高値 骨代謝が亢進する疾患(甲状腺機能亢進症，骨パジェット病，バセドウ病)，原発性・続発性骨粗鬆症，転移性骨腫瘍，肝障害，強皮症

低値 低値側の臨床的意義は少ない

薬剤影響

intact P1NPでは以下の現象が認められる。

高値 骨・カルシウム治療薬の**PTH製剤(テリパラチド)**投与の場合は高値を示す。

低値 ホルモン補充療法(HRT)や骨・カルシウム治療薬(ビスホスホネート製剤，SERM)を用いた場合は低値を示す。

COLUMN

骨密度検査(その1)

 粗鬆症は，骨折をはじめとしたさまざまな疾患を引き起こし，寝たきりの一因にもなる現代の生活習慣病の1つです。その予防と治療も，まずは自分の骨量を知ることが大切です。

"骨量"とは，文字どおりには骨の全体量のことで，骨密度の本来の意味は単位体積あたりの骨量を示しています。しかし，臨床で骨量(特に骨基質の重量)を直接測定することが難しいので，測定が容易な骨塩(ヒドロキシアパタイト)の重量のみを測定し，その骨塩の密度(bone mineral density；BMD)をもって骨密度としています。すなわち，骨塩量を骨体積で割った値が骨密度値(単位：g/cm³)として用いられています。測定機器の種類によっては，単位体積ではなく単位面積あたりの骨塩量(単位：g/cm²)で示される場合もあります。

骨粗鬆症は"骨強度"の低下を特徴としますが，骨強度のおよそ70%が骨密度(BMD)，30%が骨質(微細構造，骨代謝回転，微小骨折，石灰化)と規定されています。このため，骨粗鬆症の診断や予防を目的としたスクリーニング検査では，骨密度検査が重要視され，骨密度が若年者成人の平均値(young adult mean；YAM)の何%であるかによって，診断や判定が行われています。

➡ コラム「骨密度検査(その2)」(p.220)に続く

TRACP-5b〔酒石酸抵抗性酸性ホスファターゼ〕

tartrate-resistant acid phosphatase-5b

基準値 Ⓜ 170〜590 mU/dL 　Ⓕ (YAM*) 120〜420 mU/dL

※YAM：若年成人平均値(20〜40歳)

測定法 EIA法　　　**検 体** 血清

臨床的意義 破骨細胞が分泌する酸性ホスファターゼの一種。
破骨細胞の数を反映し，骨吸収活性のマーカーに用いられる。

　酒石酸抵抗性酸性ホスファターゼ(tartrate-resistant acid phosphatase；TRACP)は，酸性ホスファターゼ(ACP)という酵素の一種で，酒石酸で活性を阻害されないためこの名がある。酸性ホスファターゼとは，至適pHを酸性領域にもつホスホモノエステラーゼ(リン酸のエステル結合を切る酵素)のことで，骨代謝と関係が深い。たとえば前立腺癌は骨転移を起こしやすいことで知られるが，その血中マーカーとして知られる前立腺性酸性ホスファターゼ(PAP)は，酒石酸抵抗性酸性ホスファターゼの一種である。

　TRACPのうち，骨由来のアイソザイム成分には，5aと5bの2つのアイソフォームが存在する。このうち5aはマクロファージに，5bは破骨細胞にのみ局在している。TRACP-5bは，破骨細胞による骨吸収の際，血中に放出されるため，破骨細胞の数を反映し，骨吸収活性を反映するマーカーとして注目されている。従来の生化学的方法によるTRACP測定は，5aと5bの両方を測定していたが，近年，モノクローナル抗体を用いることで5bのみを定量する検査法が確立された。

　従来の骨代謝マーカーは，骨組織を形成するコラーゲンの架橋マーカーが多く，デオキシピリジノリン(DPD)(➡p.206)やⅠ型コラーゲン架橋N-テロペプチド(NTX)(➡p.204)などがその代表である。これらは尿中濃度で測定されることが多く，日内変動や腎機能の影響を受けるため，採取時刻やクレアチニン補正などの制約が存在する。

　これに対し，TRACP-5bの検体は血清であるため腎機能の影響を受けにくく，日内変動や食事による影響も小さいため，採取時刻の制約は基本的に存在しない。

　またTRACP-5bは，最小有意変化(MSC)の幅が小さいため，骨代謝の小さな変化を鋭敏に捉えることができる。骨粗鬆症の治療に骨吸収抑制薬であるビスホスホネート製剤が投与されると，早期から治療効果を敏感に反映し，TRACP-5bは低下する。

　一方，骨吸収性の疾患，たとえば副甲状腺機能亢進症，多発性骨髄腫，骨腫瘍，前立腺癌，乳癌，肺癌などの骨転移においては，血中濃度が上昇する。

疑われる疾患

 高値 代謝性骨疾患(原発性・続発性骨粗鬆症)，副甲状腺機能亢進症，
転移性骨腫瘍　など

低値 低値側の臨床的意義は少ない

薬剤影響

低値 ホルモン補充療法(HRT)や骨・カルシウム治療薬(ビスホスホネート製剤，
SERM)を用いた場合は低値を示す。

Chart 2-1　電気泳動法によるLDHアイソザイムのパターン例

健常者例 (LDH2 型が最も高い)

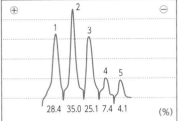

28.4　35.0　25.1　7.4　4.1　　(%)

白血病例 (LDH2, 3 型優位)

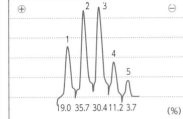

19.0　35.7　30.4　11.2　3.7　(%)

心筋梗塞例 (LDH1, 2 型優位)

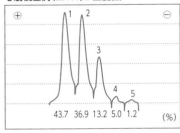

43.7　36.9　13.2　5.0　1.2　(%)

肝炎，慢性肝炎活動期例 (LDH5 型優位)

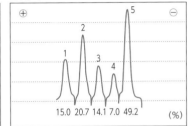

15.0　20.7　14.1　7.0　49.2　(%)

II　生化学検査

関連チャート

Chart 2-2　ALPのアイソザイムと病態

アイソザイム	由　来	出現する病態
ALP1	肝・胆管細胞膜と結合した高分子ALP	閉塞性黄疸 細胆管の炎症
ALP2	肝由来，低分子	細胆管炎など 薬物誘導性肝障害
ALP3	骨由来	小児期では生理的，骨の腫瘍，悪性の腫瘍の骨転移，甲状腺疾患，糖尿病，慢性腎不全
ALP4	胎盤由来 (腫瘍産生Reganアイソザイムなど)	妊娠 腫瘍産生 (肺癌，卵巣癌で多い)
ALP5	小腸由来	血液型B・○分泌型にて食後に出現することがある。肝硬変症
ALP6	ALP結合性免疫グロブリン (マクロALP)	潰瘍性大腸炎で頻度が高い 背景に自己免疫疾患の可能性あり

216

Chart 2-3　電気泳動法によるALPアイソザイムのパターン例

健常者例

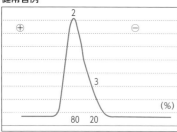

小児・思春期例（ALP3 型上昇）

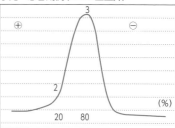

妊娠もしくは悪性腫瘍例（ALP4 型上昇）

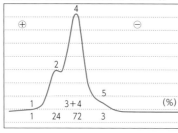

肝障害例

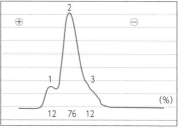

注 ALP は LDH や CK のように各アイソザイムが明確に分離されないため，常にコントロールとの
比較が必要である。

Chart 2-4 　電気泳動法によるCKアイソザイムのパターン例

健常者例

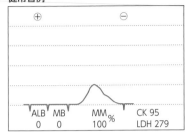

ALB	MB	MM%	CK 95
0	0	100	LDH 279

心筋梗塞例

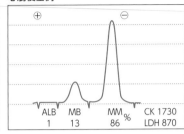

ALB	MB	MM%	CK 1730
1	13	86	LDH 870

筋ジストロフィー症例

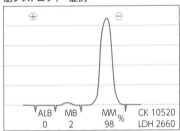

ALB	MB	MM%	CK 10520
0	2	98	LDH 2660

マクロCK, ミトコンドリアCK出現例

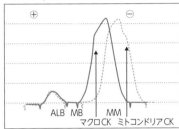

マクロCK　ミトコンドリアCK

II

生化学検査

関連チャート

Chart 2-5　ペプシノゲン(PG)による胃粘膜萎縮度の判定基準

判　定		測定値		
		PG I (ng/mL)		I / II比
強陽性	3 +	30以下	かつ	2.0以下
中等度陽性	2 +	50以下	かつ	3.0以下
陽性	1 +	70以下	かつ	3.0以下
陰性	－	上記条件以外		

Chart 2-6　血糖値，HbA1c値からみた糖尿病診断のフローチャート例

糖尿病型

- 血糖値（空腹時≧126mg/dL，OGTT 2時間≧200mg/dL，随時≧200mg/dLのいずれか）
- HbA1c≧6.5％

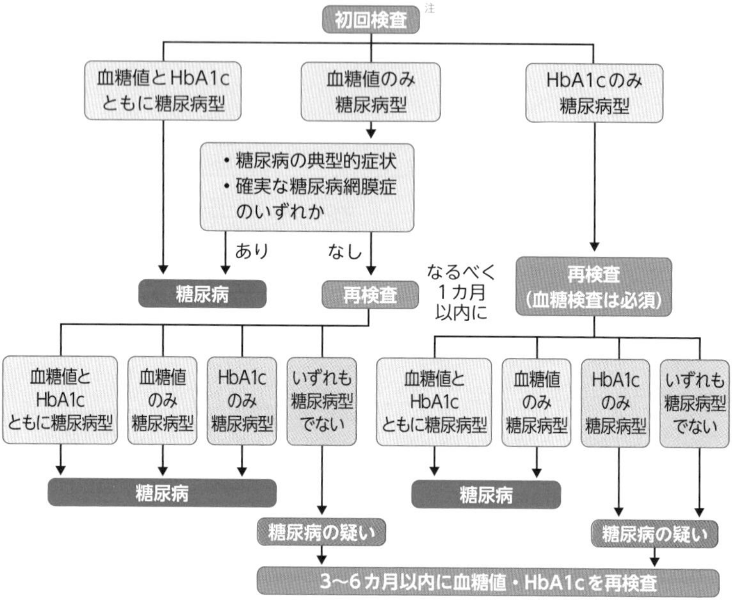

初回検査 注

血糖値とHbA1c
ともに糖尿病型

血糖値のみ
糖尿病型

HbA1cのみ
糖尿病型

- 糖尿病の典型的症状
- 確実な糖尿病網膜症
のいずれか

あり　　　なし

糖尿病　　　　再検査

なるべく
1カ月
以内に

再検査
（血糖検査は必須）

血糖値と
HbA1c
ともに糖尿病型

血糖値
のみ
糖尿病型

HbA1c
糖尿病型

いずれも
糖尿病型
でない

血糖値と
HbA1c
ともに糖尿病型

血糖値
のみ
糖尿病型

HbA1c
のみ
糖尿病型

いずれも
糖尿病型
でない

糖尿病

糖尿病

糖尿病の疑い

糖尿病の疑い

3～6カ月以内に血糖値・HbA1cを再検査

注 糖尿病が疑われる場合は，血糖値と同時にHbA1cを測定する。同日に血糖値とHbA1cが糖尿病型を
示した場合には，初回検査だけで糖尿病と診断する。

（日本糖尿病学会 編・著：糖尿病治療ガイド 2020-2021, p.26, 文光堂, 2020）

Chart 2-7　脂質異常症：スクリーニングのための診断基準（空腹時採血[*]）

LDLコレステロール	140mg/dL以上	高LDLコレステロール血症
	120〜139mg/dL	境界域高LDLコレステロール血症[**]
HDLコレステロール	40mg/dL未満	低HDLコレステロール血症
トリグリセライド	150mg/dL以上	高トリグリセライド血症
Non-HDLコレステロール	170mg/dL以上	高non-HDLコレステロール血症
	150〜169mg/dL	境界域高non-HDLコレステロール血症[**]

[*]　10時間以上の絶食を「空腹時」とする。ただし水やお茶などカロリーのない水分の摂取は可とする。

[**]　スクリーニングで境界域高LDL-C血症，境界域高non-HDL-C血症を示した場合は，高リスク病態がないか検討し，治療の必要性を考慮する。

- LDL-CはFriedewald式（TC−HDL-C−TG/5）または直接法で求める。
- TGが400mg/dL以上や食後採血の場合はnon-HDL-C（TC−HDL-C）かLDL-C直接法を使用する。ただしスクリーニング時に高TG血症を伴わない場合はLDL-Cとの差が＋30mg/dLより小さくなる可能性を念頭においてリスクを評価する。

（日本動脈硬化学会・編：動脈硬化性疾患予防ガイドライン2017年版. 日本動脈硬化学会, p.26, 2017）

Chart 2-8　リスク区分別脂質管理目標値

治療方針の原則	管理区分	脂質管理目標値（mg/dL）			
		LDL-C	Non-HDL-C	TG	HDL-C
一次予防 まず生活習慣の改善を行った後，薬物療法の適用を考慮する	低リスク	＜160	＜190	＜150	≧40
	中リスク	＜140	＜170		
	高リスク	＜120	＜150		
二次予防 生活習慣の是正とともに薬物治療を考慮する	冠動脈疾患の既往	＜100 (＜70)[*]	＜130 (＜100)[*]		

[*]　家族性高コレステロール血症，急性冠症候群の時に考慮する。糖尿病でも他の高リスク病態〔非心原性脳梗塞，末梢動脈疾患（PAD），慢性腎臓病（CKD），メタボリックシンドローム，主要危険因子の重複，喫煙〕を合併する時はこれに準ずる。

- 一次予防における管理目標達成の手段は非薬物療法が基本であるが，低リスクにおいてもLDL-Cが180mg/dL以上の場合は薬物治療を考慮するとともに，家族性高コレステロール血症の可能性を念頭においておくこと。
- まずLDL-Cの管理目標値を達成し，その後non-HDL-Cの達成を目指す。
- これらの値はあくまでも到達努力目標値であり，一次予防（低・中リスク）においてはLDL-C低下率20〜30%，二次予防においてはLDL-C低下率50%以上も目標値となり得る。
- 高齢者（75歳以上）については第7章（出典）を参照。

（日本動脈硬化学会・編：動脈硬化性疾患予防ガイドライン2017年版. 日本動脈硬化学会, p.54, 2017より一部改変）

COLUMN

骨密度検査（その2）

➡ コラム「骨密度検査（その1）」（p.212）からの続き

「骨粗鬆症検診・保健指導マニュアル」（厚生省老人保健福祉局老人保健課，2000年）では下記のように骨粗鬆症検診の判定基準を設けています。

YAM値と比べたときの測定(%)	骨粗鬆症の危険因子※	判定
90%以上	なし	異常なし
	あり	要指導
80〜90%未満		
80%未満		要精密検査

※除去できない危険因子：加齢，性（女性），人種，家族歴，遅い初潮，早期閉経，過去の骨折
　除去できる危険因子：カルシウム不足，ビタミンD不足，ビタミンK不足，リンの過剰摂取，食塩の過剰摂取，極端な食事制限（ダイエット），運動不足，日照不足，喫煙，過度の飲酒，大量のコーヒー

　一方，日本骨粗鬆症学会は「骨粗鬆症の予防と治療ガイドライン 2015年版」に原発性骨粗鬆症の診断基準として，骨密度のYAM値について下記のように定義しています。

YAM値と比べたときの測定(%)	Tスコア評価	診断
骨密度の値がYAM値の80%以上	−1.0以上	正常
骨密度の値がYAM値の70%以上および80%未満	−1.0 〜 −2.5	骨量減少
骨密度の値がYAM値の70%未満	−2.5以下	原発性骨粗鬆症

　また，骨量測定結果の見方，記載の意味は，下記のとおりです。骨粗鬆症の予防と診断には，定期的に骨量の変化を把握することが大切です。
①Tスコア：あなたの測定値が，若年成人平均値に比べてどの程度上下しているかを示す値（例 −1.2，マイナス：平均より低値，プラス：平均より高値）
②YAM値：あなたの測定値が，若年成人平均値と比べて何%であるかを示す値（例 85%　あなたの値は若年平均者に比べると85%です）
③Zスコア：あなたの測定値が，同年齢者平均値に比べてどの程度上下しているかを示す値（例 −0.1）
④%AGE：あなたの測定値が，同年齢者平均値と比べて何%であるかを示す値（例 98%　あなたの値はあなたと同年齢の平均値に比べると98%です）

III

内分泌学検査

GH〔成長ホルモン〕

growth hormone

基準値 Ⓜ 2.47 ng/mL以下　Ⓕ 0.13〜9.88 ng/mL
（負荷前安静時）

測定法 ECLIA法　　**検体** 血清

臨床的意義 成長促進，蛋白同化，脂肪分解などを行う下垂体前葉ホルモン。分泌過剰で巨人症や末端肥大症，不足で小人症を発来。

　GHは下垂体前葉より放出されるペプチドホルモンで，末梢組織に直接またはソマトメジンを介して成長促進，蛋白同化，脂肪分解などの生理作用を及ぼす。GHの分泌は日内変動のほか摂食，睡眠，ストレスなどにより大きく変動を繰り返している。

　GHの大部分は睡眠中に分泌されるが，1日10回程度の脈動的分泌も存在する。

　GHの測定は下垂体前葉機能の診断に有用であり，末端肥大症，下垂体性巨人症など血中GH濃度が高値の場合，その診断および経過観察に用いられる。

　GH低値の場合は，インスリン負荷，アルギニン負荷，L-ドーパ負荷，GRF負荷などの分泌刺激試験が行われる。なお，現法では成長科学協会が示す補正式による換算は不要なので，上記基準値はそのまま適用が可能である。

🔔 採血にあたっては，GH分泌が運動ストレス，食事（アミノ酸摂取），エストロゲン投薬などにより促進され，ブドウ糖負荷，ソマトスタチンなどにより抑制されることを考慮する。

疑われる疾患

高値
末端肥大症，下垂体性巨人症，GH-RH産生腫瘍，尿毒症，神経性食欲不振症
GH投与時の一部（脈動的分泌による高値を否定するため，複数回測定するか，尿中GHを併用）

低値
下垂体機能低下症，GH分泌不全性低身長症，肥満，甲状腺機能低下症，GH単独欠損症
下垂体性小人症（通常は分泌刺激試験を追加して診断に至る）

薬剤影響

高値 β遮断薬，ドパミン作動薬で高値となる。
低値 副腎皮質ホルモンの過剰や副腎皮質ステロイドは，GHの分泌を低下させる。

LH〔黄体形成ホルモン〕

luteinizing hormone

基準値 Ⓜ 0.79〜5.72mIU/mL　　※mean±2S.D.
　　　　Ⓕ （性周期）卵胞期：1.76〜10.24mIU/mL
　　　　　　　　　排卵期：2.19〜88.33mIU/mL
　　　　　　　　　黄体期：1.13〜14.22mIU/mL
　　　　　　　　　閉経後：5.72〜64.31mIU/mL

測定法 CLIA法　　　**検体** 血清

臨床的意義 下垂体前葉より分泌されるゴナドトロピン。
女性では年齢と性周期で大きく変動。

　卵胞刺激ホルモン（FSH）（→p.224）とともに下垂体より分泌されるゴナドトロピンである。卵巣や精巣などの性腺を刺激して性腺機能を維持する働きがあり，LH-RHによる刺激と性ステロイドホルモンによるフィードバックにより分泌量がコントロールされている。また，下垂体自体は視床下部や性腺など他の内分泌臓器とネットワークを組んで機能しているため，LH測定はその把握にも役立つ。
　各種病態の把握にはLH-RHテストなどの負荷試験が必要である。

LH基礎分泌量は思春期前は低値であり，思春期後は徐々に増加し20代前半でピークを迎える。女性では性周期により値が大きく変化するほか，40代半ばより急速に上昇し，閉経後は卵巣などの標的臓器の機能低下に伴い高値となる

疑われる疾患

高値 性腺機能低下・不全症
〔卵巣，または精巣機能低下症（ターナー症候群，クラインフェルター症候群，睾丸女性化症候群など）〕

低値 下垂体機能低下・不全症
〔下垂体機能低下症，視床下部機能低下症，神経性食欲不振症，シーハン症候群，シモンズ症候群〕

薬剤影響

エストロゲン製剤，黄体ホルモン（プロゲストーゲン）製剤，アンドロゲン製剤などの女性ホルモン製剤は，性腺刺激ホルモン（LH，FSH）の分泌を刺激して生殖機能全体を制御しているため，影響を考慮する必要がある。

FSH 〔卵胞刺激ホルモン〕

follicle–stimulating hormone

基準値※　Ⓜ 2.00〜8.30 mIU/mL　　　　　　　　※ mean±2S.D.

　　　　Ⓕ （性周期）卵胞期：3.01〜14.72 mIU/mL

　　　　　　　　　排卵期：3.21〜16.60 mIU/mL

　　　　　　　　　黄体期：1.47〜8.49 mIU/mL

　　　　　　　　　閉経後：157.79 mIU/mL 以下

測定法 CLIA法　　　　**検 体** 血清

臨床的意義　**下垂体前葉から分泌され，卵巣や精巣を刺激するゴナドトロピン。女性では年齢と性周期で大きく変動。**

　黄体形成ホルモン(LH) (➡p.223)とともに下垂体前葉から分泌されるゴナドトロピンで，標的臓器である卵巣や精巣など性腺を刺激する作用をもつ。FSH, LHは視床下部から分泌されるLH-RHにより刺激され，さらにエストロゲンなどの性ホルモンによるフィードバックで分泌が調節されている。

　FSHが低値となる疾患はほとんどが下垂体異常によるもので，通常はLHの低下を伴う。逆にゴナドトロピン高値になる病態には卵巣性無月経などの性腺機能低下症があげられる。これは視床下部−下垂体系へのネガティブ・フィードバックが弱まるために起こるもので，閉経後ゴナドトロピンが高値になるのも同じ機序による。

　多嚢胞性卵巣症候群(PCO)では，LHのみ上昇し，FSHは正常であるためLH/FSH比は通常より上昇し1以上になることが多い。

　視床下部−下垂体系の異常部位診断にはLH-RHテストを行う。すなわち，LH-RHを負荷して下垂体ゴナドトロピンの分泌を刺激する試験であるが，LHのほうがFSHより変動幅が大きいため，より良好な下垂体の反応性の指標となる。正常では投与後にLHが一定レベルまで上昇する。

　(注目) 女性ではLH，FSHとも性周期により大きく変動するため，採血時期に留意が必要である。

疑われる疾患

高値　卵巣，または精巣機能低下症(ターナー症候群，クラインフェルター症候群，睾丸女性化症候群など)

低値　下垂体機能低下症，視床下部機能低下症，神経性食欲不振症，シーハン症候群，シモンズ症候群

薬剤影響

　LH〔黄体形成ホルモン〕の項(p.223)参照。

ACTH〔副腎皮質刺激ホルモン〕

adrenocorticotropic hormone

基準値 7.2〜63.3 pg/mL（早朝安静時）

測定法 ECLIA法　　　**検体** EDTA血漿

臨床的意義 視床下部の刺激で分泌され，副腎皮質のステロイド合成を促す下垂体前葉ホルモン。
朝高く，夜低いという明瞭な日内変動がみられる。

ACTHは下垂体前葉で合成，分泌される39個のアミノ酸からなるポリペプチドで，βリポトロピンと共通の前駆体から酵素分解されて産生される。ACTHの分泌調節は主に視床下部のコルチコトロピン放出ホルモン（CRH）と標的臓器である副腎のグルココルチコイドによるフィードバックにより行われるが，各種のアミン類やストレスもACTH分泌を促進する。

ACTHの生理作用は，副腎皮質におけるステロイドホルモン産生を促すほか，脂質分解作用やメラニン色素の生成作用などがある。

ACTHは不安，緊張などで分泌が高まるほか，下垂体腺腫によるクッシング病や副腎機能不全で上昇する。臨床的にはコルチゾール値と対照して検査値をみることに意義があり，各種の負荷試験も併用される。

各負荷試験における健常人の反応は以下のとおりである；

インスリン負荷試験（増加），CRHテスト（増加），リジン・バソプレシン負荷（増加），メトロピンテスト（増加），デキサメサゾン抑制試験（0.5mg負荷で通常10pg/mL以下に抑制）。

異所性ACTH産生腫瘍では腫瘍組織によりACTHが産生され，ACTHは高値を示す。肺癌，胸腺腫瘍，膵癌などにみられる。また異所性CRH産生腫瘍でもACTHは高値となり，肺癌，膵癌，腎癌，甲状腺髄様癌などの疾患に認められる。

一方，ACTH低値は，視床下部性および下垂体性の下垂体機能低下症，副腎性クッシング症候群などでみられる。

注目 ACTHの分泌は覚醒時（早朝安静時）にピークを示し，PM6：00〜AM2：00に低値（ピークの半分以下）となるので，早朝安静時に採血することが望ましい。

疑われる疾患

高値
コルチゾール高値 ▶ クッシング病，グルココルチコイド不応症，
異所性ACTH産生腫瘍，異所性CRH産生腫瘍
コルチゾール低値 ▶ アジソン病，先天性副腎皮質過形成，ACTH不応症

低値
極度に低値，特に検出限界以下の場合：
コルチゾール高値 ▶ クッシング症候群
コルチゾール低値 ▶ 副腎性ACTH単独欠損症，シーハン症候群，
ACTH非産生性の下垂体腫瘍

薬剤影響

高値 αアドレナリン遮断薬やβアドレナリン拮抗薬はACTHの分泌を促進する。
低値 副腎皮質ステロイド，ドパミン作動薬，セロトニン阻害薬などではACTH分泌が抑制される。

COLUMN

日内変動と時計遺伝子

多 くの生物は体内に時計をもち，程度の差こそあれ時間に支配されているといわれています。ヒトも例外ではなく，さまざまな生体機能がほぼ24時間を1サイクルとした概日リズム(circadian rhythm)をもっています。心拍数や血圧，体温，内分泌系などはこれに大きく支配され，日内変動と呼ばれる動きが観察されます。

近年，このリズムには時計遺伝子と呼ばれる一連の遺伝子群が大きく関わっていることがわかりました。時計遺伝子の存在場所は動物の種類により異なりますが，ヒトのような哺乳類では，大脳の奥にある「視交叉上核」の細胞に存在し，ClockやBmal1という遺伝子がよく知られています。

ヒトの体温や心拍数，成長ホルモンなど内分泌系の一部は，夜間の睡眠の後，朝日を浴びて起床し，朝食を摂取することで体内時計がリセットされ，1日の活動に備えるべく変動します。時計遺伝子による概日リズムの異常は，睡眠障害や気力低下等の原因となるばかりではなく，悪性腫瘍や生活習慣病，精神疾患等のかかりやすさにも関与していることが示唆されています。健康を維持するには，規則正しい生活が重要というわけです。さらに日内変動は，単なる検査値の高低だけでなく，薬剤投与のタイミングを最適化する上でも，考慮すべきとされています。

また，ある実験データでは，ヒトの生理的な日内変動は24時間より長く，個人差はあるものの，およそ25時間程度の周期でリズムを刻んでいるとの報告があります。夜更かしが大好きな人は，この影響が大きいのかもしれません。

TSH〔甲状腺刺激ホルモン〕

thyroid-stimulating hormone

基準値 0.350〜4.94 μIU/mL

測定法 CLIA法　　　**検体** 血清

臨床的意義 下垂体前葉から分泌され，甲状腺ホルモン分泌を刺激する糖蛋白。甲状腺に異常がある場合，まず第一に測定される。

甲状腺刺激ホルモン(TSH)はαとβの2つのサブユニットからなる分子量 28.3×10^{3}の糖蛋白である。視床下部ホルモンであるTRHの分泌により刺激され，甲状腺ホルモンにより抑制を受ける。

TSHは甲状腺濾胞上皮細胞のレセプターに結合して，サイクリックAMPを介して甲状腺におけるヨード摂取，甲状腺ホルモンの分泌などを促進する働きをもつ。

1．TSH高値の場合

甲状腺ホルモンが低値または正常の場合は原発性甲状腺機能低下症を，甲状腺ホルモンが高値の場合はTSH産生腫瘍や甲状腺ホルモン不応症を疑う。

2．TSH低値の場合

甲状腺ホルモンが低値の場合は二次性・三次性甲状腺機能低下症を，高値の場合はバセドウ病などの原発性甲状腺機能亢進症を疑う。

病態を詳しく把握するためにはTRH試験などの負荷試験を併用する。

疑われる疾患

高値 原発性甲状腺機能低下症，クレチン症，下垂体性TSH産生腫瘍，異所性TSH産生腫瘍，慢性甲状腺炎，亜急性甲状腺炎

低値 甲状腺機能亢進症，バセドウ病，亜急性・無痛性甲状腺炎の急性期

薬剤影響

高値 ドパミン拮抗薬はTSHの分泌を促進する。

低値 ドパミン作動薬，副腎皮質ステロイドはTSHの分泌を抑制する。

PRL〔プロラクチン〕

prolactin

- -

基準値 Ⓜ 3.58〜12.78 ng/mL 　Ⓕ 6.12〜30.54 ng/mL

測定法 CLIA法 　　**検体** 血清

- -

臨床的意義 下垂体前葉から分泌され乳腺に作用する乳汁分泌ホルモン。性腺機能低下症や乳汁漏出無月経症候群の診断に用いられる。

　プロラクチンは脳下垂体前葉から分泌されるアミノ酸198個からなる蛋白ホルモンで，視床下部由来のプロラクチン分泌促進因子(PRE)と分泌抑制因子(PIF)によって調節されている。PIFによる抑制のほうが優位であるが，主要なPIFはドパミンである。

　臨床的にPRL値が問題となるのは，高プロラクチン血症で，男女比1：8と女性に多い。原因としては，プロラクチン産性腫瘍であるプロラクチノーマが最も多いといわれている。

　高プロラクチン血症の典型的な臨床症状としては，性腺機能低下症と乳汁漏出無月経症候群(GAS)がある。前者は男女ともに発症し，主としてLH-RHの分泌抑制によるもので，男性では性欲減退やインポテンツ，さらに稀ではあるが女性化乳房も発来する。女性では乳汁漏出とともに90％以上に月経異常が起こり，不妊の原因となる。

疑われる疾患

高値 プロラクチノーマ，原発性甲状腺機能低下症，キアリ・フロンメル症候群，アルゴンツ・デル・カスチロ症候群

低値 下垂体機能低下症，シーハン症候群

薬剤影響

高値 フェノチアジン系抗精神病薬(クロルプロマジン，ハロペリドールなど)の抗ドパミン薬や，胃腸機能調節薬(抗潰瘍剤，制嘔剤)の**ドパミン受容体拮抗薬(ドンペリドンなど)**，降圧薬(レセルピン配合)，経口避妊薬などの投与でPRLの分泌が亢進する。

AVP〔バソプレシン〕/ ADH〔抗利尿ホルモン〕

arginine vasopressin；AVP / anti–diuretic hormone；ADH

基準値 水制限：4.0 pg/mL 以下
　　　 自由飲水：2.8 pg/mL 以下

測定法 RIA（二抗体法）　　　 **検体** EDTA血漿

臨床的意義 視床下部で合成され下垂体後葉に蓄えられるホルモン。
腎尿細管で水の再吸収を促進し，欠乏すると尿崩症をきたす。

　バソプレシン（arginine vasopressin；AVP）は抗利尿ホルモン（antidiuretic hormone；ADH）ともいわれ，視床下部で合成され下垂体後葉に蓄えられる下垂体後葉ホルモンであり，ヒトのADHは8番目のアミノ酸がアルギニンであるためこの名称がある。AVPは腎尿細管における水の再吸収を促進する機能をもち，その分泌は血漿浸透圧と血液量，血圧などにより調節されている。特に血漿浸透圧はAVPの分泌刺激として重要であり，AVPの測定に際しては血漿浸透圧も同時に測定し，両者をあわせて判定することが望ましい。

　臨床的には尿崩症における腎性か下垂体性かの鑑別や，ADH不適合分泌症候群（SIADH）の診断に重要である。

　AVPの欠乏で発来する代表的疾患は中枢性（下垂体性）尿崩症である。多飲，多尿をきたし，1日尿量は3〜15Lにも達する。腎性尿崩症は，腎におけるAVPの反応性欠如が原因で，血中AVPは代償性に高値をとる。

　AVPの過剰分泌はSIADHで認められ，低Na血症，低浸透圧血症を呈する。脳卒中や頭部外傷，脳腫瘍で認められる。

 AVPの測定にあたっては，血漿浸透圧の上昇，水制限，立位など多様な要因によって変動するため，採血に際しては30分の安静臥床後に行うことが望ましい。

疑われる疾患

高値 SIADH，腎性尿崩症，異所性ADH産生腫瘍，高カルシウム血症，
慢性腎不全

低値 下垂体（中枢性）尿崩症，心因性多飲症

薬剤影響

低値 抗てんかん薬の**ヒダントイン系薬（フェニトイン）**はAVP分泌を抑制する。

T₄〔総サイロキシン〕

thyroxine, total

基準値 4.87 ～11.72 µg/dL

測定法 CLIA法　　**検体** 血清

臨床的意義　基礎代謝を高める甲状腺ホルモンの一種。T₄からT₃に代謝されるが，活性はT₃のほうが強い。

　甲状腺で合成されるホルモンで，生体の基礎代謝を高める機能をもつ。分子中にヨードを4分子もつ甲状腺(thyroid gland)ホルモンであることからT₄と呼ばれる。

　総サイロキシン(T₄)は，もう1つの甲状腺ホルモンであるトリヨードサイロニン(T₃)と異なり100％甲状腺で作られ，99％以上がTBG(サイロキシン結合グロブリン)を主要とする甲状腺結合蛋白と結合している。血中濃度においてはT₄はT₃の約50倍程度存在するが，相対的な生物活性は低い。

　T₄の血中レベルは，視床下部(TRH)・下垂体(TSH)・甲状腺(T₃，T₄)系のネガティブフィードバックにより調節されている。

　注意　T₃と同様にTBG値の影響を受けるので，TBG値を上昇させる薬物の投与や病態，妊娠などにより高値になることがある。この場合，一般的には遊離型のFT₄は正常で機能亢進は起こりにくい。
　検査法によっては患者血清中に抗T₄抗体が存在すると，その影響により異常値を呈することがあるので注意を要する。

疑われる疾患

高値 甲状腺機能亢進症，亜急性甲状腺炎，無痛性甲状腺炎，TBG増多，甲状腺ホルモン不応症　など

低値 甲状腺機能低下症(粘液水腫)，TBG減少，橋本病，TSH不応症，特発性粘液水腫　など

薬剤影響

高値 甲状腺ホルモン製剤，抗てんかん薬，ヨード造影剤で高値を示す。経口避妊薬(低用量ピル)で高値を示す。

T₃〔トリヨードサイロニン〕

triiodothyronine

基準値 57〜152ng/dL

測定法 CLIA法　　**検体** 血清

臨床的意義 T₄から合成される甲状腺ホルモン。T₄やTSHと同時に測定することにより，甲状腺機能の診断に用いられる。

　トリヨードサイロニン(T₃)は総サイロキシン(T₄)とともに甲状腺より分泌されるホルモンである。ともに基礎代謝を高める作用を有する。分子中にヨードを3分子もつためT₃と呼ばれる。

　T₄が100％甲状腺で作られるのに対して，T₃は80％が末梢組織で脱ヨード化によるT₄からT₃への変換で合成される。分子量が小さいために細胞透過性が強く，T₄の4〜5倍の生物活性があり，また即効的である。血中においては99.7％がTBGなどとの蛋白結合型として存在し，末梢で生理作用を発揮するものは遊離型のT₃(FT₃)である。

(注!) 生物学的半減期は約1日と短い。加齢により低下する傾向があり，TBG(サイロキシン結合グロブリン)の影響を受けるのでTBG値を上昇させるような薬物の投与や病態で高値を招き，また反対のケースで低下する。
甲状腺機能の診断にはT₃とT₄の値がパラレルに変動しないことがあるため，T₄を同時に測定して評価するのが一般的である。
検査法によっては患者血清中に抗T₃抗体が存在するとアッセイ系に干渉し，異常高値または低値を呈することがあるので注意を要する。

疑われる疾患

高値 甲状腺機能亢進症，甲状腺ホルモン不応症，亜急性甲状腺炎，TBG増多　など

低値 甲状腺機能低下症，TBG減少，ネフローゼ，肝硬変　など

薬剤影響

高値 甲状腺ホルモン製剤，抗てんかん薬，ヨード造影剤で高値を示す。
低値 ステロイド投与で低値を示す。

FT₄〔遊離サイロキシン〕

thyroxine, free

基準値 0.70〜1.48 ng/dL

測定法 CLIA法　　　**検体** 血清

臨床的意義 甲状腺ホルモンの一種。T₄は，ほとんどが蛋白と結合しており活性をもたないが，本検査は生物活性をもつ遊離型のみを定量。

　甲状腺ホルモン(T₄，T₃)は大部分が結合蛋白(主にTBG)と結合している。サイロキシン(T₄)においては，遊離型(FT₄)の占める割合はおよそ0.02〜0.03%である。遊離型のみ生物活性をもつため，FT₄を測定することは重要であるが，以前は測定方法に平衡透析法などが用いられ，手技が困難であったため，主に総サイロキシンが測定されてきた。しかし現在は容易に測定できるようになり，また抗T₄抗体の影響を受けない測定系も開発されたので，TSH，FT₃とともに甲状腺機能検査の主流になっている。

 日内変動や食事の影響がほとんどないため，特に採血上の制約はない。
高値が認められた場合は，甲状腺機能亢進症か，亢進を伴わない甲状腺中毒症を鑑別するためにヨード摂取率を検査する。TBG異常もチェックする必要があり，T₄，あるいはT₃，TBGも測定するのが望ましい。

疑われる疾患

高値 甲状腺機能亢進症(バセドウ病など)，甲状腺中毒症，亜急性甲状腺炎，甲状腺ホルモン不応症

低値 原発性甲状腺機能低下症，下垂体性甲状腺機能低下症，視床下部性甲状腺機能低下症，妊娠後期

薬剤影響

高値 T₄製剤過剰服用時は高値を示す。

低値 アンドロゲン剤や蛋白同化ホルモン剤服用時は低値を示す。

FT₃〔遊離トリヨードサイロニン〕

triiodothyronine, free

基準値 1.68〜3.67 pg/mL

測定法 CLIA法　　　　**検　体** 血清

臨床的意義 甲状腺ホルモンの一種，T₃の遊離型。
血中T₃の大半はほとんどが蛋白と結合し活性をもたないが，
本検査は生物活性をもつ遊離型を定量。

　甲状腺ホルモン（T₃，T₄）は血中ではほとんどが結合蛋白（主にTBG）と結合している。トリヨードサイロニン（T₃）において，遊離型（FT₃）は総T₃のほぼ0.2〜0.3％であり，遊離型のみ生理活性をもつ。また甲状腺ホルモンのなかでT₃は最も強い活性がある。

　従来はFT₃自体の測定が困難であったが，近年では容易になり，自己抗体の影響を受けない測定法も開発されている。またFT₃を測定することはTBGの影響を受けないので，TBG異常症患者の甲状腺機能の把握に有用である。

(注目) FT₃は日内変動も小さく，食事，運動の影響も受けないので，特に採血上の制約はない。
　甲状腺機能亢進症の治療による寛解例では，一般にFT₃はFT₄に遅れて正常化するといわれている。一方，病態増悪時には逆になるため，これらの測定は病状把握に有用である。

疑われる疾患

高値 FT₄高値の場合 ▶ 甲状腺機能亢進症，甲状腺ホルモン不応症
FT₄正常の場合 ▶ T₃-トキシコーシス，甲状腺機能亢進症再発初期

低値 甲状腺機能低下症

薬剤影響

高値 T₃製剤過剰服用時やヨード造影剤などでは高値となる。
低値 ステロイド投与時は低下する。

Tg-Ab〔抗サイログロブリン抗体〕

antithyroglobulin antibody

 4.11 IU/mL 未満

測定法 CLIA法　　　**検体** 血清

臨床的意義 橋本病, バセドウ病の診断に有用な自己抗体。
TPO抗体と同時に測定すると陽性率が上昇する。

　サイログロブリンは甲状腺濾胞細胞に含まれる分子量約330×10³の糖蛋白である。これに対する自己抗体を抗サイログロブリン抗体といい, マイクロゾーム抗体とともに代表的な甲状腺の自己抗体として知られている。

　自己免疫性甲状腺疾患において古くから間接凝集法による抗サイログロブリン抗体(TGHA)が測定されてきたが(サイロイドテスト), 最近ではより高感度のRIA法からECLIA法やCLIA法による定量測定が主流になってきている。

　自己免疫性甲状腺疾患が疑われる場合は, 抗甲状腺ペルオキシダーゼ抗体(TPO抗体)を同時に測定するのが望ましい。橋本病での陽性率は75〜80%, バセドウ病では50〜60%程度といわれる。

　びまん性の甲状腺腫を触診した際, 甲状腺が硬い場合は橋本病を疑い, 甲状腺機能亢進があればバセドウ病も考慮し, TSAbや超音波検査を行う。

疑われる疾患

 バセドウ病, 橋本病

 低値側の臨床的意義は少ない

TPO-Ab〔抗甲状腺ペルオキシダーゼ抗体〕

antithyroid peroxydase antibody

基準値 5.61IU/mL 未満

測定法 CLIA法　　　**検 体** 血清

臨床的意義 甲状腺マイクロゾーム抗体と同一。
橋本病，バセドウ病で上昇し，診断に有用。

　甲状腺自己抗体として抗サイログロブリン抗体とともに代表的なものである。従来は抗マイクロゾーム抗体といわれ，甲状腺マイクロゾーム分画に存在する物質に対する抗体であった。近年この抗体の主要抗原は甲状腺ペルオキシダーゼ(TPO)であることがわかり，抗TPO抗体と呼ばれるようになった。

　抗TPO抗体は細胞障害性があり，甲状腺組織の崩壊に伴う腫大(甲状腺腫)がみられる場合にまず測定される抗体である。バセドウ病の90%，橋本病のほぼ100%で抗TPO抗体が高値を示す。

(注目) 甲状腺ホルモン製剤投与で低力価になることがあり，また妊娠や出産で変動することがある。特に産後3〜6カ月で免疫抑制状態からの反跳現象で値が上昇することがある。

疑われる疾患

 バセドウ病，橋本病

 低値側の臨床的意義は少ない

薬剤影響

低値 甲状腺ホルモン製剤投与で低値になることがある。

TSAb〔TSH刺激性レセプター抗体,甲状腺刺激抗体〕

TSH stimulating antibody (TSH stimulating immunoglobulin)

基準値 120%以下

測定法 EIA法　　**検 体** 血清

臨床的意義 甲状腺機能亢進症で陽性率が高く,抗体価と亢進症の病勢がよく相関する自己抗体。

　甲状腺刺激ホルモン(TSH)の受容体(TSHレセプター)は,分子量100×10³の糖蛋白である。甲状腺組織に存在し,TSHが結合することで活性化されるが,代わりに自己抗体が結合しても活性化や抑制が起こってしまう。このようなTSH受容体に対する自己抗体を,TSHレセプター抗体(TRAb)または歴史的にTBIIと呼ぶ。TBIIとは,TSH-binding inhibitory immunoglobulinの略で,TSHの結合阻害活性でアッセイされていたためこの名がある。

　このうち,甲状腺刺激活性のある自己抗体をTSAbと呼ぶ。培養甲状腺細胞に患者血清を反応させ,産生されたcAMP量を測るアッセイで,標準血清との差を%で表記する。バイオアッセイを併用するため,測定値のばらつきはあるが,刺激活性があると120%以上の値をとる。バセドウ病で陽性となるが,特に眼球突出傾向の強い症例で陽性となりやすい。FT₄,FT₃の上昇が認められない症例でも陽性となることがあり,診断的価値が高い。このほか橋本病や亜急性甲状腺炎などで弱陽性を示すことがある。また陰性であってもバセドウ病を否定することはできず,TBIIでの確認が望ましい(➡下記,①注目を参照)。

　なお,TSHの作用を阻害する自己抗体をTSBAb (thyroid stimulation blocking antibody) と呼び,blockingのBの字が入り区別される。TSH受容体に対する自己抗体は通常,多クローン性であるため,一人の患者にTSAbとTSBAb両方の抗体が認められることも稀ではない。

注目 TSAbとTBIIの同時測定は,保険診療上認められないので注意を要する。

疑われる疾患

　高値 バセドウ病,euthyroid Graves'病,橋本病

　低値 低値側の臨床的意義は少ない
　バセドウ病の寛解期では未治療時より低下する

CT〔カルシトニン〕
calcitonin

基準値 Ⓜ 5.15pg/mL以下　Ⓕ 3.91pg/mL以下　（空腹時）

測定法 ECLIA法　　**検体** 血清

臨床的意義 甲状腺から分泌されるペプチドで，血中カルシウム濃度を低下させる作用がある。甲状腺髄様癌にて高値。

　カルシトニン(CT)は分子量3.6×10^3，アミノ酸32個からなるペプチドホルモンである。ヒトでは，主に甲状腺C細胞（傍濾胞細胞）より分泌され，副甲状腺ホルモンとともにカルシウムの調節に関わり，血中カルシウムを低下させる働きがある。また，腎での無機リン排泄促進による血清リン低下，破骨細胞の骨吸収を抑制して骨カルシウム含有量を保持するなどの働きがある。敗血症のマーカーとして用いられるプロカルシトニン(PCT)が全身に存在するのに対し，カルシトニンは甲状腺にしか含まれない。

　正所性ホルモン産生腫瘍である甲状腺髄様癌で多量に分泌され，肺小細胞癌やカルチノイド症候群などの異所性カルシトニン産生腫瘍でも腫瘍からの産生がみられる。また，甲状腺髄様癌が疑われる患者で予想外の低値であった場合は，カルシウム負荷試験やガストリン負荷試験を行う。甲状腺髄様癌患者では正常者に比べ反応が過大である。

 加齢により低下する傾向があり，性差においては有意ではないが男性のほうが高値を示す傾向がある。
　また，慢性腎不全では排泄不良などの原因で著しい高値を示すことが多い。
　食事により刺激を受けるため，早朝空腹時に採血するのが望ましい。

疑われる疾患

高値 甲状腺髄様癌，肺小細胞癌，カルチノイド症候群，褐色細胞腫，骨髄腫，慢性腎不全　など

低値 甲状腺全摘症例などで低値を示すが，低値側での臨床的意義はほとんどない

薬剤影響

　骨粗鬆症治療薬である**カルシトニン製剤**投与時も，CT測定値は影響を受けない。

 敗血症の血中マーカーとして用いられるプロカルシトニン(PCT)（➡p.315）は，カルシトニンの前駆物質であるが，臨床的意義を異にしている。

PTH〔副甲状腺ホルモン〕

parathyroid hormone

基準値 intact：10〜65 pg/mL　whole：14.9〜56.9 pg/mL

測定法 ECLIA法　　**検体** EDTA血漿

臨床的意義 血中カルシウム濃度を上昇させるホルモン。
副甲状腺疾患や骨疾患の鑑別に用いられる。

　副甲状腺ホルモン(PTH)は主要なカルシウム濃度を調節する調節ホルモンであり，84個のアミノ酸から構成され，完全分子型である場合はPTH-intactと呼ばれ，プロテアーゼによりN末端，C末端，中間部の3つのフラグメントに分解される。

　PTHはN末端に生理活性を有し，C末端フラグメントは生物学的には不活性であるが，血中半減期が長く安定であるため，かなり以前はよく検査されていた。C末端は腎より排泄されるので，腎不全例では排泄不良のため血中で高値になることがあったが，intactはその影響を受けにくく，また生理的活性があるので現在ではよく測定される。なお，C，N末端は現在では測定されていない。

　PTHは血清カルシウム濃度の恒常性を維持するホルモンであるため，カルシウム値は原発性副甲状腺機能亢進症で高値になり，低下症では低値になる。また，外的要因に対してこの恒常性を維持するためPTH濃度はカルシウム濃度を正常化する方向に働く。このため，低カルシウム血症の場合にPTHは上昇し，高カルシウム血症の場合は低値になる。

　また最近では，1〜84のアミノ酸完全分子型のwhole-PTHもよく測定されるようになってきている。

　悪性腫瘍に合併する高カルシウム血症の場合は，アミノ酸141個からなるPTH関連蛋白(PTHrP)を腫瘍が産生している場合がしばしば存在する。このため，PTH-intactではなく，PTHrP-intact(➡p.239)を測定する必要がある。

疑われる疾患

高値 原発性・続発性副甲状腺機能亢進症，偽性副甲状腺機能低下症

低値 特発性・術後性副甲状腺機能低下症

薬剤影響

高値 クエン酸，EDTA投与により上昇する。
低値 活性型ビタミンD₃製剤で低値を示す。

PTHrP-intact〔副甲状腺ホルモン関連蛋白 intact〕

parathyroid hormone-related protein, intact

基準値 1.1 pmol/L未満

測定法 IRMA（ビーズ固相法）　　**検体** 血漿

臨床的意義 悪性腫瘍が産生し，高カルシウム血症をもたらす蛋白質。

　副甲状腺ホルモン関連蛋白(parathyroid hormone-related peptide；PTHrP)は，141個のアミノ酸からなり，副甲状腺ホルモン(PTH)様作用により高カルシウム血症をもたらす蛋白質である。

　高カルシウム血症の原因には，一般に原発性副甲状腺機能亢進症，悪性腫瘍による高カルシウム血症(humoral hypercalcemia of malignancy；HHM)によるものが知られている。HHMの原因物質として，腫瘍組織によるPTH-rPの分泌亢進が高率に関与している。近年，HHMをもたらす疾患として成人T細胞性白血病(ATL)が注目されている。

　PTHには，C末端やN末端フラグメントと，インタクト(完全分子)を認識する数種類の免疫学的な測定法が存在する。C末端フラグメントは安定した物質で腎より排泄されるが，慢性腎不全患者では排泄不良のため，高値になる。これに対し，PTHrPはインタクトなPTHrPに特異的な測定法であるため，腎不全による排泄不良に基づく高値をみることはない。

　高カルシウム血症を正確に判断するためには，補正カルシウム値を求める。これは悪性腫瘍患者では低アルブミン血症を起こすことがあり，血清カルシウム(Ca)値が見かけ上低めに出ることがあるためで，血清アルブミン(Alb)値が4g/dL以下の場合は，次式によって評価する。

補正カルシウム値 ＝ 実測Ca値(mg/dL) ＋ [4 － Alb値(g/dL)]

疑われる疾患

 悪性腫瘍に伴う高カルシウム血症(HHM)

 低値側の臨床的意義は少ない

OC〔オステオカルシン〕

osteocalcin (BGP ; bone Gla protein)

基準値 8.3～32.7 ng/mL

測定法 FEIA法　　　**検体** 血清

臨床的意義 骨芽細胞により合成される蛋白質。
骨疾患において骨の代謝回転状態を把握する指標。

　オステオカルシン (OC) は別名BGP (bone Gla protein)ともいわれ，49個の
アミノ酸からなる蛋白質である。

　骨芽細胞により合成され，骨の非コラーゲン部位の10～20％を占める。一部
γカルボキシル(Gla)化したものが骨基質中に蓄積されて骨形成に関わるが，血
中にも放出される。

　骨では常に骨形成と吸収が繰り返されているが，OCは骨芽細胞以外では産生
されない。このため，代謝性骨疾患において骨代謝回転状態を把握する目的で
OCは有用なマーカーである。

　活性型ビタミンD製剤［1α, 25-(OH)$_2$D$_3$］や甲状腺ホルモンの投与により，
OC分泌が刺激されて上昇し，腎不全では排泄不良により著しい高値を示す。

疑われる疾患

高値 原発性副甲状腺機能亢進症，甲状腺機能亢進症，腎不全，骨折，
高回転型骨粗鬆症　など

低値 副甲状腺機能低下症，甲状腺機能低下症，クッシング症候群，
低回転型骨粗鬆症　など

薬剤影響

　骨粗鬆症治療薬である**ビタミンK$_2$製剤**により影響を受ける。ビタミンD製剤，甲
状腺ホルモンで上昇することがある。

PRA〔血漿レニン活性〕

plasma renin activity

基準値 臥位：0.2〜2.3 ng/mL/hr
座位：0.2〜3.9 ng/mL/hr
立位：0.2〜4.1 ng/mL/hr

測定法 EIA法　　**検体** EDTA血漿

臨床的意義 昇圧作用をもつアンジオテンシンⅠを生成する蛋白質。産生されたアンジオテンシンⅠの量からレニンの動態把握を行う検査。

腎の傍糸球体装置で産生される酵素，レニンは，レニン・アンジオテンシン(R-A)系の律速酵素である。レニン基質に作用し，10個のアミノ酸で構成されるアンジオテンシンⅠ(Ang I)を生成する。これにアンジオテンシンⅠ転換酵素(ACE)が作用すると，昇圧作用など強い生理活性をもつ，8個のアミノ酸からなるアンジオテンシンⅡが産生される。

レニン活性は，レニン量を把握するのに最も一般的な指標であり，血漿中のレニンとレニン基質を一定時間反応させて，産生されるアンジオテンシンⅠの量を測定する。したがって，血漿中のレニン基質の増減により影響を受ける。

一方，レニン濃度(PRC)(➡p.242)は活性型レニンを認識する抗体により直接的に定量するもので，レニン基質の影響を受けないため，正確にレニン分泌動態を反映する。

疑われる疾患

高値 腎血管性高血圧，褐色細胞腫，レニン産生腫瘍，バーター症候群，21-ヒドロキシラーゼ欠損症

低値 原発性アルドステロン症，17α-ヒドロキシラーゼ欠損症，11β-ヒドロキシラーゼ欠損症

薬剤影響

高値 降圧薬とりわけ利尿薬，Ca拮抗薬，血管拡張薬，ACE阻害薬，ARB，β遮断薬，副腎皮質ステロイドなどでは高値となる。

低値 レニン阻害薬，交換神経抑制薬，鉱質コルチコイドでは低値を示す。

メモ Chart 3-1：先天性副腎皮質過形成の検査診断(p.256)参照。

PRC〔レニン濃度〕

renin concentration

基準値 随時：1.2〜35.4 pg/mL

測定法 CLEIA法　　**検体** EDTA血漿

臨床的意義 血漿レニン活性と異なりアンジオテンシノーゲンの量に影響されず，レニンの絶対量を特異的に反映する指標。

レニンは分子量約37×10^3の蛋白分解酵素である。腎の傍糸球体装置で産生され，アンジオテンシノーゲン(レニン基質)に作用して10個のアミノ酸で構成されるアンジオテンシンⅠを生成する。これにアンジオテンシンⅠ転換酵素(ACE)が作用してアンジオテンシンⅡが産生され，強い昇圧作用を発揮する。

レニン活性(→p.241)は，レニン量を把握するのに最も一般的な項目であるが，血漿中に内在するレニンとレニン基質を一定時間反応させて産生するアンジオテンシンⅠを測定するため，レニン基質の増減の影響を受ける。

一方，レニン濃度は活性型レニンを認識する抗体により直接的に定量する。レニン基質の影響を受けないため，より正確にレニン分泌動態を反映する。

疑われる疾患

高値 腎血管性高血圧，褐色細胞腫，レニン産生腫瘍，バーター症候群，21-ヒドロキシラーゼ欠損症

低値 原発性アルドステロン症，17α-ヒドロキシラーゼ欠損症，11β-ヒドロキシラーゼ欠損症

薬剤影響

高値 降圧薬とりわけ利尿薬，Ca拮抗薬，血管拡張薬，ACE阻害薬，ARB，β遮断薬，副腎皮質ステロイドなどでは高値となる。

低値 レニン阻害薬，交換神経抑制薬，鉱質コルチコイドでは低値を示す。

ACE〔アンジオテンシンⅠ転換酵素〕

angiotensin I converting enzyme

基準値 7.7〜29.4 IU/L

測定法 笠原法　　**検体** 血清

臨床的意義 アンジオテンシンⅠをⅡに変換する酵素。
サルコイドーシスで高値になる。

アンジオテンシンⅠ転換酵素(ACE)は生体内に広く分布し，特に肺をはじめとする血管内皮細胞に多く存在する酵素である。レニン-アンジオテンシン系において，アンジオテンシンⅠのC末端からヒスチジン-ロイシンを切断してアンジオテンシンⅡを生成する働きをもつ。

ACEはサルコイドーシスの類上皮細胞肉芽腫に多量に存在していることから，サルコイドーシスの補助診断や病態把握，経過観察に用いられる。活動性サルコイドーシス患者の80%以上が，著明なACE高値を示すといわれる。

ステロイド治療中のサルコイドーシス症例において，ACEは比較的速やかに低下することがあるため，投与開始前に測定することが必要である。また降圧薬としてよく用いられるACE阻害薬投与でも低下する。

アンジオテンシンⅠからⅡの変換は，主に血管内皮細胞中のACEにより血液の肺循環中に行われるので，本酵素の上昇により高血圧をきたすことはない。

最近では，ACE遺伝子の多型性解析が臨床的に応用されつつある。

疑われる疾患

高値 サルコイドーシス，肝硬変，腎不全，Gaucher病，糖尿病，
慢性ベリリウム症，甲状腺機能亢進症

低値 クローン病，多発性骨髄腫，慢性白血病，肺癌，甲状腺機能低下症

薬剤影響

低値 ACE阻害薬で低値を示すため，降圧薬使用中の患者ではよく確認すること。

アルドステロン

aldosterone

基準値 随時：173pg/mL以下

測定法 CLEIA法　　　**検体** EDTA血漿

臨床的意義 代表的な鉱質コルチコイド。レニン・アンジオテンシン系により調節されているため，レニンの同時測定が病態把握に有用。

　副腎皮質球状層から分泌される主なミネラルコルチコイドである。腎の遠位尿細管に作用し，ナトリウムの再吸収とカリウムを分泌させることで，細胞外液量やその電解質濃度を正常に保つ機能をもつ。

　アルドステロン分泌過剰状態では代謝性アルカローシス，欠乏状態では代謝性アシドーシスをきたす。

　アルドステロンの分泌は，主にレニン・アンジオテンシン・アルドステロン系を介して行われる。腎血流量や腎内圧の低下でレニン分泌刺激が起こると，腎のJG細胞よりレニンが血中に遊離され，アンジオテンシンⅠ，続いてアンジオテンシンⅡが生成される。これが血圧の昇圧系に作用するが，他方では副腎皮質を刺激してアルドステロンの分泌が促進され，レニン分泌に対し抑制的に作用する。なお，原発性アルドステロンの診断にはアルドステロン/レニン比が用いられている。

(注目) アルドステロンは，立位では腎血流量の変化により臥位に比べて高値を示す。また低ナトリウム食や利尿薬投与で上昇し，高ナトリウム食やACE阻害薬投与で低値となるので採血条件に注意する。

疑われる疾患

高値 レニン活性高値 ▸ 続発性アルドステロン症
　　　レニン活性低値 ▸ 原発性・特発性アルドステロン症

低値 レニン活性高値 ▸ アジソン病，Na喪失型21-ヒドロキシラーゼ欠損症
　　　レニン活性低値 ▸ 低レニン性低アルドステロン症，
　　　　11βまたは17α-ヒドロキシラーゼ欠損症

薬剤影響

低値 カリウム保持性利尿薬(抗アルドステロン薬)，β遮断薬，ACE阻害薬，ARB
では低値を示すため，測定前に降圧薬の使用歴を確認する。

メモ **Chart 3-1**：先天性副腎皮質過形成の検査診断(p.256)参照。

コルチゾール

cortisol

基準値 3.7〜19.4 μg/dL（午前10時以前）

測定法 CLIA法　　**検体** EDTA血漿

> **臨床的意義** ACTHの刺激で副腎皮質から分泌される糖質コルチコイド。過剰でクッシング症候群，不足でアジソン病を起こす。

　コルチゾールは主に副腎皮質束状層から分泌される，分子量362.5の代表的な糖質コルチコイドである。血中では90％以上がコルチコステロイド結合蛋白（CBG）と結合して存在している。通常，1日の分泌量は20mg程度であるが，ストレス下では数倍に上昇する。肝でグルクロン酸抱合を受けたコルチゾールは腎から排泄されるが，一部は未代謝体としてそのまま尿中に排泄される。

　副腎皮質機能低下症やクッシング症候群の診断には，コルチゾール分泌刺激試験として「コルチコトロピン放出ホルモン（CRH）負荷試験」や「インスリン低血糖試験」などの負荷試験が用いられる。続発性，原発性副腎皮質機能低下症の鑑別には「副腎皮質刺激ホルモン（ACTH）負荷試験」を行うが，前者ではコルチゾール分泌の増加をみる一方，後者ではみられない。

　妊娠ではCBG増加により高値となり，また各種副腎皮質ホルモン製剤の投与で高値となることがあるため，病歴などを十分に聴取すべきである。

> **注意** コルチゾールの分泌は，ACTHによりコントロールされているため，早朝に高く，夕方に低いという日内リズムをもつ。ストレスで敏感に変動するため，十分な安静ののち採血するのが望ましい。

疑われる疾患

高値
ACTH高値 ▶ クッシング病，異所性ACTH産生腫瘍，異所性CRH産生腫瘍，糖質コルチコイド不応症
ACTH低値 ▶ 副腎腫瘍によるクッシング症候群，コルチゾール投与

低値
ACTH高値 ▶ アジソン病，先天性副腎皮質過形成，ACTH不応症
ACTH低値 ▶ 下垂体性副腎皮質機能低下症，視床下部性副腎皮質機能低下症

薬剤影響

高値 各種副腎皮質ホルモン製剤の投与で高値となることがある。
低値 ステロイド投与時に低値となる場合がある。

メモ Chart 3-1：先天性副腎皮質過形成の検査診断（p.256）参照。

EPO〔エリスロポエチン〕
erythropoietin

- -

基準値 4.2〜23.7mIU/mL

測定法 CLEIA法　　　**検体** 血清

- -

臨床的 意義 腎臓から分泌される造血ホルモン。
腎性貧血の診断や，多血症の鑑別のために測定される。

　エリスロポエチン(EPO)は，主に腎臓から分泌される分子量約34×10^3，165個のアミノ酸からなる糖蛋白性の造血ホルモンであり，赤血球の産生をコントロールしている。

　貧血になると組織の酸素欠乏が起こり，これが刺激となってEPOの産生が促進される結果，骨髄の幹細胞に作用して赤血球の分化が促進される。その後，赤血球の増加により酸素不足が解消するとEPO産生は抑制される結果，造血のバランスが保たれる。

　EPOは腎性貧血の診断と多血症の鑑別のために測定される。腎性貧血の場合はヘモグロビン濃度が低下していても，EPOは腎からの産生が少ないため低値にとどまる。

　多血症に関しては，循環赤血球量が増加している絶対的多血症と，増加していない相対的多血症(脱水など)に分類される。このうち絶対的多血症でEPO値が高値を示すものを二次性多血症，示さないものを真性多血症と診断する。

疑われる疾患

高値 エリスロポエチン産生腫瘍，急性白血病，再生不良性貧血，骨髄異形成症候群(MDS)

低値 真性多血症，腎性貧血，慢性腎不全(Hb濃度とともに低値)

薬剤影響

高値 造血薬の**エリスロポエチン製剤**投与の場合は，測定系に干渉して高値となるため測定できない。

E₂〔エストラジオール〕

estradiol

基準値

		血清（pg/mL）
男性		19～ 51
女性	卵胞期	19～226
	排卵期	49～487
	黄体期	78～252
	閉経後	39以下
妊婦	前　期	780～16,600
	中　期	1,150～36,600
	後　期	5,450～44,900

測定法 CLIA法　　**検体** 血清

臨床的意義 代表的な女性ホルモン検査。子宮内膜，子宮筋に対する生物学的活性が最も強いエストロゲンである。

　エストラジオール（E₂）は水酸基を2個もつエストロゲン（女性ホルモンの一種）である。主要なエストロゲンであるE₁，E₂，E₃のなかで，子宮内膜，子宮筋に対する生物学的活性が最も強いステロイドホルモンである。主として卵巣より分泌され，黄体形成ホルモン（LH）（→p.223）・卵胞刺激ホルモン（FSH）（→p.224）の分泌刺激を受けている。

　妊娠時には胎盤由来のエストロゲンとして大量に分泌され，エストロゲン産生腫瘍の存在下では高値となる。

　E₂は，以下のような負荷試験においても測定される。

1. HMGテスト

　妊娠可能年齢女性において，卵巣を刺激し排卵を促すヒト下垂体性性腺刺激ホルモン（HMG）を負荷し，血中E₂レベルの変動で卵巣機能を診断する。LH－RHテストなどと組み合わせることにより，さまざまな月経異常の原因究明に役立つ。

2. DHA負荷テスト

　妊婦において，胎盤サルファターゼ欠損症等での異常妊娠が疑われる場合に行われる。DHAS（dehydroepiandrosterone sulfate）を負荷すると胎盤でE₂に転換され，正常妊婦では15～30分後に血中E₂レベルのピークを迎える。胎盤機能が低下している場合は，ピークの遅延やレベルの低下が認められる。

　さらに，更年期症状とE₂の値とは密接な関係があり，エストロゲン補充療法のモニタリングに非常に重要である。

疑われる疾患

 エストロゲン産生腫瘍，肝硬変（男性），副腎皮質過形成症候群（CAH）

 卵巣機能低下症，胎盤機能不全

薬剤影響

高値 経口避妊薬やエストロゲン製剤では高値となる。

低値 甲状腺ホルモン製剤や副腎皮質ステロイド（デキサメタゾン，ベタメタゾンなど）では低値となる。

E₃〔エストリオール〕

estriol

基準値

		血清(pg/mL)
男性		5以下
女性	卵胞期	5以下
	排卵期	5以下
	黄体期	5以下
	閉経後	―
妊婦	前　期	20〜　　100
	中　期	100〜10,000
	後　期	10,000〜40,000

測定法 RIA（硫安塩析法）　　　**検体** 血清

臨床的意義 女性の性腺ホルモン検査。妊娠が進むにつれて最も顕著に増加するエストロゲンでもある。胎児胎盤機能を反映。

　エストリオール（E₃）は水酸基を3個もつエストロゲン（女性ホルモンの一種）である。E₁，E₂の代謝産物であり，主要なエストロゲン，E₁，E₂，E₃のなかで最も多量に尿中に排泄される。他のエストロゲンと比べ，卵巣での産生量は少ない。妊婦でよく測定され，妊娠が進むにつれて顕著に増加し，妊娠後期では総エストロゲンの約90％を占める。

　E₃は前駆物質が胎児副腎で産生され，胎盤で芳香族化されて合成されるため，妊娠中における胎児胎盤機能検査として特に尿中での測定が有用である。

　胎盤酵素欠損症がある場合は尿中E₃値は低値を示す。だがRh式血液型不適合妊娠や糖尿病合併症例で胎児予後が悪い場合でも，E₃は低値を示さない場合があるので注意を要する。

　E₃と異なりヒト胎盤性ラクトジェン（HPL）は，胎盤自体の状態のマーカーであり，胎児の関与が少ない。したがって胎児と胎盤両方の機能評価には，HPLとE₃の同時測定が有用である。

疑われる疾患

高値 巨大児妊娠，多胎妊娠　など

低値 子宮内胎児死亡，子宮内胎児発育不全，無脳児妊娠，胎盤酵素欠損症（胎盤サルファターゼ欠損症，胎盤アロマターゼ欠損症）など

HCG〔ヒト絨毛性ゴナドトロピン〕

human chorionic gonadotropin

基準値

		血清(mIU/mL)	尿(mIU/mL)
男性		1.0以下	2.5以下
女性(非妊婦)		1.0以下	2.5以下
妊婦	～ 6週	4,700～ 87,200	1,100～ 62,600
	7～10週	6,700～202,000	1,800～191,000
	11～20週	13,800～ 68,300	3,100～125,000
	21～40週	4,700～ 65,300	1,400～ 29,400

測定法　FEIA法　　**検 体**　血清，尿

臨床的意義　胎盤絨毛細胞から分泌される性腺刺激ホルモン。
妊娠の診断や絨毛性疾患の管理などに用いられる。

　ヒト絨毛性ゴナドトロピン(HCG)は，胎盤絨毛細胞から分泌される分子量約
38×10^3 の性腺刺激ホルモンである。αとβの2つのサブユニットからなり，
αサブユニットは他の下垂体前葉ホルモンのものと共通である。妊娠によって大
量に分泌され，妊娠の診断や絨毛性疾患の管理などに広く用いられる。

　現在用いられている高感度な方法では，HCGは排卵後10日程度で検出され始
め，妊娠9～12週位まで急速に上昇する。画像診断とあわせてHCGを測定すれ
ば，正常妊娠と胞状奇胎や子宮外妊娠の鑑別に有用である。

　胞状奇胎ではHCGは高値を示すが，HPL(ヒト胎盤性ラクトジェン)は一般に
低値である。絨毛癌では遊離のβ-HCGが産生されることが多いため，同時に
測定することが望ましい。

　最近では絨毛性疾患以外でも，異所性HCG産生腫瘍として卵巣癌，胃癌，肺
癌などのマーカーにも使われることがある。

疑われる疾患

 妊娠，胞状奇胎，絨毛癌などの絨毛性疾患，
異所性HCG産生腫瘍(卵巣，睾丸，胃，肺，膵)

低値 子宮外妊娠(発症後低下する)，流産，早産，胎児死亡

薬剤影響

 性腺刺激ホルモン(ゴナドトロピン)投与時は高値となる。

糖尿病関連内分泌検査
endocrinological diagnostic test for Diabetes Mellitus

基準値 インスリン(IRI)　　1.7～10.4μU/mL ※
　　　　C-ペプチド(CPR)　血清：0.6～1.8ng/mL ※　尿：20.1～155μg/日
　　　　膵グルカゴン(IRG)　5.4～55.0pg/mL（空腹時）
　　　　※基準値は空腹時負荷前

測定法 インスリン　　　　CLIA法　　　**検体** インスリン　　　血清
　　　　C-ペプチド　　　CLIA法　　　　　　C-ペプチド　　　血清，尿
　　　　膵グルカゴン　　EIA法　　　　　　　膵グルカゴン　　血漿

臨床的意義 膵臓で生成され血中に分泌される，血糖値の調節に関わるホルモン群。
過不足により低血糖発作や糖尿病など高血糖を発症する。

糖尿病をはじめとする糖代謝異常で測定されるホルモンである。

インスリン(IRI)

　インスリンは，膵ランゲルハンス島β細胞において，前駆体であるプロインスリンから生成されるペプチドホルモンである。血糖降下作用をもち，血糖値の支配を受けて分泌が調節されている。糖尿病は膵β細胞の減少・機能低下によるインスリンの分泌不足や作用不足などにより発症するため，IRIの測定は糖尿病の診断・病態把握，耐糖能異常の原因鑑別に有用な指標となる。

　肥満や内分泌疾患に伴う耐糖能障害でもIRIは異常値をとり，インスリノーマではインスリンの過剰分泌により低血糖をきたす。明らかな高血糖の症例を除き，耐糖能を精密に診断するためには経口糖負荷試験を施行しIRIと血糖値を測定する〔➡OGTT (p.168)参照〕。

　インスリン製剤はヒトインスリン製剤と構造の一部を改変したインスリンアナログ製剤の2種類に大別され，さらに作用発現時間や持続時間により①速効型，②超速効型，③中間型，④混合型，⑤持効型溶解の5種類に分類される。インスリン製剤投与中の患者でインスリンを測定する場合は，ヒトインスリン製剤はもちろん，アナログ製剤でも交差反応性が存在する場合がある。交差率は製剤の種類や測定試薬により異なるため，検査を実施する際には，内因性インスリンと交差がある可能性を念頭に置いた上で検査値を評価する必要がある。このようにインスリンとして測り込まれる物質は，必ずしもインスリンの量を正確には反映しないため，IRI (immuno-reactive insulin)と呼称されている。

　また，インスリンに対する組織の応答性を示す指標としてHOMA-Rが知られている。空腹時のインスリン値と血糖値の積を405で除した値で，2.5以上では2型糖尿病が疑われる。

C-ペプチド（CPR）

　C-ペプチドは，プロインスリンからインスリンを分解生成する過程でC末端側が切り離された結果生ずるペプチドである。１分子のプロインスリンからインスリンとCPRが１分子ずつ生じ，血中に放出される。両者の分泌動態には基本的に並行関係が存在するため，CPRを測定することによりインスリン濃度に代えることができ，特に抗インスリン抗体の存在によってインスリン濃度の測定が困難な場合や，インスリン製剤投与開始後のインスリン分泌能を把握するのに有用である。

　CPRは尿中にも相当量排泄され，その増減は血中分泌量を反映するが，プロインスリンは尿中にほとんど排泄されないことから尿中濃度が測定される。しかし尿中でのCPRは不安定であるため，蓄尿時には専用の安定剤を加える必要がある。（注：CPRと炎症マーカーのCRPを取り違えないこと。）

膵グルカゴン（immuno-reactive glucagon；IRG）

　膵グルカゴン（IRG）は，アミノ酸29個よりなるペプチドホルモンで，膵ランゲルハンス島のα細胞で合成・分泌される。主な役割は肝に貯蔵されているグリコーゲンの分解および糖新生作用を介し，血中にブドウ糖を供給し，血糖値を上昇させることである。また中性脂肪の分解や，インスリン分泌にも関与している。

　前駆体であるプログルカゴンは膵に加えて腸管や脳にも存在し，異なったペプチドの切断過程（processing）を経て，異なった最終ペプチドを産生することが知られており，後者はエンテログルカゴンと呼ばれるが，その１つであるグリセンチンは分子内にグルカゴン部分を含むため，ある種のグルカゴン抗体はグルカゴンとグリセンチンの両者を認識することが知られている。臨床的にIRG測定が有用なのは，糖尿病，グルカゴノーマ（グルカゴン産生腫瘍）とグルカゴン欠損症である。特に1,000pg/mL以上ではグルカゴノーマの可能性が高いといわれている。

疑われる疾患

 インスリン・C-ペプチド：インスリノーマ，**膵グルカゴン**：グルカゴノーマ

 インスリン・C-ペプチド：糖尿病，**膵グルカゴン**：特発性グルカゴン欠損症

薬剤影響

　IRI測定試薬キットでは各メーカーの違いにより，投与されたヒトインスリン製剤を測り込んでいるキットがあること，一方，インスリンアナログ製剤が測り込まれているキットもあるので注意を要する。どのようなタイプのIRI試薬キットかは，測定施設に問い合わせることも必要である。

ANPまたはhANP〔ヒト心房性ナトリウム利尿ペプチド〕
human atrial natriuretic peptide

基準値 43.0 pg/mL以下

測定法 FEIA法　　　**検体** 血漿(EDTA+アプロチニン)

臨床的意義 主として心房で合成・貯蔵され血中に分泌されるホルモン。各種心疾患および腎疾患で重症度に並行して高値となる。

心房性ナトリウム利尿ペプチド(atrial natriuretic peptide；ANP)は, 主として心房で合成・貯蔵され血中に分泌されるホルモンである。28個のアミノ酸からなり, ナトリウム利尿, 血管拡張, レニン・アルドステロン分泌抑制, 循環血漿量減少など, 多彩な生理作用を有しており, 体液バランスや血圧調節に関与している。その分泌は心房圧による心房筋の伸展により刺激されることから, ANPが高値を呈する場合, 心房負荷や循環血漿量増加をきたす病態の存在が示唆される。

血漿ANP濃度は, 各種心疾患および腎疾患で重症度に並行して高値を示す。実際, 心不全患者の心内圧とANP濃度は, 極めてよく相関することが知られている。

[透析患者における検査の意義]

慢性腎不全患者における人工透析療法に伴うANP濃度の低下は, 除水量を反映し, 至適体重(dry weight)の設定に際して1つの指標となる。

(注) 採血時の注意点として, 血漿ANP測定値は採血時の因子(たとえば, 安静状態や姿勢, 食塩摂取量, 体液量などに影響を及ぼす利尿薬など)の影響は考慮したほうがよい。

また, 長時間全血のままの放置は避け, EDTA採血の場合はただちに分離の上, 凍結保存する。

疑われる疾患

高値 うっ血性心不全, 発作性心房性不整脈・心房細動, 急性心筋梗塞, 腎不全, SIADH, 本態性高血圧, 原発性アルドステロン症, クッシング症候群, バーター症候群

低値 副腎機能低下症, 尿崩症, 食塩欠乏, 脱水

メモ Chart 3-2：ANP, BNP, NT-proBNP の比較(p.256)参照。

BNP〔脳性ナトリウム利尿ペプチド〕

brain natriuretic peptide

- -

基準値 18.4 pg/mL以下

測定法 CLIA法　　　**検体** EDTA血漿

- -

臨床的意義 心室から分泌されるホルモン。心不全を鋭敏に反映して上昇するが, 腎機能低下でも高値に。

　脳性ナトリウム利尿ペプチド(brain natriuretic peptide;BNP)は, 当初, 豚の脳由来のナトリウム利尿因子として発見されたことから命名された。その後, BNPは脳よりもむしろ主に心臓から分泌され, 心房性ナトリウム利尿ペプチド(ANP)とともに体液や血圧の調節に重要な役割を担うことが明らかになった。BNPはアミノ酸32個からなり, ANPと同様にナトリウム利尿や血管拡張作用を有している。ここでANPが主に心房から分泌されるのに対して, BNPは主に心室から分泌されることから, 両者は互いに異なる分泌機序を有すると考えられる。

　実際, 血漿BNP濃度は慢性心不全の重症度に並行して上昇するが, その変化はANPに比べてより速く, 変動幅も大きい。他方, 急性の心疾患, 特に急性心筋梗塞における血漿BNP濃度については, その経時的変化に一峰性を示す例と二峰性を示す例とがあり, 心機能の低下は後者でより著明であったとの報告がある。またBNP濃度を経時的に測定することで, その時点での心機能評価に加えて, 予後の推定にも有用といわれている。

　なお, 類似項目のNT-proBNP(脳性ナトリウム利尿ペプチド前駆体N端フラグメント)(➡p.255)は, BNPの前駆体のN末端で, 臨床的意義はBNPとほぼ同等である。検体の安定性がBNPより高いため, 特に検査を外注する施設で重用されることが多い。

疑われる疾患

高値 うっ血性心不全, 急性心筋梗塞, 腎不全, 本態性高血圧, 急性肺障害

低値 低値側の臨床的意義は少ない

メモ 腎機能低下による排泄不良により高値になることがある。心不全の診断に際しては, 腎機能に応じたカットオフ値を用いることが推奨される。推定GFR値が低いほど, 一般にBNPのカットオフ値は高くなる。
Chart 3-2: ANP, BNP, NT-proBNP の比較(p.256)参照。

NT-proBNP〔ヒト脳性ナトリウム利尿ペプチド前駆体N端フラグメント〕
N terminal pro brain natriuretic peptide

基準値 125 pg/mL 以下

測定法 ECLIA法　　**検体** 血清

臨床的意義 心不全に伴い血中で増加するペプチドホルモンBNPの N末端前駆体。検体としての安定性はBNPに勝る。

　ヒト脳性ナトリウム利尿ペプチドであるBNPは，心房性ナトリウム利尿ペプチド(ANP)と同様にナトリウム利尿をもたらすペプチドホルモンである。心室壁の伸展ストレスに応じてBNPはその遺伝子発現が亢進し，前駆体であるアミノ酸108個のproBNPとして主に心室で産生される。次いで蛋白分解酵素がproBNPに作用すると，N末端より76個のアミノ酸(1〜76)からなるNT-proBNPと，残ったアミノ酸32個(77〜108)に二分割され，後者がBNPとしてホルモン活性をあらわす。

　proBNPは心筋細胞に対するストレス(心筋虚血や心筋障害，弁膜異常，心房細動などによる壁運動異常，左室拡張期圧の上昇，左室肥大等)により急速に生合成が亢進する。種々の研究によれば，NT-proBNPが125pg/mLを超えると心不全の可能性があるとされ，400以上で治療対象となる心不全の可能性が生じ，900以上ではその可能性が高くなるため，精査あるいは専門医への紹介が勧められる[1]。

　NT-proBNPはBNPに比べ採血後も安定な物質であり，検体の保存安定性も良好なため，特に自施設でBNPの測定が行えない施設において，心不全の病態を把握する指標として有用である。

　なおNT-proBNPは，代謝のほとんどを腎臓からの濾過に依存しているため，腎不全で高値となる傾向が認められる。

(注) 運動により上昇するため，安定した値を得るためには早朝安静時の採血が推奨される。肥満者では低値傾向がみられることがあるという。

疑われる疾患

高値 慢性心不全，うっ血性心不全，冠動脈疾患，心臓弁膜症，肺高血圧症，慢性腎不全　など

メモ Chart 3-2：ANP，BNP，NT-proBNP の比較(p.256)参照。

参考文献
1) 日本心不全学会：血中BNPやNT-proBNP値を用いた心不全診療の留意点について，2013

Chart 3-1　先天性副腎皮質過形成の検査診断

	21-hydroxylase欠損症		11β-hydroxylase欠損症	17α-hydroxylase欠損症	3β-OH-dehydrogenase欠損症
	単純性男性化型	Na喪失型			
副腎性器症候群	+	+	+	±	+
血圧	→	↓	↑	↑	→
血清K	→	↑	↓→	↓	↑
血中テストステロン	↑	↑	↑	↓	↓
血中DHEA	↑	↑	↑	↓	↓
尿中プレグナンジオール	↑	↑	↑	↑	↓→
血中プロゲステロン	↑	↑	↑	↓	↓
血中コルチゾール	↓→	↓	↓	↓	↓
血中デオキシコルチゾール	↓	↓	↑	↑	↓→
血中アルドステロン	↑	↓→	↓	↓	↓
血中レニン活性	↑	↑	↓	↓	↑

↑：増加，↓：減少，→：正常

Chart 3-2　ANP, BNP, NT-proBNPの比較

	ANP	proBNP（アミノ酸108個）	
		BNP	NT-proBNP
検体	血漿（EDTA＋アプロチニン）	EDTA血漿	血清
検体の保存安定性	△	△	○
アミノ酸	28個	32個	proBNPのN末端側（1～76）76個
合成・分泌される部位	主に心房	主に心室	
臨床的意義	心疾患，腎疾患で重症度に並行して高値となる。	心不全をANPよりも速く，鋭敏に反映。腎不全で高値となる。	

IV

免疫学的検査

1 免疫

アレルゲン特異的IgE

IgE antibody, allergen specific

基準値 0.35UA/mL 未満

測定法 FEIA法　　　**検体** 血清

臨床的意義 花粉症をはじめとする，Ⅰ型アレルギー患者の
アレルゲン特定に用いられる血液検査。

　IgEは分子量約19万で血中の免疫グロブリンのなかで最も量が少なく，Ⅰ型アレルギーや寄生虫疾患で増加をみる。現在IgEの検査には，特定の抗原により感作されて産生される特異的IgE抗体と，免疫グロブリンとしての総IgEである非特異的IgEが測定される。本検査項目は前者すなわち特定の抗原を認識するIgEを対象としたもので，Ⅰ型アレルギーの診断に用いられる。

　IgEは，過敏性を伝達する能力であるレアギン活性をもつ。スギ花粉，ハウスダスト，卵黄などアレルギーの原因となる抗原（アレルゲン）に曝露され感作が成立すると，IgEの産生が高まり血中IgEの濃度は上昇する。鼻粘膜や消化管粘膜にアレルゲンが侵入すると，特異的IgEのFab部分が結合する。次いでこの複合体は，IgEのFc部分で肥満細胞や好塩基球の膜表面にあるレセプターと結合する。さらにIgEを捉えたレセプター同士が細胞膜上で凝集すると肥満細胞や好塩基球が活性化され，ヒスタミンやロイコトリエン，プロスタグランジンなどの生理活性物質が遊離される。これらは組織の浮腫，掻痒感，平滑筋の収縮などを引き起こし，即時型アレルギーといわれる一連の病態を発来する。すなわちIgEはⅠ型アレルギーの鍵となる物質であり，その濃度はアレルゲンとなる物質を推定する上で極めて有用な情報となる。

　アレルゲン特異的IgE抗体のうち，個々の抗原について測定するのが「シングルアレルゲン」検査であり，現在200余種が測定可能である。

　これに対し「マルチアレルゲン」は，1回の検索で代表的なアレルゲンをまとめてスクリーニングするために作られた複合試験項目である。雑草，動物上皮，カビ，イネ科，食物，穀類など，各項目に代表的な5種類のアレルゲンが含まれているが，保険請求上は1項目として取り扱われる。このためアレルゲンが不明な症例の効率的な抗原スクリーニングに適している。ただし陽性の場合，含まれているアレルゲン5種のうちどれによるものかは特定できない。別途シングルアレルゲンでの追加検索が必要となる。

　また「特異的アレルゲン16種」とは，陽性率が高いアレルゲンを組み合わせたセット検査である。「吸入系」にはハウスダスト，コナヒョウヒダニ，ブタクサ，ネコ皮屑など16種類，「食餌系」には卵白，大豆，牛乳，エビなど16種類が含まれる。16項目について個々の測定結果が一覧表にまとめて報告されるため，

幅広いスクリーニングに用いられる。

　ときに特異的IgE濃度が臨床症状に並行しないという場合がみられる。これはⅠ型アレルギーの一連の機序が，すべてIgEのみによるものではないことに起因する。すなわちIgEが高濃度であっても，好塩基球や肥満細胞の数，局所分布，細胞機能などの反応性，ヒスタミンなど化学物質の量，組織の感受性，血流，さらには過敏反応に対する抑制機構の関与など，臨床症状として現れるにはさまざまな因子を考慮する必要がある。

　特異的IgEの濃度が必ずしも総IgE濃度に相関しない場合もあり，もともと免疫能が未熟で総IgE濃度の低い乳幼児でしばしば認められる。特異的IgEはあくまで血中に含まれる種々のクローンのIgEのうち1種類をみているに過ぎず，総IgEに反映されるとは限らない。逆に多種多様な抗原に感作が成立してしまった個体では，総IgEと特異的IgEの間に相関関係がみられる場合が多いようである。

IV 免疫学的検査

1 免疫

疑われる疾患

> **高値（陽性）** アレルギー性鼻炎，アレルギー性結膜炎，気管支喘息，アレルギー性気管支炎，蕁麻疹，アトピー性皮膚炎，接触性皮膚炎の一部，アナフィラキシーショックなどの各種アレルギー疾患

メモ 表 「特異的IgE」判定基準例※

IgE抗体濃度（U$_A$/mL）	クラス	判　定	
0.34以下	0	陰　性	－
0.35～ 0.69	1	疑陽性	±
0.70～ 3.49	2	陽　性	＋
3.50～17.49	3		＋＋
17.50～49.99	4		
50.00～99.99	5		＋＋＋
100以上	6		

※Viewシリーズなど他のキットではこの限りではない。

Ⅳ 免疫学的検査　　1 免疫

IgEファディアトープ〔特異的吸入性アレルゲン〕
IgE phadiatop

基準値 陰性（-）

測定法 FEIA法　　　**検体** 血清

臨床的意義 吸入抗原12種類への感作を一括スクリーニングする検査。アレルゲンの特定はできない。

　いわゆる花粉症に代表されるアレルギー患者は，年々増加している。原因となる吸入物質には，春先のスギ，ヒノキ，これに引き続いて現れる各種雑草，イネ科の花粉に加え，1年中みられるハウスダスト，ダニ，イヌやネコをはじめとするペットのフケ，真菌など，アレルゲンの種類は豊富であり，季節や地域，患者の年齢で差異が認められる。診断には，吸入アレルゲンに感作されているかを知る必要がある。しかしアレルゲンの項目数は多岐にわたるため，特異的IgEでは適切な選択が難しい場合もある。そこでこれらを一括し，まず吸入抗原に感作されているかをスクリーニングする検査がIgEファディアトープである。

　IgEファディアトープには，1つの測定キットに12種類[※]の代表的な吸入系アレルゲンが固相されており，1回のアッセイでこれらに対する感作状況を知ることができる。すなわち，いずれかの抗原に感作されていれば，IgEファディアトープは陽性となる。ただし陽性の場合，12種類のアレルゲンのどれに感作されているかを特定することはできない。別途，特異的IgEを検査する必要がある。吸入アレルゲンに感作されていることがすでにわかっているのであれば，CAP 16吸入系や，「雑草マルチ」などのマルチアレルゲンで特異的IgEを測定し，抗原の絞り込みを行う〔➡アレルゲン特異的IgE(p.258)参照〕。

　IgEファディアトープは健康保険上では「アトピー鑑別試験」という名称になっている。下表のように，非特異的IgEと比較することで診断効率がさらに上昇する。

IgE	ファディアトープ	判　定
↑	+	明らかなアトピー性疾患の疑い
↑	-	食物性（職業性）アレルギー疾患の疑い
↓～→	+	吸入性アレルギー疾患の疑い
↓～→	-	非アトピー性，または現時点でⅠ型アレルギー体質の可能性は小さい

※本検査に含まれている抗原は次の12種類：ヤケヒョウヒダニ，コナヒョウヒダニ，ネコフケ，イヌフケ，ギョウギシバ，カモガヤ，ブタクサ，ヨモギ，シラカンバ，スギ，カンジダ，アルテルナリア

疑われる疾患

陽性 即時型過敏症の関与するアレルギー性疾患 ▶ 花粉症，アレルギー性鼻炎，アレルギー性結膜炎，アトピー性皮膚炎，気管支喘息　など

薬剤によるリンパ球幼若化試験〔DLST〕

drug-induced lymphocyte stimulation test

基準値 陽性：200％以上　　疑陽性：180〜199％　　陰性：179％以下

測定法 ³H−チミジン　　**検　体** リンパ球保存液入り血液15mL（1薬剤増えるごと
取込能測定法　　　　　　　に6mL追加），およびヘパリン血漿1mL/1薬剤

臨床的意義 細胞性免疫による薬剤アレルギーを調べる血液検査。
アレルギーが疑われた際，原因薬物を特定する目的で行われる。

　DLSTとは，Ⅳ型アレルギー，すなわち細胞性免疫によるアレルギー現象にお
いて，原因薬剤を推定するために行われる血液検査である。臨床的には，接触性
皮膚炎，中毒性表皮壊死，多形紅斑，皮膚粘膜症候群などによる「薬疹」，さらに
薬剤性の肝障害，肺障害でも使用される。

　細胞性免疫の検査として，患者皮膚に抗原を貼り付けるパッチテストが有名で
あるが，過敏症があると皮膚に障害が生ずるリスクがある。DLSTは，患者血液
を用いた体外診断法であるため，侵襲はほとんどない反面，後述のように独特の
注意点が存在する。

　検査方法は，採血によって採取した患者リンパ球を，対象薬とともに一定条件
下で培養し，リンパ球がどれだけ活性化されたかを，取り込まれた³H−チミジン
の量で計測し，薬剤の有無で取り込まれた³Hの量に差がみられれば，感作あり
と判断する〔➡コラム（p.267）参照〕。検体における陽性率は，漢方薬，酵素製剤，代
謝拮抗薬，総合感冒薬，解熱鎮痛薬，抗てんかん薬，抗菌薬，消化性潰瘍治療
薬，糖尿病治療薬などにおいて比較的高い。

　DLSTは，生きたリンパ球を検査材料とするため，検体の鮮度には留意が必要
である。検査室と事前に日程を調整し，検体は採集後速やかに搬送せねばならな
い。患者血液だけでなく「感作が疑われる薬剤」も提出の必要がある。さらに白血
球数，併用していた薬剤の名称，ステロイドなど免疫抑制薬，抗悪性腫瘍薬の使
用歴や，有害事象発生からの経過期間などの情報も提示されたい。

　陽性を予想していた検査が陰性となった場合，すぐに薬剤アレルギーを否定し
てはならない。刺激した薬物の濃度は適切だったか，原因物質はその薬物ではな
く代謝産物ではないか，患者の免疫抑制状態，症状出現から日時が経過し感作が
弱まったのではないか，併用薬の影響などの可能性を考えねばならない。また薬
剤アレルギーはⅣ型だけではないため，DLSTが陰性であることを根拠に「その
薬剤には感作されていない」と判断するのは早計といえよう。有効性と限界をわ
きまえた上で，DLSTの活用が望まれる。

　なおDLSTは薬剤の投与期間中や，皮疹の出現している間に検査すると陽性に
なりやすいため，検査は発症後早期に行うべきである。

RF〔リウマトイド因子〕定量

rheumatoid factor, quantitative

基準値 15 IU/mL 以下

測定法 LA（ラテックス凝集比濁法）　　　　**検 体** 血清

臨床的意義 **ラテックス凝集比濁法によりリウマトイド因子を検出し，定量化する検査。**
関節リウマチを診断するために有用。

　リウマトイド因子（rheumatoid factor；RF）はリウマチ因子とも呼ばれ，ヒト変性IgGのFc部分に対する抗体であり，IgG，IgMなどの免疫グロブリンのクラスが存在する。RF定量とは，このうち凝集力の最も強いIgMクラスの自己抗体を定量する検査である。RFは，1940年にWaalerとRoseにより発見され，かつては発見者の名前を冠したワーラーローズ反応という検出法も存在した。

　RFは関節リウマチ（RA）患者の約70～90％程度に認められ，報告者にもよるが，RF陽性者の40％程度がRA患者と推定されている。

　関節炎を起こす原因として，RA以外にさまざまな疾患が存在するが，変形性関節症や痛風，ライター症候群では，通常はRA高値を呈しないため，RFを定量的に測定することは，これらの疾患と鑑別するために有用である。

　また，RA以外にも肝硬変などの肝疾患，全身性エリテマトーデス（SLE）で代表される膠原病などで高値になることがあるので注意を要する。

　なお最近では，抗CCP抗体（➡p.264）やMMP-3（➡p.265）が，RAを診断する検査として臨床に用いられ，これらを併用することは診断効率を上げるために有用である。

　以前はRAのスクリーニング検査として，RAテストやRAPA（RAHA）が利用されていたが，現在では健康保険適用から除外され，ほぼ行われていない。

疑われる疾患

 陽性 関節リウマチ（RA），全身性エリテマトーデス（SLE），シェーグレン症候群，肝硬変，慢性肝炎，急性肝炎

メモ 関節症状を認めるが通常RF高値を伴わない病態には，骨関節症，痛風，ライター症候群，リウマチ熱，強直性脊椎炎（関節炎におけるseronegative例として）などがある。
　　Chart 4-1：膠原病の診断基準（p.270）参照。

IgG型リウマトイド因子

rheumatoid factor, type IgG

- -

基準値 2.0未満(IgG-RF index)

測定法 EIA法   **検体** 血清

- -

 通常のリウマトイド因子の検査法がIgM抗体をみるのに対し，IgGクラスのリウマトイド因子を検出。
関節リウマチで病態の把握や治療効果の判定に有用。

リウマトイド因子(RF)はヒト変性IgGのFc部分に対する抗体で，1940年にWaalerにより関節リウマチ(rheumatoid arthritis；RA)の患者血清中に，家兎γグロブリンで感作されたヒツジ赤血球を凝集する因子が存在することが発見され，その後Roseらによりこの反応が確認されたことにより，RAのスクリーニング検査としてWaaler-Rose反応が実用化された。RFは関節リウマチ(RA)患者の70〜90％にみられ，統計にもよるがRF陽性者の40％程度がRAであるとされる。

関節炎のなかにはRAのほかに多くの疾患が存在するが，それらはRFが陽性であるか陰性であるかが有用な指標となる。RFが陰性の関節炎には変型性関節症や痛風，ライター症候群などがある。

RFの検査法にはRAテストやRAPAテストなどがよく用いられるが，それらが主としてIgMクラスのRFを検出するのに対して，本検査はIgGクラスのRFを定量するものである。

通常，IgG型リウマトイド因子(IgG-RF)がRAの診断のみの目的で測定されることは少ない。むしろIgG-RFは，疾患活動性の有無や重症度の判定，治療効果のモニタリングに用いられる。また破壊性関節炎や血管炎と強い相関をもつといわれる。

- -

疑われる疾患

高値 関節リウマチ(RA)，膠原病，肝硬変，慢性感染症，高齢者の一部

 Chart 4-1：膠原病の診断基準(p.270)参照。

抗CCP抗体〔抗シトルリン化ペプチド抗体〕

anti-cyclic citrullinated peptide

- -

基準値 4.5U/mL未満

測定法 CLIA法　　　**検 体** 血清

- -

 関節リウマチ(RA)の新しい血中マーカー。
ケラチン結合蛋白のシトルリン化部位ペプチドに対する抗体で，
RFより感度・特異度に優れる。

　関節リウマチ(RA)は，「朝のこわばり」という起床時の関節運動制限症状に始まり，関節の変形と疼痛をきたす，代表的な自己免疫性疾患である。従来「慢性関節リウマチ」と呼ばれていたが，2002年の日本リウマチ学会で「関節リウマチ」に名称が統一された。

　RAの血中マーカーには，リウマトイド因子(RF)やRAPAなどが用いられてきた。しかしRFは，リウマチ患者の約7割程度で陽性をみるに過ぎず，全身性エリテマトーデス(SLE)などリウマチ以外の病態も一部が陽性となるため，定性試験は保険収載より除外された。

　近年，RAに特異的な抗体として，抗ケラチン抗体や，抗核周囲抗体が発見され，対応抗原は上皮組織のケラチン結合蛋白「フィラグリン」に存在している。フィラグリンは脱アミノ反応によって，アルギニンがシトルリンに置換されるが，この部位を抗原とした抗体が「抗CCP抗体」である。この際，シトルリン化部位を含むペプチドを，環状構造にすることで，検出感度が非常に向上したため，anti-cyclic citrullinated peptide(CCP)と呼称される。

　RA患者における抗CCP抗体の陽性率は，59〜90%と報告者によって差がみられるが，特異度は86〜99%と，他のマーカーに比較して高く，Schellekensらによれば，早期RA例でも特異度は96%と優れていた。またX線上の関節破壊所見とよく相関する。

　厚生労働省研究班(江口ら，2005年)により，RFと抗CCP抗体が早期RA診断基準の1つに提案されており，RAと非RA患者を対象としたROC解析でも，抗CCP抗体の優れた検出能力が示されている。また最近，RAには生物学的製剤などの強力な新薬が登場して，早期治療が寛解率向上と骨破壊抑制に有効と認識されている。抗CCP抗体は，RAの診療に活用が期待されるマーカーである。

疑われる疾患

 関節リウマチ(RA)

メモ **Chart 4-1**：膠原病の診断基準(p.270)参照。

MMP-3〔マトリックスメタロプロテアーゼ-3〕

matrix metalloproteinase-3

基準値 Ⓜ 36.9〜121ng/mL　Ⓕ 17.3〜59.7ng/mL

測定法 LA(ラテックス凝集比濁法)　　**検体** 血清

臨床的意義 関節リウマチで関節破壊の程度を反映し上昇するマーカー。痛風や変形性関節症では上昇しないため，鑑別に有用。

　MMP-3は，生体内の細胞外マトリックス(細胞をとりまく基質)であるプロテオグリカン，フィブロネクチン，コラーゲンなどを分解する酵素である。

　関節リウマチ(RA)患者の関節液や血清中には高濃度のMMP-3が認められ，MMP-3がRAの発症に大きな関連があると考えられている。そのメカニズムは，滑膜表層細胞や線維芽細胞から分泌された不活性型のproMMPsが，膜型MMPなどの作用により活性化され，関節軟骨破壊に関与するため血中濃度が上昇すると考えられている。特にMMP-3は，軟骨破壊に大きな役割を果たすため，血中マーカーとして活用される。

　MMP-3は早期からの滑膜増殖を反映するため，発症1年以内の早期RAでも高値を示す。

　またMMP-3は，リウマトイド因子(➡p.262, 263)などの自己免疫検査や，CRP(➡p.138)などの炎症マーカーと比べ，実際の関節破壊の程度を反映するため，病勢の把握や治療効果の判定に有用である。

　さらにMMP-3は，変形性関節症(OA)や外傷性関節炎(TA)，痛風などでは一般に高値を示さないため，これらの鑑別診断にも有用とされる。

疑われる疾患

関節リウマチ(RA)(特に変形性関節症や痛風との鑑別上有用)

低値側の臨床的意義は少ない

ANA〔抗核抗体〕

antinuclear antibody

- -

基準値 40倍未満

測定法 FAT法　　**検 体** 血清

- -

臨床的意義 核内に含まれる抗原物質に対する
抗体群を検出するスクリーニング検査。

　抗核抗体(ANA)とは，真核細胞の核内に含まれる抗原性物質に対する抗体の総称である。

　現在20種類以上の抗体が同定されているが，いくつかは自己免疫性疾患の病態判定などに意義が認められている。

　本検査は一般に，蛍光抗体法(FAT)により測定される。本法は，Hep-2細胞などのヒト培養細胞の核材をスライドグラス上に固定し，被検血清をのせて反応させ，さらに蛍光物質であるFITCなどで標識された抗ヒト免疫グロブリン(第2抗体)を反応させ，陽性の場合にみられる特異的な蛍光パターンにより染色型を判定する。

　染色型とは，患者がもつ抗体と反応した核抗原が，核内にどのように分布しているかによって描かれる紋様であり，これにより陽性になった抗体の対応抗原を推定することができる。以下に，代表的な染色型と推定される抗体，疾患の関連を示す。

1. **均質型(homogeneous)**
   抗ヒストン抗体(全身性エリテマトーデス，薬剤誘発性ループス)
2. **辺縁型(peripheral)**
   抗DNA抗体(全身性エリテマトーデス)
3. **斑紋型(speckled)**
   抗U1-RNP抗体，抗Sm抗体，抗SS-B抗体，抗Ki抗体など(混合性結合組織病，強皮症，全身性エリテマトーデス，レイノー症候群)
4. **核小体型(nucleolar)**
   抗核リボゾーム抗体，抗U3-RNP抗体，抗PM-Scl抗体など(強皮症，レイノー症候群，シェーグレン症候群)
5. **セントロメア型(centromere)**
   抗セントロメア抗体(強皮症，レイノー症候群)
   ほかにGranular型，核膜型などがある。

疑われる疑患

高値 全身性エリテマトーデス(SLE)，混合性結合組織病(MCTD)，強皮症，レイノー症候群，シェーグレン症候群などの膠原病

薬剤影響

高値 抗不整脈遮断薬(プロカインアミド)◆，血管拡張薬(ヒドララジン)◆や抗結核薬(イソニアジド)◆などは，副作用としてSLE様症状を示す場合があり，その際は陽性となる場合もある。

メモ **Chart 4-1**：膠原病の診断基準(p.270)参照。

IV

免疫学的検査

1

免疫

COLUMN

薬剤によるリンパ球幼若化試験(DLST)

「クスリはリスク」といわれるように，薬の副作用に対する世間の関心は高まっています。薬によるアレルギー反応で，皮膚に薬疹が出たり，肝臓や腎臓に障害が現れることはご存じと思います。ところが現代の医療現場では，多くの疾患をあわせもつ患者が増えており，複数の薬剤を同時に併用せねばならない症例がよくあります。不幸にして副作用と思われる所見が現れた場合，原因として疑われる薬剤を特定できれば，以後その薬剤を避けることで，リスクを減らすことができます。

従来その診断には，皮膚に薬剤を貼り付けて，発赤や痒みなどの反応が出ないかをみる「パッチテスト」が行われてきました。しかし実際に皮膚に症状が現れてしまったり，感度が悪くて思ったような反応が起こらないことがしばしば起こります。そこで，採血だけで検査できるDLSTが開発されました。

DLSTの原理は，採血で得られた患者のリンパ球に，候補となる薬剤をふりかけて，リンパ球が騒ぎ出す(幼若化と呼びます)のを観察する検査です。すなわち，免疫をつかさどるリンパ球は，抗原となる物質で感作されると，幼若化(blast formation)を起こし，DNA合成が盛んになります。その際に核酸などの材料として細胞内に取り込まれる^{3}H–チミジンの量を計測します。薬剤を添加せずに培養したときの計測値(コントロール値)と比較し，その高低から陽性・陰性を判定します。薬物により感作を受けると，計測値は高くなるため，比が大きくなり(おおむね200%以上)，アレルギー反応を起こした起因薬剤である可能性が高くなります。

DLSTを検査する場合に，対象薬物の投与をいったん休薬すべきか，継続してよいかという質問をよく受けますが，検査上はどちらでも構いません。一度感作を受けると，リンパ球はかなり長期間その情報を記憶していますので，休薬はそれほど検査値に影響を与えることはありません。

ただし，何らかの原因で免疫抑制状態にある患者や，対象薬物が免疫抑制薬やステロイド剤の場合は注意を要します。もともと免疫機能を応用した検査ですので，正しい評価ができない可能性があるのです。

抗ds DNA抗体〔IgG, IgM〕

anti-DNA, double-stranded antibodies (IgG, IgM)

基準値 IgG：12.0 IU/mL 以下　　　IgM：6 U/mL 未満

測定法 IgG：CLEIA 法　　IgM：EIA 法　　　**検体** 血清

臨床的意義 2本鎖DNAに対する抗体をクラス別に測定する検査。IgG型はSLEの活動性に連動。

　抗DNA抗体には，2本鎖DNAに反応するものと，1本鎖DNAのみと反応するものの2種類が存在する。

　抗ds DNA抗体とは，2重らせん構造をもつ2本鎖(double-stranded；ds) DNAに対する抗体を，免疫グロブリンのクラス別に定量する検査である。抗DNA抗体は膠原病，特に全身性エリテマトーデス(SLE)の診断に測定される。

　このうち1本鎖(single-stranded；ss)DNAと反応する抗ss DNA抗体は，SLE以外の自己免疫疾患でも陽性になることがあり，SLE診断上の臨床的有用性は低い。これに対し，抗ds DNA抗体はSLEに特異性が高い。

　一般に2本鎖DNA自体は，免疫原性が低いため抗体を作ることはない。しかし，SLE患者の血清中に存在する多様な抗原決定基に対するポリクローナルな抗体には，2本鎖DNAに対する抗ds DNA抗体も含まれている。

　IgG型の抗2本鎖DNA抗体は活動期SLEに特異的に出現し，治療効果も反映する。すなわちds DNA抗体価はSLEの疾患活動性を反映し，パラレルに変動するため，治療効果の指標として大変有用である。なお，本項目はIgGクラスの抗体測定のみ健康保険が適用されている。

疑われる疾患

高値 全身性エリテマトーデス(SLE)，特に活動性ループス腎炎

メモ **Chart 4-1**：膠原病の診断基準(p.270)参照。

抗ss DNA抗体〔IgG〕

anti-DNA, single-stranded antibody (IgG)

- -

基準値 25.0 AU/mL以下

測定法 CLEIA法　　　**検 体** 血清

- -

IV

免疫学的検査

1

免疫

臨床的意義 1本鎖DNAに対する抗体をクラス別に測定する検査。
IgGはSLE，IgMはリウマチ性疾患で高値に。

　間接蛍光抗体法による抗核抗体検査(anti-nuclear antibody；ANA)は，膠原病のスクリーニングに用いられる。このうち核の周辺が染色される辺縁型(peripheral)の特異蛍光を示す場合は，抗DNA抗体が陽性であることが多いとされている。

　抗DNA抗体は2本鎖DNAに対する抗体(double-tranded DNA antibody；anti-ds DNA Ab)と，1本鎖DNAに対する抗体(single-stranded DNA antibody；anti-ss DNA Ab)が知られている。

　このうち，ループス腎炎など全身性エリテマトーデス(SLE)の病態をよく反映しているのはIgG型の抗ds DNA抗体であるとされ，抗ss DNA抗体陽性のSLE患者では，むしろ軽症の臨床経過をとる傾向があるとされている。また，抗ds DNA抗体陰性のSLE患者にも本抗体が検出されることがある。

疑われる疾患

高値 全身性エリテマトーデス(SLE)，全身性進行性強皮症(PSS)
混合結合組織病(MCTD)，シェーグレン症候群，オーバーラップ症候群 など

メモ Chart 4-1：膠原病の診断基準(p.270)参照。

Chart 4-1　膠原病の診断基準

❶ 新RA分類基準

腫脹または圧痛関節数(0〜5点)	
1個の中〜大関節 **	0
2〜10個の中〜大関節 **	1
1〜3個の小関節 *	2
4〜10個の小関節 *	3
11関節以上(少なくとも1つは小関節 *)	5
血清学的検査(0〜3点)	
RFも抗CCP抗体も陰性	0
RFか抗CCP抗体のいずれかが低値の陽性	2
RFか抗CCP抗体のいずれかが高値の陽性	3
滑膜炎の期間(0〜1点)	
6週間未満	0
6週間以上	1
急性期反応(0〜1点)	
CRPもESRも正常値	0
CRPかESRが異常値	1

スコアー6点以上ならばRAと分類される。

*　　：中手指節関節(MCP)，近位指節間関節(PIP)，第2〜5中足趾節関節(MTP2-5)，母指指
　　　　節間関節(1st IP)，手首を含む

**　：肩，肘，膝，股関節，足首を含む

***：遠位指節関節(DIP)，母指手根中手関節(1st CMC)，第1中足趾節関節(1st MTP)は除外

低値の陽性：基準値上限より大きく上限の3倍以内の値

高値の陽性：基準値の3倍より大きい値

本表の使用にあたっては鑑別疾患難易度別リストと問診票を併用することが望ましい

〔日本リウマチ学会：関節リウマチ新分類基準(ACR/EULAR2010)，
http://www.ryumachi-jp.com/info/120115_table3.pdf(2021年10月時点)より一部改変〕

❷ 悪性関節リウマチ（MRA）の診断基準

基準項目

A 臨床症状，検査所見

1. 多発性神経炎：知覚障害，運動障害いずれを伴ってもよい。
2. 皮膚潰瘍または梗塞または指趾壊疽：感染や外傷によるものは含まない。
3. 皮下結節：骨突起部，伸側表面もしくは関節近傍にみられる皮下結節。
4. 上強膜炎または虹彩炎：眼科的に確認され，他の原因によるものは含まない。
5. 滲出性胸膜炎または心嚢炎：感染症など，他の原因によるものは含まない。癒着のみの所見は陽性にとらない。
6. 心筋炎：臨床所見，炎症反応，筋原性酵素，心電図，心エコーなどにより診断されたものを陽性とする。
7. 間質性肺炎または肺線維症：理学的所見，胸部X線，肺機能検査により確認されたものとし，病変の広がりは問わない。
8. 臓器梗塞：血管炎による虚血，壊死に起因した腸管，心筋，肺などの臓器梗塞。
9. リウマトイド因子高値：2回以上の検査でRAHAテスト2,560倍以上の高値を示すこと。
10. 血清低補体価または血中免疫複合体陽性：2回以上の検査で，C3，C4などの血清補体成分の低下またはCH50による補体活性化の低下をみること。または，2回以上の検査で血中免疫複合体陽性（C1q結合能を基準とする）をみること（ただし，医療保険が適用されていないので検査のできる施設に限る）。

B 組織所見

皮膚，筋，神経，その他の臓器の生検により小ないし中動脈に壊死性血管炎，肉芽腫性血管炎ないしは閉塞性内膜炎を認めること。

判定

RAの分類基準を満たし，上記の項目のなかで，
1) Aの3項目以上を満たすもの，または
2) Aの1項目以上とBの項目があるもの，をMRAと診断する。

鑑別疾患

感染症，アミロイドーシス，フェルティ症候群，全身性エリテマトーデス，多発性筋炎，MCTDなど

〔越智隆弘，他：悪性関節リウマチ（MRA）改訂診断基準．関節リウマチの診療マニュアル（改訂版）診断のマニュアルとEBMに基づく治療ガイドライン，日本リウマチ財団，p16，2004〕

IV 免疫学的検査　関連チャート

❸ 混合性結合組織病（MCTD）診断基準（2004年度再改訂版）

混合性結合組織病の概念
全身性エリテマトーデス，強皮症，多発性筋炎などにみられる症状や所見が混在し，血清中に抗U1-RNP抗体がみられる疾患である。

- **I．共通所見**
  - ① Raynaud現象
  - ② 指ないし手背の腫脹
  - ③ 肺高血圧症

- **II．免疫学的所見**
  - 抗U1-RNP抗体陽性

- **III．混合所見**
  - **A．全身性エリテマトーデス様所見**
    - ① 多発関節炎
    - ② リンパ節腫脹
    - ③ 顔面紅斑
    - ④ 心膜炎または胸膜炎
    - ⑤ 白血球減少（4,000/μL以下）または血小板減少（100,000/μL以下）
  - **B．強皮症様所見**
    - ① 手指に限局した皮膚硬化
    - ② 肺線維症，肺拘束性換気障害（%VC ＝ 80%以下）または肺拡散能力低下（%DLco ＝ 70%以下）
    - ③ 食道蠕動低下または拡張
  - **C．多発性筋炎様所見**
    - ① 筋力低下
    - ② 筋原性酵素（CK）上昇
    - ③ 筋電図における筋原性異常所見

診 断
1. Iの1所見以上が陽性
2. IIの所見が陽性
3. IIIのA，B，C項のうち，2項以上につき，それぞれ1所見以上が陽性

以上の3項を満たす場合を混合性結合組織病と診断する。

付 記
1. 抗U1-RNP抗体の検出は二重免疫拡散法あるいは酵素免疫測定法（ELISA）のいずれでもよい。ただし，二重免疫拡散法が陽性でELISAの結果と一致しない場合には，二重免疫拡散法を優先する。

〔三森経世，他：混合性結合組織病の診療ガイドライン 改訂第3版．厚生労働科学研究費補助金 難治性疾患克服研究事業，混合性結合組織病の病態解明と治療法の確立に関する研究班（平成20〜22年度），2011〕

V

腫瘍マーカー

1 腫瘍マーカー

AFP〔α-フェトプロテイン〕

α-fetoprotein

 基準値 10.0 ng/mL 以下

測定法 CLIA法　　　**検体** 血清

臨床的意義 **肝細胞癌で上昇する腫瘍マーカー。本来は胎児の肝細胞に由来するが，肝炎や肝硬変でも肝細胞再生時に軽度〜中等度の上昇をみる。**

AFPは，胎児肝およびヨークサック（卵黄囊）で産生される胎生期特有の血清キャリア蛋白である。

出生直後には血中で10,000 ng/mL前後の高値を示すが，その後速やかに減少して健常小児・成人血中には10 ng/mL以下の極めて低濃度にしか存在しない。

AFPは，一次構造においてアルブミンとの間に39％の相同性を有し，種々の物質の生体内輸送や脂肪酸代謝に関与する蛋白である。

AbelevおよびTatarinovが，肝細胞癌において血中AFPが増量することを見出して以来，その腫瘍マーカーとしての有用性は高く評価されている。血中AFP濃度400 ng/mLを超える例では，肝細胞癌の可能性が極めて高い。

ちなみにAFP値の上昇する良性疾患も，その多くは肝疾患である。慢性肝炎で軽度（〜100 ng/mL），肝硬変で中等度（〜400 ng/mL）の上昇を呈するが，これらは肝細胞壊死後の肝再生によるものと推定されている。また妊娠後期には，胎児が産生したAFPが母体中にも検出される。

さらに，原発性肝細胞癌由来のAFPと，肝硬変やヨークサック腫瘍に由来するAFPの糖鎖構造の相違を，レクチン親和性の差から鑑別することが可能となっている〔➡ AFPレクチン分画(p.275)参照〕。

疑われる疾患

 高値陽性 肝細胞癌，ヨークサック腫瘍，急性肝炎，慢性肝炎，肝硬変，先天性胆道閉鎖症，妊娠（特に後期）

メモ **Chart 5-1**：各腫瘍部位における腫瘍マーカーの有用性(p.290)，**Chart 5-2**：腫瘍マーカー値の生理的変動因子(p.291)参照。

AFPレクチン分画
α-fetoprotein L3%

基準値 L3分画 10.0% 未満

測定法 LBA（LBA-EATA法）　　　**検体** 血清

臨床的意義 肝細胞癌と肝硬変を鑑別する検査。肝細胞癌由来のAFPを分別測定することで，肝細胞癌の早期診断に有用。

　AFP（α-フェトプロテイン）は肝細胞癌の優れたマーカーとして広く用いられているが，慢性肝炎や肝硬変のような非肝癌患者でもその血中濃度が上昇するため，軽度～中等度高値（～400ng/mL）症例では肝癌との鑑別は難しい。そこで，AFP分子上の糖鎖の癌による変化を，LBA法（liquid-phase binding assay）により検出し，肝細胞癌に由来するAFPを分別測定する手法が開発された。

　AFPは分子量約70×10³の糖蛋白で，1分子当たり1個のアスパラギン結合型糖鎖を有する。このうち，非肝癌患者のAFPでは大部分がL1分画に出現するのに対し，肝細胞癌患者ではL3分画の占める比率が増加する。こうしたLCA親和性の相違は，糖鎖根部に結合するフコースの有無に関係するとされ，肝細胞癌ではフコース結合型AFPが増加するという。AFP-L3分画比率の測定は，肝細胞癌と非悪性腫瘍性の肝疾患との鑑別診断，肝細胞癌の早期診断，および治療後の予後管理に有用である。

　なお，肝細胞癌以外で血清AFP上昇を示す悪性疾患として知られるヨークサック腫瘍（卵黄嚢腫）では，L2分画の増加が特徴的であるとの報告がある。

疑われる疾患

 肝細胞癌

CEA〔癌胎児性抗原〕

carcinoembryonic antigen

基準値 5.0ng/mL以下

測定法 CLIA法　　　**検体** 血清

 大腸，胃など消化管の悪性腫瘍を中心に，最も汎用される血中腫瘍マーカー。

　CEA（癌胎児性抗原）は，1965年にGoldらにより結腸癌と胎児結腸粘膜組織に共通して存在する抗原物質として発見された糖蛋白であり，今日最もよく用いられている腫瘍マーカーの1つである。

　大腸癌，胃癌をはじめとする消化器癌，膵癌，肺癌などのさまざまな臓器由来の癌において幅広く増加が認められるため，その診断補助および術後・治療後の経過観察の指標として有用性が認められている。また，大腸癌や胃癌における術後のCEA高値例では有意に再発率が高いとされ，予後予測にも有用とされる。

　なお，CEAについては，遺伝子クローニングの成功によってその一次構造が解明され，免疫グロブリン・スーパーファミリーに属することが明らかになった。さらに，CEAが細胞接着分子としての機能を有することや癌細胞の転移に促進的に働くことが報告されている。

　今日，CEAを胎児性蛋白の範疇にとどめることは困難になっており，その癌特異性の由来について新たな観点が求められつつある。

 高齢者や喫煙者では若干高値をとる傾向がみられる。
10ng/mLを超えると再発の可能性が高いとされ，予後の管理にも用いられる。

疑われる疾患

高値 大腸癌，胃癌，肺癌，転移性肝癌，胆道癌，食道癌，乳癌，子宮癌，慢性肝炎，肝硬変，閉塞性黄疸，胆石症

メモ **Chart 5-1**：各腫瘍部位における腫瘍マーカーの有用性(p.290)，**Chart 5-2**：腫瘍マーカー値の生理的変動因子(p.291)参照。

CA19-9
carbohydrate antigen 19-9

基準値 37.0U/mL以下

測定法 CLIA法　　　**検体** 血清

臨床的意義 膵癌，胆道癌をはじめとする各種消化器癌で上昇する血中腫瘍マーカー。血液型Lewis抗原の影響を受ける。

　CA19-9は，1979年にKoprowskiらが結腸癌培養細胞株を免疫原として作製したモノクローナル抗体，NS19-9によって認識される血液型関連糖鎖抗原である。

　膵癌，胆道癌をはじめとする各種消化器癌患者血中に高頻度かつ高濃度に検出され，優れた腫瘍マーカーとしてその臨床的評価が確立しており，最もよく測定される腫瘍マーカーの1つである。良性疾患における偽陽性率は低く，その場合も100U/mLを超えるような異常高値例は比較的稀である。

　CA19-9がLewis血液型糖鎖に関連する抗原，すなわちsialosyl Le^{a}であることは早くから明らかにされ，その血中濃度はLewis血液型の影響を受けるとする見解が一般的である。実際，免疫組織化学的検討においてLe^{a}陽性部位に一致して，あるいはその一部にCA19-9の局在が認められるという報告がなされている。

　日本人の約10%を占めるLewis抗原陰性者では，膵癌などにおいてもCA19-9が低値にとどまるとされているが，Lewis抗原陰性者でCA19-9高値を示す例がないわけではない。

　癌組織と非癌組織でLewis抗原の表現型が異なるとの知見もあり，CA19-9とLewis式血液型との関係にはなお検討すべき余地があるという意見もある。

注目 甲状腺機能亢進症や高血糖での上昇をみることがある。

疑われる疾患

高値 膵癌，肝細胞癌，胆道癌，肝内胆管癌，大腸癌，慢性膵炎，慢性肝炎，肝硬変，胆石症

メモ **Chart 5-1**：各腫瘍部位における腫瘍マーカーの有用性(p.290)，**Chart 5-2**：腫瘍マーカー値の生理的変動因子(p.291)参照。

Ⅴ 腫瘍マーカー　　**1 腫瘍マーカー**

SPan-1抗原

s-pancreas-1 antigen

- -

基準値 30U/mL以下

測定法 IRMA（ビーズ固相法）　　　　**検体** 血清

- -

臨床的意義 膵癌をはじめとする消化器癌の血清腫瘍マーカー。
良性疾患での偽陽性率が低いといわれる。

　SPan-1抗原は，1987年に鄭らが培養膵癌細胞株を免疫原として作製したモノクローナル抗体により認識される，腫瘍関連抗原である。

　そのエピトープは巨大分子ムチン様糖蛋白上にあり，抗原性がノイラミニダーゼ処理によって消失すること，熱やプロテアーゼ処理によっても保持されていることから，非還元末端にシアル酸を有する糖鎖と考えられている。いくつかの報告ではCA19-9(➡p.277)と同じく，sialosyl Le[a]をエピトープとする可能性が高いという。

　免疫組織化学的には，主に膵癌をはじめとする消化器癌に膜構成成分として本抗原が存在することが認められ，その強い分泌性から血中にも高率に出現する。SPan-1抗原の良性疾患による偽陽性率は低く，さらに膵癌との鑑別に困難を伴う急性膵炎の偽陽性例も，多くは軽度上昇にとどまることから，より特異性の高い癌の診断，および術後・治療後の経過観察に有用な指標とされる。

疑われる疾患

 高値 膵癌，肝細胞癌，胆道癌，肝内胆管癌，大腸癌，慢性膵炎

メモ **Chart 5-1**：各腫瘍部位における腫瘍マーカーの有用性(p.290)，**Chart 5-2**：腫瘍マーカー値の生理的変動因子(p.291)参照。

DUPAN-2

DUPAN-2

基準値 150 U/mL以下

測定法 EIA法　　　**検体** 血清

臨床的意義 膵癌，肝・胆道癌で上昇する血中腫瘍マーカー。Lewis抗原陰性者でも使用可能。

DUPAN-2は，1982年にMetzgarらが膵腺癌由来培養細胞を免疫源として作製したモノクローナル抗体により認識される，分子量数百万の巨大糖蛋白で，シアル酸が抗原活性に関与する糖鎖抗原と考えられている。そのエピトープは，血液型関連糖鎖の1つ，シアリルLc4である。

血中DUPAN-2値とLewis血液型は，CA19-9(➡p.277)の場合と裏返しの関係にあり，Lewis抗原陰性者でより高値を示すという。このため，スクリーニングにはCA19-9との組み合わせが推奨される。

DUPAN-2は，膵癌，肝・胆道癌にはとりわけ高い陽性率を示し，これら悪性疾患の診断補助，ならびに術後・治療後の経過観察に有用な指標とされる。

なお，DUPAN-2の健常者カットオフ値として一般に150U/mLが用いられているが，良性疾患においてはかなりの偽陽性が認められる。癌特異性を考慮する場合には，400U/mLをより高次のカットオフ値として利用することが望ましい。

疑われる疾患

高値 膵癌，肝細胞癌，胆道癌，肝内胆管癌，大腸癌，慢性膵炎，慢性肝炎，肝硬変，胆石症，消化管潰瘍

 メモ **Chart 5-1**：各腫瘍部位における腫瘍マーカーの有用性(p.290)，**Chart 5-2**：腫瘍マーカー値の生理的変動因子(p.291)参照。

PIVKA-Ⅱ

protein induced by vitamin K absence -Ⅱ

- -

基準値 40 mAU/mL 未満

測定法 CLIA 法　　　　　**検体** 血清

臨床的意義 凝固第Ⅱ因子の不全生成物。肝細胞癌に特異性の高い血中腫瘍マーカーで，AFPと相関が低く，独立した指標になる。

　PIVKA-Ⅱは，血液凝固第Ⅱ因子であるプロトロンビンの，肝における合成不全に由来する異常蛋白である。

　プロトロンビン合成の最終段階は，前駆体N末端近傍グルタミン酸残基の，ビタミンK依存的なカルボキシル化反応によるGla（γ-carboxyglutamic acid residue）への転換にある。この反応過程の失調または欠落に基づく「異常プロトロンビン」は，凝固活性を欠いた蛋白のまま血中に放出される。いわばビタミンK不足による「でき損ない凝固第Ⅱ因子」といえよう。

　新生児メレナをはじめとするビタミンK欠乏性出血症の診断に，PIVKA-Ⅱが有用な指標となることは以前から知られていたが，1984年にLiebmanが肝細胞癌患者血中にPIVKA-Ⅱの高率かつ著明な増加を報告したことを契機に，AFP（α-フェトプロテイン）(➡p.274)とは相関性のない，新たな肝細胞癌の特異的マーカーとして臨床的意義が認められるようになった。

　本項目は検査法により血液凝固異常にのみ適用されるものがあるので，検査法の選択には注意を要する。腫瘍マーカーとしてのPIVKA-ⅡにはCLIA法，凝固異常の指標にはCLEIA法を用いる。

疑われる疾患

高値 肝細胞癌，慢性肝炎，肝硬変，肝内胆汁うっ滞，ビタミンK欠乏性出血症，吸収不全症候群，ワルファリン投与時

薬剤影響

高値 ビタミンKの欠乏を引き起こす**ワルファリン**，**セフェム系抗菌薬**，抗結核薬の**リファンピシン（RFP）**などの薬剤で高値を示すことがある。

　薬剤影響を排除した後に検査することが望ましい。

メモ **Chart 5-1**：各腫瘍部位における腫瘍マーカーの有用性(p.290)，**Chart 5-2**：腫瘍マーカー値の生理的変動因子(p.291)参照。

SLX〔シアリルLe^x^-i抗原〕

sialyl Lewis X-i antigen

基準値 38.0 U/mL 以下

測定法 IRMA（ビーズ固相法）　　　　**検体** 血清

臨床的意義 肺腺癌など，腺癌に有用な糖鎖性血中腫瘍マーカー。
膵癌の鑑別ではLewis血液型の影響を受けないとされる。

　シアリルLe^x^-i抗原（SLX）は，1978年SolterとKnowlesにより見出された胎児性抗原SSEA-1（stage-specific embryonic antigen-1）の糖鎖末端に，シアル酸を付加した高分子糖蛋白である。1985年に福士らの作製したモノクローナル抗体FH-6により認識される。

　なお，同じ糖鎖抗原であってもCA19-9やその類似抗原が構造上Ⅰ型糖鎖に分類されるのに対して，SLXはⅡ型糖鎖に属する抗原である。

　すなわち，糖鎖の基幹部分はガラクトース（Gal）とN-アセチルグルコサミン（GlcNAc）より構成されるが，Ⅰ型糖鎖はGal β1→3GlcNAc βを，Ⅱ型糖鎖はGal β1→4GlcNAc βを繰り返しの構造単位としている。立体的にみると1→4では直鎖状に糖鎖が伸びるのに対し，1→3では斜めに伸びる形をとっている。個体発生においてはⅡ型糖鎖のほうがより早期から存在するとされている。

　こうした両者の違いは腫瘍マーカーとしての特性にも反映されており，SLXは膵癌をはじめとする消化器系癌にも出現するものの，むしろ肺癌や卵巣癌などの腺癌患者血中に高頻度に増加する点が注目される。良性疾患における偽陽性率は低く，Ⅰ型糖鎖抗原のようにLewis血液型の影響を受けることもない。

注目 SLXは白血球中にも多く存在するため，溶血した検体は避ける。採血後，速やかに血清分離を行う。

疑われる疾患

 高値 肺癌，卵巣癌，子宮癌，膵癌，肝細胞癌，胆道癌，大腸癌

メモ **Chart 5-1**：各腫瘍部位における腫瘍マーカーの有用性（p.290），**Chart 5-2**：腫瘍マーカー値の生理的変動因子（p.291）参照。

CA15-3

carbohydrate antigen 15-3

- -

基準値 31.3U/mL 以下

測定法 CLIA 法　　　**検　体** 血清

- -

臨床的意義 乳癌の再発・転移のモニタリングに有用な腫瘍マーカー。
2種類のモノクローナル抗体で測定。

　CA15-3は，まったく独立に作製された2種類のモノクローナル抗体，115D8およびDF3により認識される乳癌関連抗原である。115D8は乳脂肪球被膜上の糖蛋白MAM-6を，DF3は乳癌肝転移巣の細胞膜成分をそれぞれ免疫原とする抗体である。乳癌においては，どちらもあらゆる組織型の細胞に反応することが報告されている。

　CA15-3は，組織の悪性化に伴う細胞破壊により血中に放出されると推定されるが，早期症例の陽性率は低く，むしろ再発乳癌や転移性乳癌において血中レベルの上昇が著しい。このため主として，再発・転移の検出に有用なマーカーとされる。

疑われる疾患

 乳癌

メモ Chart 5-1：各腫瘍部位における腫瘍マーカーの有用性(p.290)，Chart 5-2：腫瘍マーカー値の生理的変動因子(p.291)参照。

NSE〔神経特異エノラーゼ〕

neuron specific enolase

基準値 16.3 ng/mL 以下

測定法 ECLIA法　　　**検体** 血清

臨床的意義 肺小細胞癌，神経芽細胞腫，神経内分泌系腫瘍の診断と経過観察に有用な血中腫瘍マーカー。

　解糖系の酵素であるエノラーゼはα，β，γの3種類のサブユニットの組合せからなる二量体構造をもつ。このうちαγおよびγγ型のエノラーゼは主に神経細胞や軸索突起に存在するため，神経特異エノラーゼ(NSE)と呼ばれている。

　NSEは体内のさまざまな臓器に分布する神経内分泌細胞にも存在するため，その腫瘍であるAPUDoma※や，それに類似した性格を示す燕麦細胞型の肺小細胞癌，神経芽細胞腫において，腫瘍細胞から血中に逸脱する。このためNSEはそれらの有用なマーカーとして臨床応用されている。

　なお，NSE測定の検体には一般に血清が用いられるが，EDTA血漿を代用すると，癌患者において有意に高値を示すとの報告がある。その確かな理由は不明ながら，EDTAがNSEの抗原構造の安定化に寄与しているのではないかとの推測もあり，さらなる検討が期待される。また神経芽細胞腫においては髄液中のNSEが増加する。

(注目) 腎障害患者では透析後に上昇する傾向がある。
　溶血検体では，NSE値は上昇するため，採血後は速やかに血清分離を行う。

※ APUDoma：amineprecursor uptake and decarboxylationを伴う細胞に由来する腫瘍。神経外胚葉細胞に由来し，ACTH，MSH，ADH，カルシトニン，VIPなどを産生する。

疑われる疾患

高値 肺小細胞癌，APUDoma，神経芽細胞腫，肺良性疾患，胃潰瘍

メモ **Chart 5-1**：各腫瘍部位における腫瘍マーカーの有用性(p.290)，**Chart 5-2**：腫瘍マーカー値の生理的変動因子(p.291)参照。

Ⅴ
腫瘍マーカー

1
腫瘍マーカー

Pro GRP 〔ガストリン放出ペプチド前駆体〕

pro–gastrin releasing peptide

基準値 81.0pg/mL 未満

測定法 CLIA法　　　**検体** EDTA血漿

臨床的意義 肺小細胞癌に特異性の高い血中の腫瘍マーカー。

　肺小細胞癌において高い陽性率と特異性を示す腫瘍マーカーである。

　元来「Pro GRP」は，脳・腸管ペプチドの一種である「ガストリン放出ペプチド(GRP)」の前駆体を意味するが，ここでいうPro GRPとは，GRP産生過程でその前駆体ペプチドの切断により血中に等モル放出されるC–末端側フラグメントを示している。

　発生学上，神経内分泌細胞に起源をもつ肺小細胞癌組織よりGRPが産生されることは以前から知られているが，血中で速やかに分解されるGRPの測定は一般に困難であった。これに対して生物活性のない前駆体ペプチド断片は極めて安定であり，肺小細胞癌患者の血中での濃度比は70倍以上にも達するという。すなわち，Pro GRPは腫瘍組織におけるGRP産生のより正確な指標となる。

　従来，肺小細胞癌のマーカーとして用いられてきた神経特異エノラーゼ(NSE)(➡p.283)との比較では，

1. 健常者と患者との血中濃度差が大きい

　　(互いの平均値に対してPro GRPで約100倍，NSEでは10倍未満とされる)

2. 比較的早期の症例でも陽性例が多い

といった特徴があげられる。

　なお，他の神経内分泌腫瘍として甲状腺髄様癌や膵内分泌腫瘍における有用性も示唆されている。神経芽細胞腫および褐色細胞腫ではGRP産生量が低く，測定意義は小さい。

> 4歳未満の小児や腎不全患者では高値となる。また，間質性肺炎や胸膜炎でカットオフ値を上回る例が報告されている。

疑われる疾患

高値 肺小細胞癌，その他の肺癌

 Chart 5-1：各腫瘍部位における腫瘍マーカーの有用性(p.290)，**Chart 5-2**：腫瘍マーカー値の生理的変動因子(p.291)参照。

SCC抗原

squamous cell carcinoma antigen

基準値 1.5 ng/mL以下

測定法 CLIA法　　　**検 体** 血清

臨床的意義 子宮頸部，肺，食道，頭頸部，尿路・性器，皮膚などの各扁平上皮癌で高値となる血清腫瘍マーカー。

　SCC抗原は，子宮頸部扁平上皮癌の肝転移巣より分離・精製された腫瘍関連抗原で，1977年に加藤らが報告したTA-4と共通の抗原性を有する，分子量45×10³の蛋白である。

　等電点電気泳動においてSCC抗原は14の亜分画に分けられるが，正常扁平上皮細胞では主に中性分画のみであるのに対して，癌細胞では酸性分画が増加するとされている。

　現在その測定に用いられているモノクローナル抗体は，酸性分画により強く反応し，癌特異性が高いと考えられる。

　SCC抗原は，子宮頸部，肺，食道，頭頸部，尿路・性器，皮膚などの各扁平上皮癌患者の血中で高頻度に上昇がみられ，それらの優れたマーカーとして用いられる。

疑われる疾患

高値 子宮頸癌，肺癌，食道癌，頭頸部癌，尿路・性器癌，皮膚癌などの扁平上皮癌

メモ Chart 5-1：各腫瘍部位における腫瘍マーカーの有用性(p.290)，Chart 5-2：腫瘍マーカー値の生理的変動因子(p.291)参照。

Ⅴ

腫瘍マーカー

1

腫瘍マーカー

シフラ〔サイトケラチン19フラグメント〕

CYFRA：cytokeratin 19 fragment

基準値 3.5 ng/mL 以下

測定法 CLIA 法　　　　**検 体** 血清

臨床的意義 肺の扁平上皮癌および腺癌の診断，経過観察に有用な血中腫瘍マーカー。

「シフラ(CYFRA)」は，上皮細胞の中間径フィラメントの構成蛋白である，サイトケラチン分子種の1つである「サイトケラチン19の可溶性フラグメント」の通称である。

サイトケラチンには，細胞種によって一定の特異性が存在する。このうちサイトケラチン19は広く上皮性細胞に分布し，肺の非小細胞癌，とりわけ扁平上皮癌や腺癌で多量に産生されることが知られている。

癌患者においては，細胞内プロテアーゼの作用に基づくサイトケラチンの分解亢進により，可溶性フラグメントであるシフラの血清中濃度が増加すると考えられており，その測定は非小細胞肺癌の血清診断に有用である。また，各種婦人科癌でも高値を示すことが報告されている。

なお，臓器非特異的な腫瘍マーカーである組織ポリペプチド抗原(TPA)もまた，サイトケラチン関連物質であり，測定系に用いられる抗体がサイトケラチン8，18および19と交差反応性を示すことが報告されている。すなわち，シフラとTPAの同時測定は意義が乏しく，診断目的にはあまり推奨されない。肺癌，とりわけ扁平上皮癌では，シフラのほうが一般的になりつつある。

 血中濃度に対する喫煙の影響は認められないが，加齢に伴いやや高値を呈する傾向がある。

疑われる疾患

高値 肺扁平上皮癌，肺腺癌，卵巣癌，子宮頸部扁平上皮癌，子宮内膜癌 など

メモ **Chart 5-1**：各腫瘍部位における腫瘍マーカーの有用性(p.290)，**Chart 5-2**：腫瘍マーカー値の生理的変動因子(p.291)参照。

PSAおよび高感度PSA〔前立腺特異抗原〕

prostate specific antigen

基準値 4.00 ng/mL 以下
（高感度PSAの前立腺癌の推奨カットオフ値：10.0 ng/mL）

測定法 CLIA法　　**検体** 血清

臨床的意義 前立腺癌で著明に増加する。前立腺肥大でも上昇するが，10.0 ng/mLを超える場合には前立腺癌を強く疑う。

前立腺特異抗原（PSA）は，1979年にWangらによって良性肥大症の前立腺組織から分離・精製された分子量33×10³～34×10³，等電点6.9の糖蛋白である。ヒト前立腺組織のみに存在し，特に腺・導管の内腔上皮，前立腺分泌物に局在することが免疫組織化学的に確かめられている。

血中PSA値は前立腺癌患者で著明に増加し，また病勢をよく反映することから，その診断，予後判定および経過観察の指標となる。前立腺癌患者は近年，増加の一途をたどっているため，活用が期待される血中マーカーである。

なお，PSAについては，多様な免疫学的定量法が確立され，検査キットとして市販されているが，使用するキットによって測定値が異なるという問題点が存在する。これは，PSAの血中存在様式とそれらに対する抗体の特異性の違いに基づくものである。すなわち，血中PSAには"遊離型"とα₁-アンチキモトリプシンやα₂-マクログロブリンに結合した"蛋白結合型"とが存在し，特に後者に対する抗体の反応性が測定値の差に反映するという。したがって，異なる測定系を用いる場合は，抗体の特異性をよく確認する必要がある。

前立腺癌手術後のモニタリングでは，再発を早期に発見することが求められるため，検出感度においてさらに低濃度のPSAを検出することが必要になる。「高感度PSA」はこれを目的に開発されており，検出感度が0.008 ng/mLと低濃度のPSAを検出するのに優れている。

また，通常のカットオフ値として4.00 ng/mLのほか，前立腺癌患者のカットオフ値として別に10.0 ng/mLという値が設けられている。良性疾患の鑑別から前立腺癌の早期発見，治療後のモニタリングや再発の推測など，広い範囲で応用されている。

PSAの検査結果を評価するには，基準値とカットオフ値の使い分けにも留意したい。基準値の"4.00 ng/mL以下"は健常者群の95％信頼区間の上限値を意味する。高齢男子で血中PSAを測定すると前立腺肥大症によっても高率に陽性となるため，基準値を超えても直ちに癌と即断すべきではない。4～10 ng/mLまでの，いわばグレー・ゾーンの判定にはさまざまな基準が提唱されている。

①PSA verosity，１年当たりのPSA上昇速度。

2ng/mL／年以上は追加治療が必要とされる。

②PSA倍加時間（PSADT），PSA濃度が２倍になるのに要する時間。

治療後の経過観察の指標として有用とされる。第１検査日をD1，PSA値をP1，第２検査日をD2，PSA値をP2とすると，PSADTは次式により求められる。

$$PSADT = (D2 - D1) \times \log2 / (\log P2 - \log P1)$$

他臓器への転移例や予後不良例では，一般にPSADTは短縮する。全摘手術後15カ月未満で倍加した場合は，予後不良とされる。

 直腸内指診（DRE）直後や射精後には，一過性にPSA高値を示す場合があるため，採血を避けたほうがよい。

疑われる疾患

高値 前立腺癌，前立腺肥大症，急性前立腺炎

低値 低値側の臨床的意義は少ないが，前立腺癌で摘出術後に再上昇がみられた場合は再発を疑う

薬剤影響

低値 アンドロゲンを低下させる薬剤投与により低値となる。

メモ 前立腺癌は男性の加齢とともに発症率が上昇するため，高齢者では定期的なPSA検査が推奨されている。

Chart 5-1：各腫瘍部位における腫瘍マーカーの有用性(p.290)，**Chart 5-2**：腫瘍マーカー値の生理的変動因子(p.291)参照。

CA125
carbohydrate antigen 125

基準値 35.0 U/mL 以下

測定法 CLIA法　　　**検体** 血清

臨床的意義 主に卵巣癌に有効な血中腫瘍マーカー。
子宮内膜症と子宮筋腫の鑑別にも用いられる。

　CA125は，1981年にBastにより卵巣漿液性嚢胞腺癌の腹水培養細胞を免疫原として作製されたモノクローナル抗体OC125によって認識される抗原である。胎児と成人の中皮およびミュラー氏管由来臓器や，成人の卵巣，子宮内膜，腹膜および胸膜に，正常でも存在する糖鎖抗原である。

　これら臓器・組織の癌ないし炎症性疾患では，CA125の著明な産生増加が認められ，とりわけ漿液性卵巣癌に極めて高い陽性率を示す。また，その他の婦人科癌あるいは肝胆膵領域の癌でも一定の有用性が認められる。なお，ムチン性の卵巣癌ではCA54/61の測定が有用とされる。

　こうした腫瘍マーカーとしての臨床応用に加えて，近年CA125は子宮内膜症の診断ならびに治療の側面からも評価されるようになった。子宮内膜症でCA125が高い陽性率を示すことは早くから知られ，子宮筋腫との鑑別や，子宮筋腫患者の手術適応決定の指標としても応用される。またDanazol療法による治療経過をよく反映することから，治療効果判定指標としても用いられる。

（注目）CA125は性周期の影響を受け，月経中と妊婦（特に初期）は高値となるので，月経歴の聴取は重要である。

疑われる疾患

高値 卵巣癌，子宮体部癌，肝細胞癌，胆道癌，膵癌，子宮内膜症，
腹膜炎，胸膜炎
（月経中および妊婦も軽度上昇をみる）

メモ **Chart 5-1**：各腫瘍部位における腫瘍マーカーの有用性(p.290)，**Chart 5-2**：腫瘍マーカー値の生理的変動因子(p.291)参照。

Chart 5-1　各腫瘍部位における腫瘍マーカーの有用性

項目別	部位癌	肺・乳腺		消化管			肝・胆・膵			性腺・泌尿器			
		肺癌	乳癌	食道癌	胃癌	大腸癌	肝癌	胆嚢・胆道癌	膵癌	卵巣癌	子宮癌	腎・膀胱癌	前立腺癌
γ-Sm													■
AFP							■						
AFPレクチン分画							■						
BCA225			□										
BFP		□										■	
CA15-3			□										
CA19-9								■	■				
CA54/61					□					□			
CA72-4					□					□			
CA125										■	□		
CA602										□			
CEA		■		□	□	□							
CYFRA（シフラ）		■											
DUPAN-2								□	■				
HE4										■			
HER2蛋白			□										
NCC-ST-439		□	■						□				
NSE		■											
p53抗体		□	□			□							
PIVKA-Ⅱ							■						
ProGRP		■											
PSA													■
PSA-ACT													■
PSA・F/T比													■
SCC抗原		■									■		
SLX		■					□		□				
SPan-1								□	■				
STN					■	□				■			
TPA		■											
エラスターゼ1													

■：特に有用性が高いもの　　□：有用性が認められるもの

Chart 5-2　腫瘍マーカー値の生理的変動因子

腫瘍マーカー	年齢・性差	妊婦・性周期	その他
AFP	出生時著高, 生後8〜10カ月で成人値	妊娠後期に高値	―
CEA	加齢とともに上昇 性差なし, 男性でやや高値	―	喫煙者でより高値
BFP	年齢差・性差ともになし	妊婦・性周期の影響なし	―
TPA	年齢差・性差ともになし	妊娠経過とともに上昇	―
CA19-9	女性でやや高値, 若年でより高値 年齢差・性差ともになし	妊婦の影響なし	Lewis血液型の影響あり (Le^{a-b-}型で有意に低値)
SPan-1抗原	加齢とともに上昇 女性でやや高値	―	―
DUPAN-2	年齢差・性差ともになし	―	Lewis血液型の影響あり (Le^{a-b-}型で有意に低値)
エラスターゼ1	加齢とともに上昇, 性差なし	―	―
PIVKA-II	年齢層・性差を問わず検出限界以下	妊婦の影響なし	―
SLX	若年層・高年齢層でやや高値 高年齢層で女性がより高値	―	―
NCC-ST-439	閉経前女性でより高値	妊娠初期に高値 性周期の影響なし	―
BCA225	年齢差・性差ともになし	妊娠後期に高値	―
CA15-3	加齢とともにやや上昇, 性差なし	妊娠前期に低値	―
NSE	小児で成人より高値 成人で年齢差・性差ともになし	―	―
SCC抗原	年齢差・性差ともになし	妊娠経過とともに上昇 黄体期に上昇	喫煙者でより高値
γ-Sm	年齢差なし	―	―
PSA	年齢差なし	―	前立腺刺激により上昇
CA125	閉経前女性で男性より高値	妊娠前期に高値 月経時に高値	―
CA602	閉経前女性でより高値	妊娠前期に高値 月経時に高値	―
STN	加齢とともに上昇, 男性でより高値	妊娠・性周期の影響なし	―
CA72-4	年齢差・性差ともになし	妊娠中・後期にやや高値 性周期の影響なし	―
CA54/61	女性では年齢差なし	妊娠・性周期の影響なし	―

V

腫瘍マーカー

関連チャート

免疫チェックポイント阻害薬とは?

20 15年に新しい癌治療薬が承認されました。ニボルマブ（オプジーボ®）は，「免疫チェックポイント阻害薬」という今までの癌治療薬のカテゴリーになかった分子標的薬です。

ヒトの免疫システムは，病原体などから生体を防御するために重要な機能であり，癌細胞も例外ではなく異物として認識し攻撃を開始します。しかし，この機能も過剰に反応すると生体に害を及ぼすため，生体内にはそれを調節するための検問所のようなチェックポイントが存在してバランスを図っており，癌細胞はこれを利用して免疫攻撃を免れていることがわかりました。

PD-1は活性型T細胞の表面に発現するレセプターで，それを調節するためのリガンドであるPD-L1は癌細胞に発現しており，PD-1にPD-L1が結合するとT細胞の不活性化により免疫機能が抑制され，癌細胞の増殖には都合のよい条件が整います。

免疫チェックポイント阻害薬はこのPD-1と選択的に結合することで，PD-1と癌細胞に発現しているPD-L1との結合を阻害し，T細胞にかけられているブレーキを外すため，免疫機能による癌細胞攻撃を再び行うことを可能にします。

しかし，この治療法は癌細胞にPD-L1が発現していなければ効果が期待できないため，事前に免疫組織化学染色などの検査により発現状態を調べる必要があります。

当初，ニボルマブは悪性黒色腫治療のために開発されましたが，現在では非小細胞肺癌や腎細胞癌などの，主に切除不能症例に適用拡大されています。

このメカニズムを解明した本庶佑博士は，その業績により2018年にノーベル生理学・医学賞を受賞しました。

VI

感染症

注意：カットオフ値については，試用検査キットにより異なる
場合があります。各施設の検査室にお問い合わせください。

IgG-HA抗体，IgM-HA抗体

hepatitis A virus antibody, IgG and IgM

基準値 陰性（－）　〔IgG－HA抗体〕（S/CO）1.00未満
　　　　　　　　　〔IgM－HA抗体〕（S/CO）0.80未満

測定法 CLIA法　　　　**検体** 血清

臨床的意義 A型肝炎ウイルス感染の既往と病態把握のための検査。
初感染の診断には IgM-HA 抗体。

　A型肝炎ウイルス（HAV）は，主として経口感染により感染が成立する。日本国内での感染・発症は稀であるが，東南アジアなど，海外の流行地で感染する可能性がある。

　A型肝炎の診断は，もっぱら血中の特異抗体検出によって行われる。A型肝炎ウイルス特異抗体の検査としては，

1. IgM－HA抗体
2. IgG－HA抗体

があるが，急性感染の診断に最も重要なのはIgM－HA抗体である。

　A型肝炎患者の血中には，その発症の初期からIgM－HA抗体が出現し，約3〜6カ月後に消失する。一方，IgG型抗体はIgM型抗体にやや遅れて1〜4週後に陽性化するが，その後も長期間陽性を持続する。ちなみに消化管では，分泌型IgA－HA抗体の産生が知られ，糞便中に検出される。

　一般に，HAVの感染は急性および一過性であり，HBV（B型肝炎ウイルス）やHCV（C型肝炎ウイルス）のような持続感染による慢性化は認められない。したがって，肝炎急性期を除けば，血中HA抗体の存在は感染の既往を意味するといってよく，A型肝炎の鑑別診断にはIgM－HA抗体の測定が，より確実な手段となる。IgG－HA抗体を測定する主要な意義は，HAVの疫学的検討にあるといえよう。またA型肝炎の予防にはワクチンが存在するが，抗体の有無を評価するためにも本検査は有用である。

疑われる疾患

陽性 IgG-HA抗体陽性 ▶ A型肝炎ウイルス感染症またはその既往
IgM-HA抗体陽性 ▶ A型肝炎急性期

B型肝炎，C型肝炎

疫学

　B型肝炎ウイルス(HBV)は，世界で約2億6000万人が持続感染しているといわれる感染力の強いウイルスである(WHO，2015年)。感染者の4分の3がアジアに存在すると考えられ，持続感染者が人口の8％以上の高頻度国も，アジアやアフリカ，南米に点在するが，欧米には2％以下の低頻度国が多く，100万人以上存在するとされる日本もこれに分類される。

　一方，C型肝炎ウイルス(HCV)は，2015年の推計で日本国内に90万〜130万人ほどの持続感染者がいると推定され，感染力はHBVに劣るが，治療後も持続感染が継続しやすいウイルスである。

　HBV，HCVとも血液を介する接触感染により成立し，HBVでは性行為による感染も知られている。両ウイルスとも母子間での垂直感染があるが，HCVでは比較的少ない。

　誤刺による血液曝露事故が医療従事者を悩ますが，ウイルス保有患者からの1回の誤刺で感染が成立する確率は，データにもよるがおおむねHBVで最大20〜30％，HCVで1％程度とされている。さまざまな治療法が登場している現在でも，これらのウイルス性肝炎はいまだにインパクトの強い感染症と考えられている。

HBVの検査と診断および治療法

　HBVの歴史は，1965年に米国のBlumbergらがオーストラリア原住民の血液中からHBs抗原を発見したことに始まり，当初はオーストラリア抗原とも呼ばれていた。1968年にHBVはDNAウイルスとして認定され，この業績によりBlumbergは1976年にノーベル賞を受賞している。HBVの感染の診断には，長年にわたってHBs抗原・抗体，HBe抗原・抗体，HBc抗体検査が用いられており，現在でも医療現場で利用されている。当初の測定法はRIA法が主体であり，比較的近年まで用いられていたが，2000年代になり被曝の危険性がない化学発光法などに置き換わっている。

　1986年に米国のKary MullisらによりPCR法(polymerase chain reaction)が発明されたことで検査手法の大きなパラダイムシフトが起こった。微量のDNAをほぼ無限大にまで増幅することが可能になり，測定感度が大幅に向上し，今回の新型コロナウイルス診断にも大活躍した。Kary Mullisはこの発明により1993年にノーベル化学賞を受賞した。

　HBVには一過性と持続感染があり，ときには劇症化することがある。持続感染は母子間の垂直感染や幼児期の感染に端を発する例が多い。またHBVには，感染を防ぐため，HBワクチンとγグロブリン製剤(HBIG)が存在する。

　1980年代よりHBe抗原・HBs抗原陽性の妊婦から出生した児に対して，HBワクチンとHBIGを用いた公費による感染防止のための「B型肝炎母子感染防止事業」が開始され，母子感染を大幅に減少させることに成功した。世界にはHB

ワクチンを小児期の定期接種に取り入れている国もあり，また医療従事者には実務に就く前にワクチン接種を受けることが強く推奨されている。

なお，近年開発された高感度HBs抗原検査は，血中のウイルス粒子がPCRで検出できないレベルまで減少した際に，その増減を推定するために有用である。HBVの感染既往患者がステロイド投与などの免疫抑制・化学療法を受けるとHBVの再活性化により発症する，いわゆる*de novo* B型肝炎をモニターする目的でも活用される。

また2000年以降，ウイルスの増殖を直接阻害する核酸アナログ製剤が承認され，インターフェロン療法との併用などにより，高い治療効果を上げている。

C型肝炎の検査と診断

HCVは1980年代まではA型，B型のどちらにも分類されない，いわゆる非A非B肝炎として取り扱われ，診断が困難であった。1989年に米国カイロン社のCoo，Kuoらにより，HCVの分子構造が明らかとなり，検査が開始された。当初，第Ⅰ世代としてC-100-3と呼ばれるHCVのエピトープ（抗原決定基）の非構造部分に対する抗体が検査されていたが，その後研究が進み，第Ⅱ，第Ⅲ世代検査として進歩し，さらに抗原検査も登場した。また，HCVはRNAウイルスであるため，DNAウイルスのHBVのようにそのままではPCR法では検査できないが，逆転写酵素（RT）を用いDNAに変換して増幅するRT-PCR法が確立され，定性，のちに定量検査が可能となり診断法が飛躍的に進歩した。現在では，さらに高感度のReal-Time PCR法の一種であるTaqMan PCRが導入され，検査の主流になっている。しかしながら，HCVは自らのコピーミスを修正する機能が低いRNAウイルスであるため，変異速度がHBVより早い。また遺伝的多様性も高いためワクチン開発は困難であり，いまだ有効なものは存在せず，HBVに対するHBIGのような特異的免疫グロブリン製剤も実用化に至っていない。

近年は，作用標的が異なるさまざまな経口剤が登場し，治癒例が飛躍的に増加しているが，ウイルスの遺伝子型による薬剤耐性も問題になっている。

経過観察の重要性

HBV，HCV感染症は，慢性化するに従って肝硬変や肝癌に進展する危険性があるが，現在ではインターフェロンや抗ウイルス薬により，血中のウイルス量を測定感度以下にまで減少させる症例も増加している。しかしながら，前述のような免疫抑制状態にある場合，再燃の危険性があり患者を苦しめることになりかねない。したがって，ウイルスのスクリーニング検査のみならず，感染既往患者では血液検査等による経過観察が大変重要と考えられる。

輸血による感染は，検査方法の進歩により国内ではほぼ防ぐことが可能になったが，ウィンドウ・ピリオド（window period：感染後検査が陽性になるまでの期間）の問題もあり，いまだゼロにはなっていない。輸血症例では，数カ月後に症状詳記を付した上で，スクリーニング検査等を行うことが望ましい。

HBs抗原・抗体〔HBs-Ag・Ab〕

hepatitis B virus surface antigen and antibody

基準値・測定法　〔HBs抗原〕CLIA 陰性（−），0.05IU/mL未満
　　　　　　　　　〔HBs抗体〕CLIA 陰性（−），10.0mIU/mL未満
　　　　　　　　　　　　　　　PHA 陰性（8倍未満）

検　体　血清

臨床的意義　B型肝炎ウイルス外被の表面抗原。HBs 抗原陽性は現在の
ウイルスの感染を，抗体陽性は過去の感染既往を意味する。

　HBs 抗原はB型肝炎ウイルス（HBV）外被の表面抗原であり，核酸を含むHBV
粒子だけでなく，（核酸を含まない）小型球形粒子および管状粒子にも存在する。
血中HBs 抗原が陽性であることは，現在HBVに感染していることを意味する。

　一般的な測定法として，凝集反応に基づく磁性化粒子凝集法（MAT法）と受身
赤血球凝集試験（PHA法），より検出感度に優れた化学発光免疫測定法（CLIA法）
とがある。特にCLIA法の場合は検出感度が0.13ng/mLと非常に高感度である
とともに，測定系の定量性が向上しており，検査結果はWHOの標準品に基づ
さ値付けされた定量値（IU/mLあるいはmIU/mL単位）として表示される。通常
はPA法でもHBs 抗原を十分検出可能であるが，肝硬変・肝細胞癌のような肝疾
患進展例ではHBs 抗原量が比較的少ない場合があり，高感度法の選択も考慮し
なければならない。また，抗原陰性化の確認を目的とする際は，CLIA法のよう
な高感度測定系を利用することが望ましい。

　HBs 抗体は上述のHBV外被蛋白に対する抗体である。HBs 抗体はHBVの中和
抗体であるため，抗体陽性は過去の感染既往を示すとともに，HBVに対する免
疫が成立していることを意味する。測定法には抗原検査と同様，PA法とCLIA法
があり，検出感度には2〜8倍の差があるとされている。

　WHOの勧告では，HBV感染防御能をもつHBs 抗体濃度は，10mIU/mL以上
とされている。

　近年，免疫抑制薬や抗悪性腫瘍薬投与による de novo B型肝炎が問題になっ
ている。B型肝炎は，HBs 抗体が陽性になり肝機能も正常化して一見治癒したよ
うにみえても，HBVは肝細胞核内にcccDNA（covalently closed circular
DNA；閉環状DNA）として存在しており，個体の免疫力が低下したときに再活
性化され肝炎を発症することがある。さらに，C型肝炎治療に大きな効果があり
普及し始めているDAAs（direct acting antivirals）剤が de novo B型肝炎の原
因となる危険性が示唆されている。B型肝炎感染既往者で上記のような薬剤の投
与を受けている患者は，HBV-PCRや高感度HBs 抗原などを検査し注意する必要
がある。

疑われる疾患

B型肝炎ウイルス感染症のうち：

陽性

HBs抗原陽性 ▶ 現在のHBV感染

HBs抗体陽性 ▶ HBV感染の既往，HBVワクチン接種後（抗体を獲得した場合）

HBs抗原・HBs抗体陽性 ▶ s抗原陽性からs抗体陽性にセロコンバージョンする途上，あるいは異なるサブタイプの重感染

|C|O|L|U|M|N|

副腎皮質ホルモン剤投与中に注意すべきこと

副 腎皮質ホルモン（ステロイド）は主に間脳－下垂体の支配を受け，CRH－ACTH系により分泌が調節されています。不安やストレスを感じると視床下部からCRHが放出され，下垂体を刺激しACTHが分泌されることで，代表的なストレスホルモンといわれるコルチゾールの分泌が促進されます。コルチゾールの分泌量が上昇すると，ネガティブフィードバックによりACTHは適切な量に抑制されます。また，これらの機能がうまく機能しなくなると副腎皮質機能低下症（アジソン病）や亢進症（クッシング症候群）を発症します。 **関連項目** ➡ コルチゾール(p.245)

副腎皮質ホルモン剤の投与中にコルチゾールを測定すると，高値になることがあります。現行のコルチゾール測定試薬では，多くの副腎皮質ホルモン剤と交差反応を示し，測定試薬や投与している副腎皮質ホルモン剤により多寡はありますが測り込んでしまう可能性があります。

副腎皮質機能を調べる負荷試験に，副腎皮質ホルモンであるデキサメタゾンを投与してACTHやコルチゾールを測定する「デキサメタゾン抑制試験」がありますが，これはデキサメタゾンがコルチゾールと測定上交差反応を示さないことが根拠となります。もし交差があるとしたら，この負荷試験は成立しません。

また，CRHは一般に測定されていませんが，ACTHなどをはじめとする他の検査にも影響を与える可能性があるので，CRH投与試験を行った後は影響に留意が必要です。

なお，最近ではステロイドなど免疫抑制効果をもつ薬剤の投与によって，既感染のウイルスが再活性化する*de novo*肝炎が問題になっています。 **関連項目** ➡ B型肝炎，C型肝炎「経過観察の重要性」(p.296)

HCV抗体-Ⅲ（第三世代）

hepatitis C virus antibody／3rd-generation assay

基準値 陰性（−），（C.O.I）1.0未満

測定法 LPIA法　　　**検体** 血清

臨床的意義 第二世代のHCV抗体アッセイにNS5領域を補充した測定系。スクリーニング目的での有用性は第二世代とほぼ同等。

　現在，一般に第三世代HCV抗体と呼ばれる検査は，いわゆる"第二世代"抗体測定系にC型肝炎ウイルス（HCV）ゲノム上のNS5領域由来の抗原を付加したものである。すなわち，構成自体はコア領域および非構造領域の複合抗原であることに変わりがなく，測定系として分類・定義するなら第二世代HCV抗体の1種となる。実際，臨床的感度も第二世代HCV抗体を大きく上回るものではない。

　なお，第三世代HCV抗体測定系においてNS5抗原により検出される抗体は，一般に感染既往抗体と考えられている。NS5抗体単独陽性血清でHCV-RNAの有無を検索した成績によれば，その大部分はRNA陰性であったという。したがって，現時点のHCV感染のスクリーニングを目的とするとき，第二世代と第三世代のいずれによっても本質的な優劣の差はないと考えられる。

疑われる疾患

陽性 C型肝炎ウイルス感染症
（感染既往の場合も陽性となる）

メモ Chart 6-1：C型ウイルス肝炎検査の進め方（一例）(p.317)参照。

HIV（ヒト免疫不全ウイルス）

HIVの診断の歴史

　HIVは AIDS（acquired immunodeficiency syndrome；後天性免疫不全症候群）の原因となるウイルスである。歴史を紐解けば1979年，米国カリフォルニア州で，それまでほとんどみられなかったカリニ肺炎やカポジ肉腫の症例報告が相次いだ。これらは通常，免疫機能が低下した患者に日和見感染として現れることが多い。疫学的調査が開始された結果，青年〜中年のホモセクシャル男性に多く，彼らの免疫機能が低下していることが判明した。その後このような症状をもつ感染症はドラッグ中毒者や血友病患者にも拡大し，1981年，一連の病態が「後天性免疫不全症候群（AIDS）」と命名された。

　1983年，米国立癌研究所（NCI）のギャロは AIDS がレトロウイルスの一種による感染症であることを発見し，翌年 HTLV-Ⅲと命名した。その後，他の発見者による ARV や LAV-1 などとともに名称が混在したが，同一のウイルスであることが判明し，human immunodeficiency virus を略した HIV-1 に名称が統一された。その後，HIV-2 や HIV-O などが発見されたが，日本では圧倒的に HIV-1 の報告例が多い。

HIV検査

　日本では1985年に最初の患者が認定され，あわせて本格的に検査が開始された。当初は抗体検査のみであり，献血の血液も抗体検査により HIV 汚染の有無を確認していた。しかしながら，HIV には感染してから抗体が陽性になるまで数週間の「ウィンドウ・ピリオド」と呼ばれる空白期間が存在し，その間は抗体検査では感染が確認できなかった。その後，ウイルス遺伝子を標的に，より高感度で同時に複数の検体から検出できる核酸増幅検査法（NAT）が普及し，献血用血液にも応用されるようになった。

　現在では HIV-1 と 2 のエンベロープに対する抗体と，HIV-1p24抗原を同時に検出するコンビネーションアッセイでスクリーニング検査が行われており，ウィンドウ・ピリオド対策は大きく前進している。しかしそれでもなお，HIV感染の有無を単一の検査で確定するのは困難であり，複数の検査を組み合わせることが推奨される。

生涯治療の重要性

　HIVは，感染後に抗体が作られても生体がウイルスを完全に排除することは現時点ではほとんど不可能で，無治療では進行する免疫不全のため死に至る。近年，複数の抗ウイルス薬を併用し寛解に持ち込む HAART療法が行われるようになり，長期生存が望めるようになったが，生涯加療が必要であり，血液など体液の感染性がなくなるわけではない。

HIV抗原・抗体《スクリーニング・確認試験》

human immunodeficiency virus antigen and antibody

- -

基準値・測定法　〔スクリーニング〕CLIA法 陰性(−)
　　　　　　　　　〔確認試験(HIV-1, -2抗体)〕ウェスタンブロット法 陰性(−)

検　体　血清

- -

　HIV-1, −2の抗体と抗原を同時に検出するスクリーニング検査。陽性時はウェスタンブロット法で確認が必要。

　AIDS(後天性免疫不全症候群)の原因ウイルスであるヒト免疫不全ウイルス(HIV)の抗原と抗体を同時に測定する検査である。感染成立から抗体産生までのウィンドウ・ピリオドにおいても，後期であれば検出が可能である。

　AIDSは，1981年にアメリカで報告された，HIVの感染により起こる感染症であり，1983年にはHIV-1，1986年にHIV-2が発見された。

　HIVの直径は約100nmで，外被膜には2種類の糖蛋白質(HIV-1ではgp120, gp41，HIV-2ではgp125, gp36)があり，その内部にはコア蛋白質(HIV-1ではp24，HIV-2でp26)が存在する。本法は，このHIV-1およびHIV-2抗体，さらにHIV p24抗原を同時に検出するものである。

　HIV感染後，抗体が陽性となるまで通常4〜8週を要し，この期間は感染力があっても検査で陽性を示さないウィンドウ期と呼ばれる。従来の抗体系検査では，この時期においてはHIVに感染していても陽性反応を認めることができなかった。しかし本検査では検出時期を早め，ウィンドウ期の一部を含めた時期(すべてではない)での検出が可能となっている。しかしHIV p24抗原は，抗体検出可能な時期に数日間先立って検出されるため，それより前の時期ではたとえ感染があったとしても本検査では検出することができない。なお，HIV-1 RNA定量検査(アンプリコアHIV-1 モニター)は，この時期よりさらに先立って検出が可能なため，より感染早期の診断に向いている。本検査は見逃しを防ぐため感度を高めてあるが，特異度においては完全ではない。したがって，本検査で陽性が認められた場合には，確認試験であるウェスタンブロット法やHIV-1 RNA定量検査などを行うことが推奨される。

　またHIVはCD4陽性細胞に感染し，これを死滅させることでCD4陽性細胞数を低下させる。このため診断確定後の経過観察や発症予測には，HIV-1 RNA定量とともにCD4やCD8陽性細胞数，CD4/CD8比の低下が指標に用いられる。

疑われる疾患

- -

　HIV感染症(確定診断にはウェスタンブロット法などによる確認試験が必要)

HTLV-Ⅰ抗体〔ATLA抗体〕《スクリーニング・確認試験》

human T-cell lymphotropic virus typeⅠ antibody

基準値・測定法　〔スクリーニング〕CLIA法 陰性(−)，(S/CO)1.00未満
　　　　　　　　　　　　　　PA法 陰性(16倍未満)
　　　　　　　　〔確認試験〕ラインブロット(LIA)法 陰性 (−)

検　体　血清

臨床的意義　成人Ｔ細胞白血病の原因ウイルスに対する抗体を検出。
　　　　感染のスクリーニングと確認のための検査。

　HTLV-Ⅰは，成人T細胞白血病(adult T-cell leukemia；ATL)の原因ウイルスである。ヒトリンパ球DNA中にプロウイルスDNAとして組み込まれ，持続感染し，そのごく一部の患者が白血病を発症する。感染経路には，輸血などによる血液の注入，母子感染(主に母乳)，性行為による感染などがあり，感染リンパ球が移行することにより感染が成立する。

　検査の進め方としては，検体(血清)をCLEIA法やPA法でスクリーニングし，その結果が陽性の場合は再検査により確認する。再び陽性の結果が出た場合は，その検体についてさらに蛍光抗体法またはウェスタンブロット法などで確認試験を行う。この確認検査が陽性と出たものをHTLV-Ⅰ抗体陽性と判定している。

　ATLの診断は，臨床像→血液像→血清学的ウイルス診断→DNA診断というプロセスで進められる。

　献血に際しては，感染防止を目的に抗HTLV-Ⅰ抗体のスクリーニング検査が実施されている。また，母子感染の予防策として妊婦の抗体スクリーニング検査が実施され，陽性の場合は母乳による養育の制限が考慮される。

　国立感染症研究所の統計によれば，全国のキャリア数は約百万人といわれ，九州，沖縄に多いとされる。40歳以上の感染者の場合，1年間に発病する危険率は男女平均して約1,300人に1人で，HAM(HTLV-Ⅰ associated myelopathy)有病率は感染者の約2,000～3,000人に1人程度と推測されている。原因不明の慢性進行性両下肢麻痺，排尿・排便障害をみたときは，本症を疑い，HTLV-Ⅰ抗体の測定を考慮する。

疑われる疾患

陽性　成人Ｔ細胞性白血病，Ｔ細胞性悪性リンパ腫
HTLV-Ⅰ関連疾患として脊髄疾患(HAM)，慢性肺疾患，肺日和見感染症，慢性腎不全，非特異的皮膚真菌症，ぶどう膜炎　など

ASO定量〔抗ストレプトリジンO〕

anti-streptolysin O

基準値 200 IU/mL以下

測定法 LA（ラテックス凝集比濁法）　　　**検体** 血清

臨床的意義 溶連菌（A群β型溶血性連鎖球菌）毒素の中和抗体。溶連菌感染の診断に用いられる血液検査。

　ストレプトリジンO（SLO）は，咽頭に多く存在するグラム陽性球菌，*Streptococcus pyogenes*の産生する溶血素である。本菌を含む溶連菌（A群β溶血性連鎖球菌）に感染すると，血清中に抗ストレプトリジンO抗体（ASO）が増加する。ASO定量はSLOに対する抗体価を測定する検査である。ASO価とは，この「毒素中和抗体」の力価をいう。

　SLOは，強い溶血活性を示すため，適切な条件下で動物血球を作用させると溶血が起こるが，前もってSLOをASOで中和しておけば，これに動物血球を作用させても溶血は起こらない。このような性質を利用した毒性中和反応を用いて，ASO価測定を行い，溶連菌感染症（リウマチ熱，急性糸球体腎炎など）のスクリーニングが行われる。

　ASO価は溶連菌感染の約1週間後より上昇し，3～5週でピークに達し，3カ月頃には元の値に戻る。このため咽頭培養で溶連菌が証明されなくても，ASO価上昇が起こることがあり，またその逆の場合も起こり得る。また単なる保菌者では上昇はみられないが，溶連菌感染症のすべてに上昇をみるわけでもない。感度はおよそ80％といわれている。このため咽頭や血液の培養を省略できるほどの情報量ではないが，陽性であれば溶連菌感染が強く疑われる。

疑われる疾患

高値
溶連菌感染症（リウマチ熱，急性糸球体腎炎，猩紅熱，丹毒，急性扁桃腺炎，血管性紫斑病 など）
非特異的上昇として ▶ ウイルス性肝炎，閉塞性黄疸，ネフローゼ症候群，結核 など

梅毒 〈定性，定量〉

syphilis serology test（qualitative, quantitative）

基準値・測定法 〈定性〉　RPR法（LA法）：陰性（−）
　　　　　　　　TP抗体法（LA法）：陰性（−）
　　　　　　　　FTA−ABS法（FAT法）：陰性（−）

　　　　　　〈定量〉　RPR法（LA法）：1.0 R.U. 未満
　　　　　　　　TP抗体法（LA法）：
　　　　　　　　　陰性（10.0 T.U. 未満）
　　　　　　　　　判定保留（10.0〜19.9 T.U.）
　　　　　　　　　陽性（20.0 T.U. 以上）

検 体 血清

臨床的意義 性行為感染症（STD）として広く知られる梅毒の検査。
生物学的偽陽性や治癒後の陽性持続が存在する。

　梅毒の血清学的診断法には脂質抗原（cardiolipin）を用いるSTS（serologic test for syphilis）と，梅毒病原体（*Treponema pallidum*）を抗原として用いる方法の2種類がある。

1. 脂質抗原試験（STS）

　主にRPR（rapid plasma reagin）法が行われており，梅毒トレポネーマと交叉抗原性を有するリン脂質であるカルジオリピンに対する抗体を検出する。発見者の名前をとり，一般にワッセルマン反応といわれる。感度に優れ，比較的早期から陽性になる反面，生物学的偽陽性（biological false positive reaction；BFP）には常に留意が必要である。

　すなわちBFPとは，肝疾患，ウイルス感染症，自己免疫疾患などで，非特異的に抗体が産生される結果，抗カルジオリピン抗体保有者となり，梅毒に感染していないにもかかわらず陽性反応を示すことをいう。このため，梅毒であるかの確定診断にはTP抗体法やFTA−ABS法を併用する。

　RPR法はcardiolipin−lecithin抗原を吸着させたポリスチレンラテックス粒子と，患者血清とを混和してできる凝集塊の有無により判定する。

　以前用いられていた緒方法やガラス板法は，上述のワッセルマン反応の1つであり，臨床的意義は上記と同様であるが，健康保険には収載されていない。

2. 梅毒病原体（TP）抗原試験

　TP抗体法とFTA−ABS法があり，両者とも*T. pallidum*（Nichols株）に対する特異抗体を検出している。

　①TPHA法：血球に梅毒病原体*T. pallidum*の菌体成分を吸着させたラテック

ス粒子が，*T. pallidum*抗体の存在で凝集反応を起こすもの。

②**FTA-ABS法**：スライドに梅毒病原体*T. pallidum*の菌体成分を吸着させ，*T. pallidum*抗体を間接蛍光抗体法で検出するもの。

　いったん抗体を獲得すると，TP抗体法やFTA-ABSではほぼ生涯にわたり陽性が続くため，梅毒の既往を知るには有用である。その反面，治癒後も陽性を保つため治療効果の判定にはSTSのほうが適しており，感染早期のうちに治療が奏効すると低下する。現在，梅毒の血清診断にはSTSとTP抗体法やFTA-ABS法を併用する施設が多い。通常は，まず感染10日後頃にIgM抗体が産生され，第1期の終わり頃にはSTSやFTA-ABS法が陽性となる。次いで，TP抗体法が陽転し，治療後はSTSが陰性化してもTP抗体法，FTA-ABS法は陽性が続く。これを血清学的瘢痕という。しかし，最近の感染報告では，一度に侵入する菌量が多い場合，STSとTP抗体法が同時に陽性となる例も多いという。また治療開始が遅い例では，感染力がなくなっても両者とも陽性が継続する。

　梅毒の疑われる患者では，3〜4週後に再検査を行い，抗体価の変動をみる必要がある。特に感染初期や，不完全な治療を施した症例では，経過を追って検査が必要になる。また，血清梅毒反応が陰性でも感染直後であれば，患者血液には感染力があり，取り扱いには注意が必要である。

疑われる疾患

高値（陽性）
梅毒（活動性および陳旧性・治癒後梅毒）
生物学的偽陽性（STSのみ）
　・自己免疫疾患　・肝疾患　・抗リン脂質抗体症候群　・妊娠

便中ヘリコバクター・ピロリ抗原

Helicobacter pylori antigen, stool

基準値 陰性（－）　　**測定法** EIA法　　**検体** 糞便

 臨床的意義 胃・十二指腸潰瘍の起炎菌，ヘリコバクター・ピロリを便中の抗原から検出する検査。

　ヘリコバクター・ピロリ（*Helicobacter pylori*；Hp）は1983年，オーストラリアのWarrenとMarshallにより分離されたグラム陰性桿菌である。「ヘリコバクター」という名称は螺旋状の（helico-）という菌の形態に，「ピロリ」は菌が分離された幽門部（pylorus）に由来している。

　Hpは主として胃前庭部などに生息し，胃潰瘍や十二指腸潰瘍の原因となるばかりでなく，胃癌の発症リスクを高めると考えられている。また胃癌以外にも胃MALTリンパ腫や，特発性血小板減少性紫斑病，機能性ディスペプシア，萎縮性胃炎，胃過形成性ポリープ，逆流性食道炎にも関連性が指摘されている。しかし，感染者のうち胃痛，胸焼けなど典型的な消化管症状を呈する症例は3割程度とされ，明らかな症候を呈さない感染者も多いといわれている。

　日本ヘリコバクター学会の「*H. pylori*感染の診断と治療ガイドライン 2016年改訂版」によれば，感染の診断には，内視鏡による生検組織を必要とする検査法と，必要としない検査法に大別される。前者には迅速ウレアーゼ試験や鏡検法，培養法などがあるが，感染部位が特定され，正しく採取された場合の正診率は高い反面，Hpの濃厚な棲息がみられない腸上皮化生部位からの採取では偽陰性を呈しやすいとされる。また頻回の内視鏡検査に心理的抵抗を訴える患者も少なくない。

　一方，後者には尿素呼気試験，抗Hp抗体測定に加え，本検査である便中Hp抗原も含まれる。抗Hp抗体測定は感染の既往を知る上で意義深いが，除菌効果を判定するには鋭敏とは言い難い。これに対し便中Hp抗原は，現在菌が存在するか否かを直接反映するばかりでなく，少ない侵襲で迅速な判定が可能という利点を有する。本検査の感度／特異度／有効度は，それぞれ93.4％／95.7％／94.5％（キット添付文書より）とされている。検体は採取後，検査に入るまでに冷蔵で5日程度安定とされるが，それ以上保存する場合は，抗原性を失わないよう凍結保存が必要である。

　現在，Hpの除菌には，抗菌薬のアモキシシリンおよびクラリスロマイシンに，オメプラゾールなどプロトンポンプ阻害薬を併用した除菌療法が推奨されている。しかし最近は，耐性菌の増加が問題となりつつある。

疑われる疾患

 陽性 ヘリコバクター・ピロリ感染症

尿素呼気試験

^{13}C urea breath test (UBT)

基準値・測定法 IR（赤外吸収スペクトロメトリー法）2.5‰未満
GC-MS法 3.0‰未満

検　体 呼気

臨床的意義 胃・十二指腸潰瘍の原因菌，ヘリコバクター・ピロリの感染を
呼気中の成分から判定する検査。

　ヘリコバクター・ピロリ(Hp) は1983年にオーストラリアのWarrenと
Marshallにより発見された比較的新しい細菌で，当初はキャンピロバクター・
ピロリ (*Campylobacter pylori*) と命名されたが，1989年にヘリコバクター属
が新設され，Hpとして登録された。オキシダーゼ陽性で微好気性のグラム陰性
桿菌であり，形状が螺旋状に湾曲していることからこの名称が付けられた。
　胃内はpH1～2という普通の細菌にとって非常に住みにくい環境である。この
ため，Hpは強力なウレアーゼを産生し，自らアンモニアを作ることにより周囲
の胃酸を中和して，主に胃粘液内や被蓋上皮細胞に棲息している。このウレアー
ゼ活性を利用してHpを検出するのが尿素呼気試験である。
　まず被検者は空腹時に尿素の安定同位体である^{13}C標識尿素を服用し，10～20
分間安静にする。もし胃内にHpが棲息していると，Hpがもつウレアーゼにより
^{13}C標識尿素が分解され，^{13}Cで標識された^{13}CO$_2$となって血流に乗り，肺に運ば
れ呼気中に放出される。胃内分解産物が呼気に出ることを利用した，非侵襲的検
査であり，内視鏡は必要としない。この呼気を採集し，^{13}C標識尿素に由来した
投与前後の^{13}CO$_2$含量変化を測定する。^{13}Cの検出には質量分析計(GC-MS)や
赤外部分光法(IR)が用いられ，一定量以上の増加があればHp陽性と判断される。
　Hpに感染していない場合や，菌が死滅した場合やウレアーゼ活性を失った場
合は，^{13}C標識尿素は分解されないため，呼気の^{13}CO$_2$含量も増加しない。
　尿素呼気試験は，感度，特異性において，抗体価測定より優れ，簡便で非侵襲
的な検査法であるが，治療効果の判定は除菌後1カ月以上経てから行う。

疑われる疾患

陽性 ヘリコバクター・ピロリ感染症（胃・十二指腸潰瘍，慢性萎縮性胃炎，胃癌，
胃MALTリンパ腫などに深い関連があるとされる）

薬剤影響

低値 消化性潰瘍治療薬（プロトンポンプ阻害薬：PPI）▼やヘリコバクター・ピロリ菌
除菌薬▼服用中または服用直後はHpが減少し，ウレアーゼ活性の減少が考えられる。

細菌薬剤感受性検査

antimicrobial susceptibility test

基準値 MIC値以上で有効

測定法 微量液体希釈法／ディスク拡散法　　　**検 体** 血清・血漿・体液

臨床的意義 抗菌薬の血中・体液中の濃度を測定。
至適血中濃度の維持や組織移行性の確認に行う検査。

抗菌薬投与時の安全性，有効性を担保するために行われる検査である。

一般に，血中の抗菌薬濃度が起炎菌に対する最小発育阻止濃度(minimal inhibitory concentration；MIC)を超えれば有効であるとされる。採取にあたっては，薬物動態(PK)と薬力学(PD)，すなわちPK/PD理論に則って採血のタイミングを考慮すべきである。

アミノグリコシド系，キノロン系などの濃度依存性抗菌薬は，最高血中濃度が特に重要であり，トラフ値は副作用を避ける目的で測定される。

一方，βラクタム系やマクロライド系などの時間依存性抗菌薬は，トラフ値がMIC値以上を維持しなくてはならない。

測定値は単にMIC値の高低をみるのではなく，薬剤師と相談し，肝・腎機能を考慮した適正な投与量を決める必要がある。

MIC値は，菌種別に定められたbreak pointに基づいて決定され，米国CLSI(Clinical and Laboratory Standard Institute)の基準がよく用いられる。

なお，対象となる抗菌薬のほかに併用薬がある場合には，各々の薬剤の間で干渉がみられることがある。

薬剤影響

薬剤の不活性化による干渉がみられるので，注意が必要である。

メモ 患者血液中の抗菌薬濃度に関しては，第Ⅸ章 薬物検査，6. 抗菌薬・抗真菌薬の項 (p.354)を参照。

クォンティフェロン（QFT）
Quantiferon

基準値	測定値M (IU/mL)	測定値A (IU/mL)	結果
	不問	0.35以上	陽性
	0.5以上	0.1以上 0.35未満	判定保留
		0.1未満	陰性
	0.5未満	0.35未満	判定不可

測定値A(IU/mL)＝IFN−γA[※1]−IFN−γN[※3]
測定値M(IU/mL)＝IFN−γM[※2]−IFN−γN[※3]

※1 IFN−γA：
　　TB抗原血漿のIFN−γ濃度(IU/mL)
※2 IFN−γM：
　　陽性コントロール血漿のIFN−γ濃度(IU/mL)
※3 IFN−γN：
　　陰性コントロール血漿のIFN−γ濃度(IU/mL)

 臨床的意義 結核の診断に使われる血液検査。BCG接種の影響を受けない。血液に結核菌特異抗原を添加し，リンパ球のインターフェロン−γ産生量をみる。

　日本の国民病といわれた結核は，空気感染で拡がる感染力の強い抗酸菌による感染症である。厚生労働省発表の「2020年 結核登録者情報調査年報集計結果」によると，2020年に新たに登録された患者数は1.2万人余と前年に比べて11.9％低下し，減少傾向にあるが，年間約1,900人ほどの死者があり，重要な感染症の1つである。結核罹患率は欧米諸国に近づきつつあるが，依然として結核中蔓延国として位置付けられている。また国内でも地域差が大きく，大都市に多く発生する傾向がある。

　古くから結核の検査として行われているツベルクリン反応（ツ反）は，結核菌培養液から精製されたPPD抗原を前腕の皮内に注射し，発赤反応をみる検査である。PPD抗原はBCGワクチンとアミノ酸配列が類似しているため，陽性の場合，結核菌感染によるものか，BCGによるものか判別が困難という欠点があった。

　クォンティフェロン®（QFT）は，この問題を解決するために開発された，新しい検査方法である。採血した検体のリンパ球を用いて結核感染の診断を行うため，いくつか重要な留意点が存在する。

1. 測定原理

　結核菌が体内に侵入すると，マクロファージに貪食され，その抗原情報がTリンパ球に提示され，Tリンパ球は結核菌抗原で感作される。この血液を結核菌特異抗原とともに培養すると，過去に感染があった場合はTリンパ球からインターフェロン−γ（IFN−γ）が産生されるため，それを定量することで，感染の有無を推定できる。本検査に使用される結核菌抗原は，ほとんどの非結核性抗酸菌やBCG株には存在しないため，BCG接種や非結核性抗酸菌による感染の影響を受けないと考えてよい。検査は，リンパ球の反応性を確認するための陰性および陽性コントロールと，実際に結核菌抗原による刺激を行う試験管の3本に分けて，

等量の血液検体採取が必要である。

2. 臨床的意義

　QFT検査は典型的な活動性肺結核の診断だけでなく，X線所見や喀痰塗抹標本で結核を否定しきれない症例や，PCR陽性で活動性肺結核が疑われるも培養で菌を検出し得ない症例，さらには結核患者に接触した家族や，医療機関スタッフの接触者検診として潜在性結核の診断にも用いられている。

　なお，結核に感染してからQFT検査が陽転するには，8〜10週間ほどかかるといわれている。活動性肺結核患者と濃厚接触のあった接触者の検診には，曝露後2カ月以上の期間をおいての採血が推奨される。

3. 結果解釈上の注意

　ステロイドや抗悪性腫瘍薬投与などで免疫状態が低下した患者，HIV感染者，白血球が極端に減少した患者では，陽性コントロールでもリンパ球の十分な反応を得ることができず，「判定不可」となる可能性がある。また陽性であっても，活動性結核か結核感染既往かの鑑別は難しく，画像所見などを参照するとともに，期間をおいて再検査が望ましい。なお患者の免疫能が低下している場合は，感染しても陰性となり得るため，陰性であっても結核を完全に否定することはできない。

4. 検体取り扱い上の注意点

・規定の採血量を正確に守ること(多すぎると抗原刺激が不十分，少ないとリンパ球数が不十分となる)
・専用容器に採血後，3本揃えて上下に10回，静かに，十分攪拌すること
・攪拌後は試験管を立てた状態で保管すること
・溶血した検体は避けること
・生きたリンパ球を使用する検査であるため，検体の鮮度を保つことは必須である。検査は可能であれば事前に予約し，検体は培養開始まで22±5℃に保管し，16時間以内に検査に入ること。冷蔵してはいけない。

疑われる疾患

 結核菌による感染症(既往の場合を含む)

メモ　T-スポットの項(p.313)も参照。

T−スポット
T−SPOT

- -

基準値 陰性

測定法 ELISPOT法　　**検体** ヘパリン加血液　6mL以上

 臨床的意義 結核の感染と感染既往を末梢血で診断する検査。
BCGの影響を受けず，QFTより検体を長時間保存可能。

　かつては国民病といわれた結核は，抗菌薬の進歩で一時制圧されたかにみえた。しかしヒトの体内で何十年も生き永らえ，乾燥した喀痰の中で何カ月も生存し得るという結核菌が，そのしぶとさと人口の高齢化を背景に，かつて感染した既往のある高齢者を中心に再び増加する気配にあり，厚生労働省も注意喚起している。

　結核の診断には胸部レントゲン撮影，ツベルクリン反応が知られるが，前者は感染既往の影響を受けやすく，被曝による健康影響の可能性がある。後者はBCG接種で陽性となり，検査を繰り返すことで反応が強まる欠点がある。喀痰を用いた塗抹・培養やPCRなど核酸検査は，菌は排出されていないが感染は持続しているという症例の診断には十分でない。そこで結核感染者がもつ結核菌に対する免疫応答を利用した検査として，IGRA検査(interferon−γ releasing test)が開発された。

　IGRAは患者から採取した末梢血に，結核菌に特異的な抗原を混ぜ，リンパ球がインターフェロン−γ (interferon−γ；IFN−γ)を産生した場合に感染ありと判定する検査で，クォンティフェロン®(QFT) (➡p.311)とT−スポット®(T−SPOT)が実用化されている。いずれもすぐに加療を要する活動性病変だけでなく，過去に感染し陳旧化した事例でも陽性になり得るため，病状判定には臨床所見など総合的な視点が必要である。

1. 測定原理

　検体に添加する抗原には，結核菌特異蛋白であるESAT−6 (パネルA抗原)およびCFP−10 (パネルB抗原)などが用いられるが，QFT−TBゴールドに含まれている結核菌特異抗原TB7.7はT−SPOT.TBには含まれていない。これらの蛋白を結核菌群のM. tuberculosis，M. africanum，M. bovisは有するが，非結核性抗酸菌であるM. aviumやM. intracellulareは保有しないため，非結核性抗酸菌感染でIGRAは陰性となる。

　QFTは結核菌特異蛋白の刺激により産生されたIFN−γ量を測定するが，T−SPOTではELISPOT法を用いてIFN−γ陽性細胞数をカウントする。すなわち全血から分離した末梢血リンパ球を，抗IFN−γ抗体が固相されているマイクロプレートウェル上に添加し，さらに結核菌特異抗原と反応させる。その後ウェルを

洗浄し，標識試薬を加え洗浄後，基質試薬を加えるとIFN-γを産生したエフェクターT細胞の痕跡がスポットとして現れる。このスポット数をカウントすることにより結核感染の有無を判定するのがT-SPOTである。

2. 結果の解釈

パネルA，パネルBから非特異反応を除く目的で加えた陰性コントロール値を引いたいずれかのスポット数が8個以上であれば「陽性」，4個以下で「陰性」，5〜7個であれば「判定保留」となる。また，陰性コントロールが11個以上反応，陽性コントロールが20個未満の反応であれば，リンパ球の活動性が低下していたと考え「判定不可」となる（検査実施施設により判定基準が異なる場合があるので注意する）。

3. 検体取り扱い上の注意点

QFTでは専用採血管を使用し，採血後の振盪が必要で16時間以内に検査を開始する必要があるため，検査に関する制約が多かった。一方，T-SPOTでは通常のヘパリン加採血管を使用し，検査実施施設においてT-Cell Xtend®と呼ばれる試薬を検査開始前に添加することで，採血後32時間まで検査が可能とされるため，採血から検査開始までの許容時間がT-SPOTのほうが2倍長く，検体の取り扱いも簡便である。

疑われる疾患

結核菌による感染症（既往の場合を含む）

薬剤影響

ステロイドや**免疫抑制薬**投与中は，リンパ球の反応性が弱まるため，判定不可や偽陰性となることがある（T-SPOTのほうが影響を受けにくいとされる）。また，**BCG**接種による影響はないとされる。

メモ クォンティフェロン（QFT）の項（p.311）も参照。

PCT〔プロカルシトニン〕

procalcitonin

基準値 0.05ng/mL以下
〔敗血症(細菌性)鑑別診断〕　カットオフ値:0.50ng/mL未満
〔敗血症(細菌性)重症度判定〕カットオフ値:2.00ng/mL以上

測定法 ECLIA法　　　**検体** 血清0.3mL 凍結

臨床的意義 細菌性の敗血症で上昇するポリペプチド。ウイルスや真菌感染,膠原病,腫瘍熱との鑑別や重症度判定に有用。

　プロカルシトニン(PCT)は,カルシトニンの前駆物質であり,アミノ酸116個からなる分子量13×10^3のポリペプチドである。PCTは通常,甲状腺C細胞で生成され,両端のペプチドが切断されてカルシトニン(CT)となる。CTは破骨細胞に作用して骨吸収作用を抑制,血中カルシウム濃度を低下させる作用をもつ。しかしPCT自身にはCTのような活性はなく,ほとんどすべてがCTに分解されてしまうため,通常,血中にPCTの形で検出されることはない。しかし細菌感染症のような「非常事態」では,全身の細胞がPCTを産生するため,細菌性敗血症のマーカーとして活用される。

　歴史的には1992年に熱傷患者,次いで1993年に敗血症など全身細菌感染症において,血中PCT上昇が報告されたことに端を発する。PCTはその後,ウイルスや真菌,抗酸菌による感染症では上昇しにくいことが判明し,これらの感染症と細菌性敗血症の鑑別診断に活用されるようになった。

　同じ敗血症でも,細菌感染に限られる理由は,細菌感染によって増加した炎症性サイトカインであるインターロイキン1β,6や腫瘍壊死因子α(TNF-α)などの刺激によって,PCTが血中に放出されるという,細菌感染特有の防御機構のため,と考えられている。

　またPCTは,全身性エリテマトーデス,成人Still病,側頭動脈炎,ANCA関連腎炎などの自己免疫性疾患でも上昇しにくいため,発熱性疾患の鑑別に有用とされる。さらにステロイドや免疫抑制薬によって,医原性に免疫能が低下した状態でも,重症細菌性敗血症が起これば上昇がみられるという。

　PCTは細菌感染後2〜4時間程度で上昇し始め,血中半減期は22〜30時間といわれている。代表的な急性相反応物質であるCRPと比較すると,より早期に上昇し滞留期間も長いため,細菌性敗血症が疑われる場合は,血液培養とともに実施が推奨される。基準値とは別に2本立てのカットオフ値があり,細菌性敗血症(sepsis)であるかを鑑別するための値(0.5ng/mL)と,重症細菌性敗血症(severe sepsis)としてのカットオフ値(2.0ng/mL)を使い分ける必要がある。

なお甲状腺全摘患者でも，細菌性敗血症では全身の細胞がPCTを産生するため上昇をみる。

疑われる疾患

 細菌感染による敗血症

 低値側での臨床的意義は少ない

薬剤影響

低値 副腎皮質ステロイド，免疫抑制薬によって低下する可能性がある。

COLUMN

血液・体液と感染の危険

血液検査が身近なものになり，医療従事者でなくても，特定の道具を使用すれば自分で検査することもできるようになりました。検査データを持ち歩き，自らの健康管理に活かすことは大変結構なことです。しかし検査の際に生ずる血液・体液には，多種多様な病原体が存在する可能性があることを忘れてはなりません。医療機関では，採血担当者が手袋やマスクを装着したり，ゴーグルをかけたりして防御するとともに，採血針をはじめ血液の付着した医療器具の処理に細心の注意を払っています。感染すると危険なウイルスについて具体的に説明します。

肝炎ウイルス：肝臓に炎症を起こし，急性肝炎，肝硬変，肝細胞がんの原因になり得るウイルスです。なかでもB型肝炎ウイルスは感染力が高く，ワクチン接種を受けていない人がウイルスをもつ患者さんの血液の付いた針を誤って刺してしまうと，感染率は約30％という報告があります。予防接種で感染を防ぐことができるため，医療従事者の多くはB型肝炎ワクチンを打ってから現場に出ています。同様にC型肝炎ウイルスでは，針刺しによる感染の危険が1％程度あるとされていますが，ワクチンが存在しないため，誤って刺したり触れたりしないよう注意するほかありません。 **関連項目 ➡ B型肝炎，C型肝炎(p.295〜296)**

HIV：エイズウイルスで知られる免疫不全をきたすウイルスです。一般に肝炎ウイルスより感染力は低いとされますが，感染すると生涯治療が必要であり，さまざまな防御策が求められるため，侮れないウイルスです。国内には，自らの感染を知らないまま過ごしている人もおり，発症していなくても血液や体液には感染力があるので注意が必要です。 **関連項目 ➡ HIV(p.302)**

採血後の針や，血の付いた物品を素手で触るのは大変危険です。これらは専用容器へ速やかに処分し，血の付いた針やナイフに直接触れたり，手指を傷つけたりしないよう，衛生管理に細心の注意を払いましょう。

Chart 6-1　C型ウイルス肝炎検査の進め方（一例）

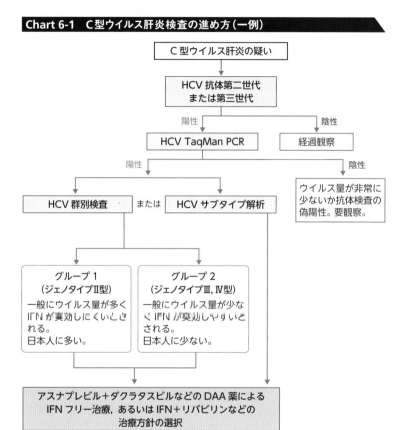

C型ウイルス肝炎の疑い

↓

**HCV 抗体第二世代
または第三世代**

陽性 → **HCV TaqMan PCR**
陰性 → 経過観察

陽性 →

| **HCV 群別検査** | または | **HCV サブタイプ解析** |

陰性 → ウイルス量が非常に
少ないか抗体検査の
偽陽性。要観察。

**グループ1
（ジェノタイプⅡ型）**

一般にウイルス量が多く
IFN が奏効しにくいとさ
れる。
日本人に多い。

**グループ2
（ジェノタイプⅢ，Ⅳ型）**

一般にウイルス量が少な
く IFN が奏効しやすいと
される。
日本人に少ない。

**アスナプレビル＋ダクラタスビルなどの DAA 薬による
IFN フリー治療，あるいは IFN＋リバビリンなどの
治療方針の選択**

コンパニオン診断薬

人 口の高齢化と医療ニーズの多様化に伴い，患者個々の要望に沿った医療を提供する「個別化医療」が注目されています。個別化医療に重要な役割を果たすのが，「コンパニオン診断」です。

　人間は一人ひとり異なった遺伝子をもつ上，異なった人生経験や社会的背景をもつため，病気の背景も患者ごとに異なっています。コンパニオン診断はある特定の遺伝子を主なターゲットにして，遺伝子の状態（いわばもって生まれた「星」のようなもの）を科学的に明らかにすることで，よりよい人生を選んでもらえるよう選択肢を提供する作業と捉えることができます。「コンパニオン」には「伴って寄り添う」という意味があり，患者個々の体質に合致した治療方法を，分子生物学の手法で見つけ出すのがコンパニオン診断です。

　なかでも薬剤代謝に関するコンパニオン診断は進歩がめざましく，今後の個別化医療の主流をなすものと考えられています。

　たとえば，薬によってもたらされる効果には個人差があります。薬物代謝遺伝子のタイプにより，ほとんど薬効が期待できなかったり，逆に薬物の代謝が遷延して副作用が生じてしまうことがあります。ちょうどお酒に強い，弱いという体質の個人差に似ていますね。コンパニオン診断は，このような遺伝子の変異や特定の蛋白質の発現を調べることで，これから使おうという薬剤がどの程度効くのかを予測してくれます。見方を変えれば，その薬剤の効果が最も期待できる患者さんの集団を選ぶ検査ともいえます。

　実際，抗悪性腫瘍薬には患者さんによって強い副作用が出るものが多く，値段も概して高価ですから，効果の薄い薬物は避けなければなりません。その選別検査に用いられる体外診断薬を，「コンパニオン診断薬」と呼びます。

　コンパニオン診断薬がその効果を公に認められるには，①有効なバイオマーカーの探索→②検査法の開発→③検査室における臨床データ収集→④行政への薬事申請→⑤製造・販売，という厳格なプロセスを経なければなりません。晴れて登場したコンパニオン診断薬は，個別化医療の重要なツールとして活用されています。

　2001年に乳癌の治療薬として登場したトラスツズマブには，日本で最初のコンパニオン診断薬が用いられました。トラスツズマブ投与の前にHER2という蛋白質の過剰発現があるかをコンパニオン診断薬で確認し，発現がある場合は投与が推奨され，発現がみられない患者では効果が期待できないため，トラスツズマブ以外の薬剤を選択するという方針がとられます。その後も，癌治療のための分子標的薬の適応可否診断を中心に，さまざまなコンパニオン診断薬が開発され，臨床の場に用いられています。

　薬剤代謝に関する分子生物学の知見が蓄積するに従い，今後は悪性腫瘍だけでなく，関節リウマチなどさまざまな分野に個別化医療の拡大が期待されています。

VII

尿一般検査

pH 〈尿〉
pH, urine

- -

基準値 5.0〜7.5

測定法 試験紙法　　　**検体** 尿

- -

臨床的意義 通常はほぼ中性〜弱酸性。代謝性・呼吸性アシドーシスで酸性，アルカローシスや細菌の繁殖でアルカリ性に。

　健康人尿は，弱酸性を示すことが多く，pH5.0〜7.5の間を変動する。

　一般に，酸性度の高い尿は色が濃く，低い尿は色が淡い。尿のpHは，体液の酸度調節を反映して各種疾患で変動し，アシドーシス，アルカローシスにおける病態診断に用いられる。また，動物性食品を多く摂取したときは酸性となり，植物性食品を多食したときはアルカリ性に傾く。

　熱性疾患，運動後，激しい発汗，飢餓時，代謝性・呼吸性アシドーシスを起こしたときなどは，尿の酸性度が高くなる。尿細管性アシドーシスでは中性またはアルカリ性に，食後消化が旺盛なときはアルカリ性に傾く（胃内に多量の塩酸が分泌されるため）。

　重曹・有機酸塩などの摂取は尿をアルカリ性にし，塩化アンモニウム・塩化カルシウム・希塩酸などの摂取は，尿を酸性に変化させる。

　代謝性・呼吸性アルカローシスの病態下では，中性〜アルカリ性となる。尿中に膿汁・血液などが多量に混じるときは，アルカリ性を呈し，細菌尿でも，尿素の分解により炭酸アンモニウムを形成してアルカリ性となる。

疑われる疾患

アルカリ	尿路感染症（特に変形菌），制酸剤の長期投与，過呼吸の継続，頻回の嘔吐，胃液喪失，カリウム減少（腎不全，Fanconi症候群，アジソン病，ステロイドホルモンやクロロサイアザイド系薬の長期投与），尿放置による細菌繁殖
酸性	糖尿病，痛風，腎炎，飢餓，脱水，発熱，下痢，肺気腫，肺炎，フェニルケトン尿症，アルカプトン尿症，アルコール中毒，動物性食品の過剰摂取，運動後

薬剤影響

　マグコロール®などの**クエン酸マグネシウム**▼の投与により，尿pHがアルカリ性になることがある。検査室内で酸，アルカリの揮発性物質を取り扱っていると，それが判定に影響を及ぼす場合があるため密封を心がける。

比重〈尿〉
density, urine

基準値 1.006～1.030

測定法 試験紙法，屈折計法　　　　**検体** 尿

臨床的意義 **尿の比重から，濃縮能や希釈能を推定。**
水分の過剰および脱水状態や，腎機能を診断する検査。

　尿比重は，尿中に溶けている全溶質の濃度を示す指標である。腎における尿の濃縮・希釈能を反映し，脱水状態で尿濃縮が正常に行われていれば，比重は上昇する。逆に，尿崩症で尿濃縮に支障をきたしている場合には低値を保つ。全身手術の後に，輸液量の適否を判断する目的で測定されることもある。

　尿比重では，常に尿量と対比させ，他の定性試験の結果を参照しながら病態を判定する必要がある。

　健常人においても尿比重は常に変動し，水分摂取量，食事の成分，運動負荷，発汗，季節等の環境因子など，多くの因子の影響を受ける。

　このため，随時尿1回だけの測定値によって病態を診断することは，一般に困難である。必要に応じてFishberg濃縮試験（水分摂取制限を科して尿が濃縮されるかどうかをみる検査）などを行う。

　かつて尿比重は，大手術後の患者における脱水状態の指標に用いられ，屈折鏡による用手法が行われていた。しかし，尿に直接触れるリスクなどの感染対策上の問題もあり，試験紙や自動測定が主流となっている。

疑われる疾患

高値 脱水症，高度の糖尿，高度の蛋白尿，造影剤の混入

低値 水分過剰摂取，利尿薬投与時，腎性尿崩症，真性（中枢性）尿崩症，
腎実質障害（糸球体腎炎，腎盂炎，水腎症など）

薬剤影響

低値 利尿薬投与，リチウム♣などの腎性尿崩症を起こす薬剤投与では，水分量が増加して，低比重となる。

 尿中のブドウ糖や尿素のような非イオン物質，および蛋白質とは反応しない。

蛋白定性, 定量〈尿〉

protein, quantitative, urine

基準値 定性：陰性(−)
定量：20〜120mg/日

測定法 定性：試験紙法　　　　**検体** 定性：尿
定量：ピロガロールレッド法　　　　定量：蓄尿または部分尿

臨床的 意義 **尿中の蛋白量から腎疾患の早期発見や治療効果をみる検査。
血液疾患や尿路の障害でも増加する。**

　腎泌尿器系疾患のスクリーニングに用いられる，最も基本的な検査の1つである。

　尿蛋白の測定には，一般に試験紙法による半定性がスクリーニングに用いられる。しかし蛋白の種類により感度が異なるため，ベンスジョーンズ蛋白のスクリーニングや腎不全患者での経過観察には，定量検査が必要となる。

　生理的条件下での蛋白尿には次のようなものが知られている。すなわち，過激な運動，精神的ストレス，多量の肉食，熱い湯での入浴後，月経前などに生理的蛋白尿が一過性に出現する。起立性蛋白尿は小児に多くみられ，起立時に出現し，安静臥床にて消失することが知られている。しかし，これらはいずれも一過性で，蛋白量も少ない。

　腎疾患以外の病態でみられる蛋白尿には，発熱時や黄疸に認められる熱性蛋白尿，尿路の炎症による血液・膿・粘液などの混入に基づく仮性蛋白尿，多発性骨髄腫や原発性マクログロブリン血症によるベンスジョーンズ蛋白，溶血や筋肉崩壊に伴うヘモグロビン尿，ミオグロビン尿などの特異な蛋白尿が知られている。

　一方，本来の腎疾患（糸球体腎炎，ネフローゼ症候群など）による蛋白尿を腎性蛋白尿といい，糸球体性蛋白尿と尿細管性蛋白尿に分類される。いずれも持続的かつ比較的多量な蛋白尿であるが，糸球体性蛋白尿を除き蛋白量は病態の軽重と必ずしも一致しない。

　一般に糸球体性蛋白尿では，腎糸球体の選択的蛋白透過性の喪失により，アルブミンなど分子量の小さい蛋白から，IgGなど比較的大きい蛋白まで広範に認められる。

　IgMやα_2マクログロブリンなど巨大分子蛋白が出現する場合は，尿路結石，腫瘍など尿路の物理的損傷が推定される。一方，尿細管性蛋白尿では，一般に分子量の小さい蛋白が主体である。これらの鑑別には，尿蛋白の電気泳動による分画や個々の成分測定，あるいは免疫電気泳動が必要となるが，簡便な精査には尿沈渣が有用である。ただし尿沈渣は保存により細胞成分の破壊，細菌の繁殖がみられるため，蓄尿ではなく新鮮尿での検査が必要である。

なお蓄尿の際には，正確に濃度を算出するため全量を測定する必要がある。

(注) pH8以上のアルカリ尿で偽陽性，pH3以下の強酸性尿で偽陰性を示す。

疑われる疾患

高値（陽性）
- 腎前性蛋白尿 ▶ 横紋筋融解症（ミオグロビン尿），多発性骨髄腫，ヘモグロビン尿
- 尿細管性蛋白尿 ▶ アミロイドーシス，妊娠中毒，Fanconi症候群
- 糸球体性蛋白尿 ▶ 糸球体腎炎，腎不全，尿毒症，ネフローゼ症候群，腎硬化症，膠原病，IgA腎症，糖尿病
- 腎後性蛋白尿 ▶ 尿路結石，尿路の感染・腫瘍，尿路損傷，フィラリア症
- 生理的蛋白尿 ▶ 起立性蛋白尿，月経血の混入

薬剤影響

高値・陽性 抗菌薬（アミノグリコシド系薬），非ステロイド性抗炎症薬などの腎機能障害を惹起する薬剤[*2]では，腎障害が生じるといずれも高値となる。**ピペミド酸**▼は，測定法により見かけ上高値を示すことがあるため留意する。H₂受容体拮抗薬の**ラニチジン**▼，不整脈治療薬の**シベンゾリン**▼は偽陽性を呈することがある。**クエン酸マグネシウム**▼は尿pHがアルカリ性になり，試験紙法による尿蛋白試験で偽陽性を示すことがある。

尿中アルブミン
albumin, urine

基準値 蓄尿　：22.0 mg/日以下
部分尿：13.6 mg/g・Cr以下

測定法 TIA法　　　　**検体** 蓄尿または部分尿

臨床的意義 試験紙法で検出されない微量の尿中アルブミンを定量。
腎糸球体障害，とりわけ糖尿病性腎症の早期発見に有用。

　糖尿病の三大合併症として糖尿病性腎症が知られている。従来，この診断には試験紙による尿蛋白の定性検査法が広く用いられてきた。しかし，尿蛋白定性検査が陰性でも，すでに腎の組織学的変化が始まっている場合が多く，陽性となる頃にはかなり進行していることが稀ではない。

　尿中アルブミンは，腎糸球体障害の進行に伴い尿中排泄量が増加する物質である。そこで「尿中微量アルブミン」として，試験紙法で検出される以前の軽度腎障害を判定する目的で，本検査は開発された。

　アルブミンの測定法自体は40年以上前，すでに開発されていたが，本法はTIA法で簡便な測定が行える。一般に尿試験紙の感度は300 μg/mL程度であるが，本法は1 μg/mL程度まで検出できる高感度の測定系であり，糖尿病による糸球体の病変を早期に検出することが可能である。すなわち腎症の早期発見により適切な処置を講ずれば，重度の腎障害や，透析療法への進行を遅らせることが可能と考えられる。

　結果の評価に関してはアルブミン排泄率(albumin excretion rate；AER)がよく用いられる。AERはμg/minで表され，通常24時間蓄尿し，それを1分当たりの量に換算することにより求められる。厚生労働省糖尿病調査研究合併症班の基準によると，24時間蓄尿では15 μg/min以下が正常とされている。

注目 過度の運動負荷状態や，体位，高血圧などにより，高値を示す場合があるため，安静条件下での採取が推奨される。

疑われる疾患

高値 糖尿病性腎症，糸球体腎炎，ループス腎炎，ネフローゼ症候群
（体位性・運動性蛋白尿などでも上昇をみる）

薬剤影響

高値 抗菌薬(アミノグリコシド系薬)，非ステロイド性抗炎症薬などの腎機能障害を惹起する薬剤[2]では，腎障害発生で高値となる。

ビリルビン定性〈尿〉

bilirubin, qualitative, urine

- -

基準値 陰性（−）

測定法 試験紙法　　　**検 体** 尿

臨床的意義 黄疸を伴う肝・胆管疾患のスクリーニング検査。
尿を直射日光下に放置すると分解され，陰性となるので注意。

　ビリルビンは，赤血球ヘモグロビンの最終代謝産物である。肝，脾，骨髄などの網内系細胞において，赤血球の破壊でヘモグロビンから生じたビリルビンは，蛋白質と結合した型（間接ビリルビン）として肝臓へ運ばれる。次いで，肝細胞でグルクロン酸抱合を受け抱合型ビリルビン（直接ビリルビン）となり，胆汁に入り胆道を経て十二指腸に排泄される。

　閉塞性黄疸，あるいは肝細胞性黄疸で直接ビリルビンが血中に停滞し，濃度2.0〜3.0mg/dLを上回ると，尿中にもビリルビンが排泄されるようになる。具体的には腫瘍，結石，寄生虫などによる肝外胆管の閉塞で，胆汁の十二指腸への排泄が阻害されると，肝内毛細胆管内に胆汁がうっ滞し，直接ビリルビンが細胞の間隙を通って血液中に混入，腎を通って尿中に検出されるようになる。

　肝細胞障害では，直接ビリルビンが上昇すると，尿中にもビリルビンが認められるようになる。

　一方，溶血性黄疸で上昇する間接ビリルビンは，腎から排泄されないため尿中には出てこないが，直接ビリルビンの形になれば出現するようになる。尿中ビリルビンは，血液による肝機能や溶血の検査が普及した現在，簡便であることを除けばその意義は大きくはない。

注目 ビリルビンは放置すると酸化され，黄緑色のビリベルジンとなるため新鮮尿で検査する。また光に当たると分解されるため，遮光保存が必要である。試験紙法では，ビタミンC（アスコルビン酸）で反応阻害を受け，偽陰性を呈することがある。

疑われる疾患

陽性 閉塞性黄疸：腫瘍，結石，寄生虫などによる肝外胆管の閉塞
肝細胞性黄疸：肝炎や薬物中毒による肝細胞の障害

（次頁へ続く）

薬剤影響

エパルレスタット▼の投与により尿が黄褐色または赤色を呈するため，ビリルビン尿定性試験に影響することがある。

陽性 尿中にウロビリノーゲン，5-HIAA（5-ヒドロキシインドール酢酸）が大量に存在すると，偽陽性になる場合がある。**エトドラク製剤**▼は代謝物であるフェノール誘導体と反応して，ビリルビンの色調と異なるピンク色を呈し偽陽性となることがある。また，**スルピリン**，**レボメプロマジン**，大量の**クロルプロマジン**，**メフェナム酸**▼，**ミゾリビン**▼などで偽陽性となることがある。

陰性 **アスコルビン酸**▼や**亜硝酸塩**の存在で，偽陰性になる場合がある。

メモ **Chart 7-1**：尿の色調に影響を与える薬剤（p.335〜336）も参照。

尿中ケトン体
ketone bodies, urine

基準値 陰性（−）

測定法 試験紙法　　**検体** 尿

臨床的 糖尿病患者の高血糖状態におけるケトアシドーシスで陽性。
飢餓状態や嘔吐を繰り返している患者でも陽性になる。

　ケトン体とは，アセト酢酸・β−ヒドロキシ酪酸・アセトンの総称で，脂肪酸の分解産物である。糖尿病による糖利用障害や，飢餓状態で脂肪酸がエネルギーに用いられた際に，いわば「燃料」が「不完全燃焼」した廃棄物として血中・尿中に蓄積する。脂肪酸は肝臓でアセト酢酸を経てアセトンまたはβ−ヒドロキシ酪酸に分解され，最終的には組織で酸化を受け二酸化炭素と水に代謝される。しかし一部は血中を少し尿に排泄される。

　したがって，健常人尿中にもごく微量（2.5mg/dL以下）のアセトンが排泄されるが，通常の試験紙法では検出感度以下のため検出されない。

　糖質の代謝が障害されると，生体ではエネルギー源を血中グルコースから，貯蔵されていた脂肪に頼るようになり，肝臓で脂肪分解に伴うアセトン体生成が亢進する。その結果ケトン体は，徐々に組織の処理能力の限界を超えて血中に蓄積し，ケトン血症（ketosis）といわれるアシドーシス状態をもたらす。尿中にもケトン体が排泄され，そのため尿は強い酸性を示すようになる。

注目 ケトン体は揮発性なので，見逃しを防ぐには新鮮尿を密栓して保存し，少なくとも3時間以内に検査する必要がある。

　なお，試験紙法での偽陽性反応はL-Dopa大量療法，フェニールケトン尿症，BSP負荷試験尿などの際にみられる。

疑われる疾患

陽性

糖質供給が不十分のとき（飢餓など）
組織におけるブドウ糖の利用が障害されたとき（糖尿病など）
糖尿病性ケトアシドーシスによる糖尿病性昏睡
妊娠悪阻，嘔吐，下痢，脱水，過脂肪食，甲状腺中毒症，消化吸収障害，
小児自家中毒，糖原病

（次頁へ続く）

薬剤影響

陽性 尿中にフェニルピルビン酸，ピルビン酸，オキサロ酢酸，α−ケトグルタル酸または PSP（フェノールスルホンフタレイン）が大量に存在すると，偽陽性または異常な呈色をする場合がある。**SH基を有する薬剤（グルタチオン製剤，ブシラミンなど）**▼を服用した場合，偽陽性を呈することがある。**アラセプリル**▼，**エパルレスタット**▼，**カプトプリル**▼，**システアミン**▼，**チオプロニン**▼，**メスナ**▼，**レボドパ**▼で，偽陽性を呈する可能性がある。

メモ **Chart 7-1**：尿の色調に影響を与える薬剤（p.335〜336）も参照。

潜血反応〈尿〉

occult blood, urine

基準値 陰性(ー)　　　**測定法** 試験紙法　　　**検体** 尿

臨床的意義 尿中への血液混入を判定する検査。
尿路系の炎症，結石，腫瘍や糸球体腎炎で陽性に。

　尿中に赤血球が多量に認められる場合を「血尿」といい，血色素が認められるものを「血色素尿」という。肉眼で明らかに赤～赤褐色尿が認められることを「肉眼的血尿」という。肉眼的には認められず，尿沈渣が潜血反応によって検出される場合を「顕微鏡的血尿」という。血色素尿は，遠沈した上清が鮮紅色を呈していることで血尿と区別される。

　沈渣で血尿を認めるにもかかわらず，試験紙法(定性)で陰性の場合には，アスコルビン酸(ビタミンC)などの還元剤含有による偽陰性か，赤血球の膜異常，試験紙の劣化などを考慮する。逆に，赤血球を認めないにもかかわらず陽性の場合は，筋肉の挫傷や激しい運動後のミオグロビン尿を考慮する。

　尿潜血は，慢性腎炎や泌尿器系腫瘍・結石・溶血性疾患のスクリーニング検査として広く用いられる。

(注目) 偽陽性を避けるため，採尿前数時間は激しい運動を控え，陽性ならば尿沈渣で確認すべきである。また女子では月経血混入の可能性を念頭におく。月経初日より約1週間は陽性となり得る。

疑われる疾患

陽性

血尿をきたす疾患 ▶ 尿路の炎症(急性腎炎・慢性腎炎・腎結核・腎梗塞・腎盂炎・膀胱炎・尿道炎・前立腺炎など)，結石，腫瘍(腎癌，膀胱癌など尿路系腫瘍・副腎癌など)。出血性素因(白血病・紫斑病・血友病など)，フィラリア症，特発性腎出血，無症候性腎出血，性器出血の混入

ヘモグロビン尿症 ▶ 中毒(サルファ剤・キニーネ・フェニルヒドラジン・ヒ素・シュウ酸)，蛇毒，マラリア，不適合輸血，重症火傷，先天性および後天性溶血性貧血群，発作性寒冷血色素尿症，赤血球G-6-PD(グルコース-6-リン酸脱水素酵素)欠乏症

ミオグロビン尿症 ▶ 重症挫傷，横紋筋融解症

薬剤影響

陽性 免疫調節薬，ワルファリンなど溶血性貧血を起こす薬剤などの投与は，陽性の原因となる。

陰性 アスコルビン酸(ビタミンC)▼などの還元剤含有で偽陰性を呈する。

メモ ヒト以外の動物ヘモグロビンとは，ほとんど反応しない。

ウロビリノーゲン定性

urobilinogen, qualitative, urine

- -

基準値　(±)

測定法　試験紙法　　　**検体**　尿

- -

臨床的意義　ビリルビンの代謝産物。健常人の尿中では通常(±)。肝疾患や溶血性貧血で陽性になる。

　尿中へのウロビリノーゲンの排泄は，その一連の生成過程，すなわち
1. 赤血球の崩壊によるヘモグロビンをもとにした間接型ビリルビンの産生
2. 肝でのグルクロン酸抱合による直接型ビリルビンへの転換
3. 胆道から腸管へのビリルビンの排出
4. 腸内細菌によるビリルビンからウロビリノーゲンへの分解
5. 腸管からのウロビリノーゲン吸収
6. 門脈血からウロビリノーゲンの肝細胞への取り込み
7. 腎からウロビリノーゲンの排泄

などの諸因子に影響される。このいずれかが障害されると，異常を呈する。
　直接型ビリルビンが腸に達すると，腸内細菌により脱抱合，還元されてウロビリノーゲンとなる。ウロビリノーゲンの２割程度は腸管から再吸収されて，肝に戻り大部分は再びビリルビンとなるが，その一部は大循環にも出て腎より尿中に排泄される(この一連の過程を腸肝循環という)。
　胆道閉塞がある場合は，ビリルビンが腸管に排泄されないため，ウロビリノーゲンは生成されず，尿中ウロビリノーゲンは低下する。肝実質障害時には，胆汁中へ排泄されなかった多量のウロビリノーゲンが大循環中にたまり，尿中ウロビリノーゲンが増加する。
　赤血球破壊亢進のあるときにはビリルビン生成が増加するため，尿中ウロビリノーゲンも増量する。
　従来，尿中ウロビリノーゲン排泄の増加は，主に肝細胞障害の指標として用いられてきたが，判定する際には，溶血，腸内細菌など他の影響も考慮する必要がある。

(注意)　ウロビリノーゲンは光で分解され，陰性となるため遮光して保存する。

疑われる疾患

陽性
1. ウロビリノーゲン処理能の低下（肝疾患，心不全など）
2. 赤血球破壊機転の亢進によるビリルビンの過剰生成，体内出血巣の存在（脳出血・子宮外妊娠破裂など），溶血性貧血（紫斑病・マラリア・溶血性黄疸・発作性夜間血色素尿症など）
3. 腸管からのウロビリノーゲン吸収増加（便秘）
4. 腎尿細管からの再吸収増加（アルカリ尿）

陰性
1. 胆道閉塞
2. 黄疸極期，重症肝疾患（ビリルビンの肝細胞処理が障害された場合）
3. 高度腎機能障害（ウロビリノーゲンの排泄障害）
4. 新生児（腸内細菌の欠如），抗生物質投与（腸内細菌の抑制），下痢

薬剤影響

センナ▼，**ダイオウ**▼，**チピリン**などは，いずれも赤色系の着色尿を生じるので判定を困難にする。

陽性 溶血性貧血を引き起こす薬剤◆15は陽性となる。**カルバペネム系薬剤（ドリペネム，メロペネム**など）▼で偽陽性となることがある。止血薬の**カルバゾクロム**▼の代謝物により，陽性になることがある。

陰性 **抗菌薬**の大量投与は腸内細菌によるビリルビン分解を抑えるため，陰性化させる。**胆汁うっ滞を起こす薬剤**は，尿中ウロビリノーゲンのウロビリノーゲン排泄低下の原因となる。

メモ Chart 7-1：尿の色調に影響を与える薬剤（p.335〜336）も参照。

糖定性，定量〈尿〉

sugar, quantitative, urine

基準値 定性：陰性（−）
定量：（随時尿）20mg/dL以下　（1日量）40〜85mg/日

測定法 定性：試験紙法　　　　　　**検体** 定性：尿
定量：グルコキナーゼ法　　　　　　定量：蓄尿または部分尿

臨床的意義 糖尿病をはじめとする高血糖を起こす病態や，腎機能障害により，尿中に増加するグルコースを定量する検査。

尿中に排出される糖の大部分はグルコース（ブドウ糖）であり，稀にフルクトース，ガラクトース，ラクトースなどがみられることもある。

尿糖は糖質代謝異常によって，血糖値が健常域を逸脱して上昇した場合（糖尿病など），または血糖値の上昇がなくても腎臓の糖排出閾値が低下した場合（腎性糖尿）に発来し，その原因によって区別される。

健常者の尿糖排泄閾値は，血糖値で160〜180mg/dL程度である。一般的には，血糖値が最も低い早朝空腹時の尿で糖が陽性ならば異常とし，逆に血糖値が最も高い食後2時間頃の尿で陰性であれば正常と考えることができる。

疑われる疾患

高値（陽性）

正常血糖性糖尿（腎性糖尿） ▶ 腎尿細管におけるブドウ糖の再吸収機能が低下し，腎の糖排出閾値が下がるために起こる。先天性にみられる病態として腎性糖尿・Fanconi症候群・Wilson病・ガラクトース血症など。後天性では慢性カドミウム中毒・イタイイタイ病などの多発性近位尿細管障害の一徴候として認められる。

正常血糖性糖尿（食餌性糖尿） ▶ 一時に大量の糖分（200g以上）を摂取した後にみられる。胃切除を受けた患者に多くみられ，ダンピング症候群を伴う場合が多い。

高血糖性糖尿（糖尿病） ▶ インスリンの分泌または作用が減弱して過血糖になり，尿中にグルコースが排出されるもの。

高血糖性糖尿（内分泌性疾患） ▶ 膵以外の内分泌臓器（甲状腺・下垂体・副腎など）の機能亢進で高血糖となり，尿糖陽性となるもの。

高血糖性糖尿（神経性糖尿） ▶ ストレス・精神的緊張などの際にみられることがある。

高血糖性糖尿（その他） ▶ 重症な肝疾患・ステロイド服用時・脳腫瘍・薬物中毒などの一部でもみられるが，いずれも一過性である。

薬剤影響

陽性 **ステロイド剤**の大量投与，**腎尿細管障害を起こす薬剤**は陽性の原因となる。

陰性 尿糖定性に用いられる酵素法は，**アスコルビン酸（ビタミンC）**▼や**L-ドーパ**▼の投与により反応を抑制され，偽陰性を呈することがあるので注意を要する。

メモ ビタミンCなど還元物質の共存は偽陰性，多量の酸化剤は偽陽性の原因となる。

便中ヘモグロビン

fecal occult blood

基準値 陰性（－）

測定法 LA（ラテックス凝集法）　　　**検体** 糞便

臨床的意義 便への血液混入をみる検査。上部・下部消化管からの出血で陽性となり，肉食などによる獣血の影響を受けない。

　便中ヘモグロビンは消化管出血の有無を知るための検査法で，糞便中に混入した血液を検出するものである。消化管悪性腫瘍，胃・十二指腸潰瘍，鉤虫症，腸結核などのスクリーニング検査に有用である。

　消化管の潰瘍では50～77％，癌腫では87％において，便中ヘモグロビンが陽性を呈するといわれる。しかし陰性であっても，これらの疾患を否定することはできない。

　胃・十二指腸潰瘍の出血は，大量であるが一時的で持続せず，胃癌・大腸癌の出血は微量でも持続性に陽性となることが多い。したがって1回の検査にとどまらず，複数回繰り返すことが病変発見には望ましい。

　以前はグアヤック法などの化学的な潜血反応が行われており，肉食などの獣血の影響を受けたが，本検査ではそのような影響は受けないとされる。

注 便中ヘモグロビンは大腸癌のスクリーニングで行われることが多いが，1回のみの検査では見落としもあり，2日法や3日法が推奨されている。また痔疾の既往があれば陽性となるため，事前に確認すべきである。なお便潜血反応と呼ばれるオルトトリジン法，グアヤック法は，化学反応でヘモグロビンを検出する古いアッセイ法であるが，さまざまな干渉物質の影響を受けやすく，またヒト以外の動物血でも反応することがあるため，現在ではほとんど行われなくなっている。

疑われる疾患

高値陽性 消化性潰瘍，消化管の悪性および良性腫瘍，ポリープ，憩室症，消化管寄生虫症・感染症，静脈瘤，出血性素因，痔血の混入

薬剤影響

陰性 便潜血反応検査（化学的方法）では，**アスコルビン酸（ビタミンC）▼**服用時に偽陰性となることがある。

Chart 7-1　尿の色調に影響を与える薬剤

　出血による尿変色には，主に下部尿路(膀胱)由来の鮮紅色と，上部尿路(腎臓,尿管)に由来するコーラ状の黒っぽい尿に大別される。このほか，薬剤やその代謝物による化学的な着色も多様に存在する。

(➡本書カバーのカラー図「② 尿の色調変化」参照)

色調	一般名	薬効分類
赤色	アミノフィリン	強心,喘息治療薬
	アロエ (アルカリ尿)	生薬
	アンチピリン (酸性尿)	解熱鎮痛消炎薬
	イダルビシン塩酸塩	抗癌性抗生物質製剤
	エピルビシン塩酸塩	抗癌性抗生物質製剤
	スルピリン	解熱鎮痛消炎薬
	セフジニル	セフェム系抗菌薬
	ダウノルビシン塩酸塩	抗癌性抗生物質製剤
	ダントロレンナトリウム	筋弛緩薬
	チペピジンヒベンズ酸塩	鎮咳薬
	チメピジウム臭化物	鎮痙薬
	ドキソルビシン塩酸塩	抗癌性抗生物質製剤
	パラアミノサリチル酸カルシウム	抗結核薬
	ピラルビシン塩酸塩	抗癌性抗生物質製剤
	フェノールスルホンフタレイン (アルカリ尿)	腎機能検査用薬
赤色～褐色	イミペネム・シラスタチンナトリウム	カルバペネム系抗菌薬
	ウワウルシ	生薬
	クロファジミン	ハンセン病治療薬
	タンニン酸 (アルカリ尿)	痔疾患治療薬
	デフェロキサミンメシル酸塩	解毒薬
	フェニトイン	抗てんかん薬
	メトロニダゾール	抗原虫薬
赤色～濃青色	セフォゾプラン塩酸塩	セフェム系抗菌薬
紫赤色～赤褐色	クロルプロマジン	抗精神病薬
橙赤色	リファンピシン	抗結核薬
橙色	カルバゾクロムスルホン酸ナトリウム	止血薬
	クロルゾキサゾン	筋弛緩薬
	ワルファリンカリウム	抗血栓薬
黄色	サフラン	生薬
	フェノールスルホンフタレイン (酸性尿)	腎機能検査用薬
	フラビンアデニンジヌクレオチド	ビタミンB剤
	リボフラビン	ビタミンB剤
黄色～黄赤色	サラゾスルファピリジン	腸疾患治療薬
黄褐色	フルオレセイン	蛍光眼底造影剤

(次頁へ続く)

Chart 7-1　尿の色調に影響を与える薬剤（続き）

色調	一般名	薬効分類
黄褐色,黄蛍光色～赤色	エパルレスタット	糖尿病治療薬
	カスカラサグラダ流エキス	下剤
	ジオクチルソジウムスルホサクシネート・カサンスラノール	下剤
	センナ	下剤 (生薬)
	センノシド	下剤
	ダイオウを含む漢方薬 (アルカリ尿)	生薬
黄褐色～茶褐色・緑色・青色	ミノサイクリン塩酸塩	テトラサイクリン系抗菌薬
黄色・橙色・青緑色	スリンダク	解熱鎮痛消炎薬
琥珀色または黄緑色	フルタミド	抗悪性腫瘍薬
茶色	パニペネム・ベタミプロン	カルバペネム系抗菌薬
緑色	インジゴカルミン	腎機能検査用薬
	インドメタシン	解熱鎮痛消炎薬
	トラニラスト	抗アレルギー薬
緑色, 白濁	プロポフォール	全身麻酔薬
緑色～青色	メチルチオニニウム塩化物	解毒薬
	ミトキサントロン塩酸塩	抗癌性抗生物質製剤
青色	トリアムテレン	利尿薬
褐色～黒色	キニーネ塩酸塩	抗マラリア薬
黒色	メチルドパ (放置)	血圧降下薬
	レボドパ (放置)	パーキンソン病治療薬

Chart 7-2　便の色調に影響を与える薬剤

色調	一般名	薬効分類
黒色	オランザピン	抗精神病薬
	シタラビンオクホスファート	抗悪性腫瘍薬
	鉄剤	貧血治療薬
	ビスマス製剤	収斂・止瀉薬
	メトロニダゾール	抗原虫薬
	レボドパ製剤	パーキンソン病治療薬
赤色	セフジニル (鉄添加製品と併用)	セフェム系抗菌薬
赤褐色	メサラジン	潰瘍性大腸炎・クローン病治療薬
橙赤色	リファンピシン	抗結核薬
濃緑色	銅クロロフィリンナトリウム配合剤	胃炎・胃潰瘍治療薬
青緑色	メチルチオニニウム塩化物	解毒薬
白色	アルミニウムゲル, ケイ酸アルミニウム配合制酸剤	酸中和薬
	テガフール・ギメラシル・オテラシルカリウム	抗悪性腫瘍薬
	バルプロ酸ナトリウム	抗てんかん薬,片頭痛治療薬
	メサラジン	潰瘍性大腸炎・クローン病治療薬
	硫酸バリウム	消化管造影剤

VIII

遺伝子検査

1 悪性腫瘍遺伝子検査

EGFR遺伝子変異解析
epidermal growth factor(EGFR) gene, mutation analysis

基準値 変異を認めず

測定法 PCR法　　　**検体** パラフィン切片，未染スライド，胸水など

臨床的意義 抗悪性腫瘍薬ゲフィチニブの適応・効果予測を行う検査。EGFRの遺伝子変異がある症例は治療効果が期待される。

上皮成長因子受容体(EGFR)は細胞表面に存在し，上皮成長因子(EGF)が結合すると，細胞内に「細胞増殖」を刺激する流れと，「細胞生存」を刺激する流れの2種類のシグナルを細胞内に伝達する。癌組織にこのEGFR遺伝子の変異がないかを調べ，抗悪性腫瘍薬の適用を判定するための検査である。

正常EGFRは，EGFの結合で「細胞増殖」シグナルを主に伝達するのに対し，変異型EGFRでは「細胞生存」シグナルのほうがより強く刺激されるため，過度の生存シグナルのスイッチが入り，異常細胞が増殖し続けてしまう。このようなメカニズムは肺の小細胞癌など一部の悪性腫瘍に認められ，これを利用した治療法が開発されている。

分子標的型抗悪性腫瘍薬ゲフィチニブ(イレッサ®)は，EGFRのチロシンキナーゼ活性を阻害することで，変異EGFR(ゲフィチニブ感受性遺伝子変異)による異常な「細胞生存」シグナルを遮断し，抗腫瘍作用を発揮する。EGFR遺伝子変異の認められる症例では，ゲフィチニブで70%に腫瘍縮小効果(partial response；PR)が認められるとされる。たとえば化学療法未治療の進行・再発非小細胞肺癌患者において，ゲフィチニブ投与例に関し全生存期間を検討したところEGFR変異陽性例で21.6カ月(中央値，n＝132)，陰性例で11.2カ月(中央値，n＝91)というデータがある(イレッサ®錠添付文書より)。

抗悪性腫瘍薬には強い副作用を有するものが少なくないが，標的となる分子構造を特定することで，薬効が予想できる症例を選択し，副作用の出現頻度を下げる効果が期待される。

なお本検査では，血液ではなく生検あるいは手術で摘出された癌の組織，胸水などが検体となる。

結果の解釈

EGFRの遺伝子変異があった場合 ▶ ゲフィチニブによる治療の効果が期待される

RAS遺伝子変異解析

RAS gene, mutation analysis

基準値 設定せず

測定法 PCR–rSSO法　　　　**検体** パラフィン切片，未染スライドなど

臨床的意義 細胞膜に存在し，細胞外シグナルを細胞内に伝える蛋白の遺伝子検査。点突然変異によりシグナルがoffできなくなり，抗EGFR抗体薬の効果が減少。

RAS遺伝子の産物であるRAS蛋白は，細胞膜の内側に存在する分子量21×10^3の蛋白で，細胞外のシグナルを内部に伝える役目をもつ。すなわち，上皮成長因子受容体(epidermal growth factor；EGFR)などさまざまな受容体(レセプター)に届く細胞外の刺激を，細胞内のチロシンキナーゼ(TK)を活性化することで，細胞内や核内に伝達する役割を担っている。

RAS遺伝子に変異が生ずると，RAS蛋白が恒常的に活性化された状態となり，シグナルが伝達され続けるという異常が発生する。すなわちRAS遺伝子の点突然変異で，細胞増殖のスイッチが入りっ放しとなり，歯止めがきかない細胞増殖に至るという悪性腫瘍の生物学的特性が現れる。

近年，多くの大腸癌患者においてEGFRが高度に発現していることが判明，その発現を抑制する抗EGFR抗体薬が治療に用いられるようになった。抗EGFR抗体薬はEGFRとEGFの結合を遮断することでシグナル伝達を阻害するが，RAS遺伝子に変異があると，EGFR活性を阻害してもシグナル伝達は抑制できないため，腫瘍増殖を止められず，これらの分子標的薬による効果は期待し難くなる。

ヒトのRAS遺伝子には，KRAS，NRAS，HRASの3種類が存在する。このうち大腸癌ではKRAS，NRAS遺伝子の変異が多く認められ，エクソン2，3，4いずれかに変異が存在すれば，前述の抗EGFR抗体薬は奏効し難いとされる。大腸癌におけるRAS遺伝子変異の出現頻度は，COSMIC(Catalogue of Somatic Mutations in Cancer)databaseによると野生型に対しKRAS遺伝子34.6%，NRAS遺伝子3.7%，HRAS遺伝子0.2%とされており，なかでもKRASエクソン2(コドン12，コドン13)の変異が多くを占める。なお日本臨床腫瘍学会による「大腸がん患者におけるRAS遺伝子(KRAS/NRAS遺伝子)変異の測定に関するガイダンス」(第2版，2014年)によれば，KRASおよびNRAS遺伝子のコドン12，13，59，61，117，146の変異の有無の測定が推奨されている。

結果の解釈

RASの遺伝子変異があった場合 ▶ 抗EGFR抗体であるセツキシマブやパニツムマブの治療効果は期待し難い

Major BCR-ABL IS%

基準値 検出せず

測定法 リアルタイムRT-PCR法　　　　**検体** EDTA加血液

 臨床的意義 慢性骨髄性白血病(CML)の診断補助と，治療効果判定の指標。キメラ遺伝子*BCR-ABL*のmRNAを定量し，腫瘍細胞の比率を推定する検査。

　慢性骨髄性白血病(CML)は，主に中年以降の男性に多い骨髄増殖性腫瘍の一種である。白血病全体の2〜3割を占め，病状進行の割に症状の顕在化が遅いため，健康診断で見つかったり，未治療のまま数年を経て急性転化し発見されたりすることも稀ではない。

　CMLは一般に「フィラデルフィア染色体(Ph染色体)」という遺伝子異常を認める疾患として知られている。第9番と22番染色体の「転座」により，*BCR*と*ABL*，2つの遺伝子が融合した結果，*BCR-ABL*という「キメラ遺伝子」が生じ，その産物である蛋白が「活性型チロシンキナーゼ(TK)」を発現，造血細胞の連続的な増殖へと誘導する。いわば，白血病細胞の際限なき増殖は*BCR-ABL*遺伝子産物によって引き起こされ，この蛋白を特異的に阻害するのが後述する「分子標的薬」と捉えることができる。

　CMLの診断にはPh染色体の証明，すなわち*BCR-ABL*遺伝子の検出が行われる。かつては染色体そのものの検出が行われていたが，現在は患者の末梢血白血球からRNAを抽出し，異常な遺伝子を定量する方法が選択される。このうち「Major *BCR-ABL*遺伝子再構成」の出現頻度を計測するのが本検査である。近年，CMLの治療に分子標的薬であるイマチニブなどのチロシンキナーゼ阻害薬(TKIs)が用いられ，大きな効果を上げている。

　本検査は，末梢血白血球から抽出したRNAに含まれるMajor *BCR-ABL* mRNAを，リアルタイムRT-PCR法によって定量するもので，*BCR-ABL* mRNA/*ABL* mRNA比による国際標準値(International Scale；IS)のパーセンテージ，さらにMajor *BCR-ABL1*および*ABL1*実測値も報告される。この測定値により分子遺伝学的完全奏効(Complete Molecular Response；CMR)の判定が可能なため，CMLの診断補助，治療効果の予測およびモニタリングに活用されている。

結果の解釈

　検出された場合 ▶ CMLの腫瘍細胞が存在すると考えられる。治療によるIS%およびMajor *BCR-ABL* mRNAの低下は，CMLの分子遺伝学的奏効と考えられる

HER2 / *neu* 蛋白

HER2/*neu* protein

基準値 過剰発現を認めず
　　　定量：陰性 15.2 ng/mL以下　陽性（過剰発現）15.3 ng/mL以上

測定法 IHC法，FISH法　　**検 体** 未染標本スライド，パラフィンブロック（腫瘍組織）
　　　定量：CLIA法　　　　　　　　定量：血清

Ⅷ
遺
伝
子
検
査

1

悪
性
腫
瘍
遺
伝
子
検
査

臨床的意義 乳癌の治療薬トラスツズマブ（ハーセプチン）の
　　　　　効果を推定する検査

　HER2とは，ヒト上皮成長因子受容体2（human epidermal growth factor receptor 2）の略称であり，細胞膜を貫通して存在する受容体蛋白の1つである。

　HER2の細胞外部分に特異的な増殖因子が結合し，チロシン残基のリン酸化により活性化されると，p21/rasを経たシグナル伝達系を介して細胞の分裂増殖が促進される。HER2は癌細胞の増殖に深く関与しているため，HER2の過剰発現は癌細胞増殖の原因となり，予後不良のリスクが高くなる。

　種々の腺癌などで発現が認められるが，特に乳癌では，15〜20％の患者に*HER2*遺伝子の増幅によるHER2蛋白の過剰発現が認められる。肝臓をはじめとする多臓器転移症例で陽性率が高く，過剰発現症例ではホルモン療法が奏効し難く，術後再発率も高いとされる。

　1998年に世界で初めて米国で承認されたトラスツズマブ（ハーセプチン®）は，HER2蛋白を標的としたヒト化モノクローナル抗悪性腫瘍薬である。

　HER2蛋白の発現度がトラスツズマブの治療適応や効果を推定する指標となり，その検出にはDNAの増幅や，mRNAの発現をみる方法や，血中での発現蛋白を定量する方法などがある。

　摘出した腫瘍組織を用いるIHC法（免疫組織化学染色）は，直接HER2蛋白の発現を調べるもので，組織切片の染色パターンによりスコア化しHER2の過剰発現の度合いを判定する。

　また，FISH法（DNAレベルで遺伝子増幅を検査）は，HER2遺伝子の増幅をHER2/CEP17のシグナル比により確認する。

注！ 血清中HER2蛋白定量は，肝炎や肝硬変などで軽度上昇をみることがあるので注意を要する。判定に際しては肝機能障害の有無を考慮する。

結果の解釈

HER2 / *neu* 蛋白の過剰発現がみられた場合 ▶ 乳癌をはじめとする悪性腫瘍

Chart 8-1　主な悪性腫瘍遺伝子検査と関連する医薬品

癌種	対象遺伝子	検体	関連する主な医薬品(主な商品名)
肺癌	EGFR遺伝子	組織/血漿	**変異あり:** アファチニブ(ジオトリフ), エルロチニブ(タルセバ), オシメルチニブ(タグリッソ), ダコミチニブ(ビジンプロ), ゲフィチニブ(イレッサ)
	ALK融合遺伝子	組織	**陽性:** アレクチニブ(アレセンサ), クリゾチニブ(ザーコリ), セリチニブ(ジカディア), ロルラチニブ(ローブレナ)
	ROS1融合遺伝子	組織	**陽性:** クリゾチニブ(ザーコリ)
	BRAF遺伝子	組織	**変異あり:** ダブラフェニブ(タフィンラー), トラメチニブ(メキニスト)
大腸癌	RAS遺伝子	組織	**変異なし(野生型):** セツキシマブ(アービタックス), パニツムマブ(ベクティビックス)
	BRAF遺伝子	組織	**変異あり:** セツキシマブ(アービタックス), エンコラフェニブ(ビラフトビ), ビニメチニブ(メクトビ)
胃癌	HER2遺伝子	組織	**陽性:** トラスツズマブ(ハーセプチン)
乳癌	HER2遺伝子	組織	**陽性:** トラスツズマブ(ハーセプチン), ペルツズマブ(パージェタ), ラパチニブ(タイケルブ, HER2過剰発現) **陰性:** アベマシクリブ(ベージニオ), パルボシクリブ(イブランス), アテゾリズマブ(テセントリク)
	BRCA1/2遺伝子	血液	**変異あり:** オラパリブ(リムパーザ, BRCA遺伝子変異陽性かつHER2陰性)
急性骨髄性白血病	FLT3遺伝子	血液/骨髄液	**変異あり:** キザルチニブ(ヴァンフリタ, FLT3-ITD遺伝子変異陽性), ギルテリチニブ(ゾスパタ)
慢性骨髄性白血病	Major BCR-ABL融合遺伝子	血液/骨髄液	**検出:** イマチニブ(グリベック), ダサチニブ(スプリセル), ニロチニブ(タシグナ), ボスチニブ(ボシュリフ)
悪性黒色腫	BRAF遺伝子	組織	**変異あり:** エンコラフェニブ(ビラフトビ), ダブラフェニブ(タフィンラー), トラメチニブ(メキニスト), ビニメチニブ(メクトビ), ベムラフェニブ(ゼルボラフ)
卵巣癌	BRCA1/2遺伝子	血液	**変異あり:** オラパリブ(リムパーザ, BRCA遺伝子変異陽性かつHER2陰性)
固形癌 (進行・再発)	NTRK融合遺伝子	組織	**陽性:** エヌトレクチニブ (ロズリートレク)

癌遺伝子パネル検査とは?

近 年，癌の主要な発症原因の1つとして遺伝子の変異や異常があることが判明し，さまざまな癌関連遺伝子が同定され，その数は数百種類以上といわれています。

　従来の癌遺伝子検査は，個々の変異を1つずつ解析するものでしたが，変異にも多様性があり，各々調べるのには時間もかかり検査効率が問題となっていました。

　「癌遺伝子パネル検査」は，それらの遺伝子変異等を網羅的に検査するものです。2019年に2種類のパネル検査が保険収載され，その1つが国立がん研究センターが発表した「OncoGuide™ NCCオンコパネル システム」で，日本人の癌発症に関連が深いとされる124種類の遺伝子変異を一度に調べることができるものです。解析には次世代シークエンサーが用いられるため，短時間で検査結果を得ることが可能です。

　また腫瘍組織と同時に，血液中の非腫瘍細胞のDNAを解析し，リファレンスとして用いることにより，腫瘍組織細胞のみで起こっている体細胞遺伝子変異を特異的に検出することが可能とされています。また，このシステムによるゲノムプロファイリングにより，免疫チェックポイント阻害薬などの分子標的薬を，適切かつ効果的に使用できる可能性もあります。

　しかし，総額で5万6000点という今までに類をみない高額の保険点数が算定されているためか，適用要件もかなり複雑で困難であり，優れたシステムではありますが，一般の臨床の場での検査適用のハードルが高いことも指摘されています。

Memo

IX

薬物検査

▼
▼
▼

注意：本章の表は，医薬品インタビューフォームや各ガイドラインの数値を参照して作成したものであり，参考値として柔軟に運用してください。

TDMの重要性

TDMの意義と活用法

　薬物は疾病治療に大きなメリットをもたらすが，一方で使用法を誤ったり予期せぬ副作用が生ずると，患者に多大なダメージを与える諸刃の剣である。

　どんな薬物でも，標的とする臓器に目的の濃度で薬物が届かなければ薬効を示すことはできない。一方，過剰な投与は中毒症状をもたらし害となる。特に有効血中濃度と中毒域といわれる血中濃度が近い薬物は，投与量の厳格な調節が望まれる。ところが患者には個人差があり，年齢，性別，体重だけでは予期できない因子が少なくない。そこで活用されるのがTDM (therapeutic drug monitoring)である。TDMとは，適正な薬物療法を行う目的で薬物の血中濃度を測定し，患者に治療上の不利益が生じないような投与計画を策定することをいう。

TDMで考慮すべき多様な因子

　薬物の代謝・排泄には腎臓や肝臓の機能に加え，薬剤の吸収効率，*CYP2C9*などの薬物代謝遺伝子，併用薬，日内リズムや投与期間などの時間的因子などが関与する。一方，薬物にも瞬間的に高濃度(ピーク)を達成した後，副作用を避けるため一定以下の濃度(トラフ)維持が求められる濃度依存性薬剤と，一定の血中濃度を長時間維持することが求められる時間依存性薬剤が存在する。さらに薬物によって，血中濃度が最大値になる時間(T_{max})や生物学的半減期($T_{1/2}$)，投与を繰り返した際，定常濃度に到達するまでの時間も異なっている。したがってTDMの際は薬剤師とよく相談の上，目的とする薬剤の種類に応じ採血タイミングを考慮し，得られた値を理論に沿って評価する必要がある。

　薬剤投与量を設計する際，特に重要な因子は腎機能である。ヒトは青年期を過ぎると加齢に伴って腎機能が衰え，高齢者では若年者の半分以下に低下する。腎機能の精密な評価にはイヌリン・クリアランスが適しているが，手技が煩雑で患者の身体的負担があるため，最近では血清クレアチニン(→p.158)やシスタチンC(→p.159)，年齢，性別をもとに理論値を算出する「推算GFR」(eGFRcreat, eGFRcys)値(→p.160)が用いられることが多い。

　クレアチニン・クリアランス(Ccr)は，クレアチニンを測定し，計算式によりクリアランスを算出する。基準値は70〜130mL/min。血清Cr値と尿中Cr値および1分間尿量から計算式によりクリアランス値を算出する。また，GFRは体表面積と相関することから，国際的には平均体表面積($1.73cm^2$)による補正した値を用いる場合もある。

コンプライアンス評価にも有用

　内服薬の場合，TDMは患者のコンプライアンス評価にも有用であり，患者が薬物を決められたとおりに服用しているかを確認する目的で測定されることがある。

表　CYP相互作用一覧表

●：CYP基質，↓：阻害，↑：誘導

薬物名(主な商品名)	1A2	2A6	2B6	2C8	2C9	2C19	2D6	2E1	3A4
アミオダロン (アンカロン)		↓	●		↓		↓		●, ↓
イマチニブ (グリベック)							↓		●, ↓
インドメタシン (インテバン)					↓				
エトスクシミド (ザロンチン)									●
カルバマゼピン (テグレトール)	↑		↑	↑	↑	↑			●, ↑
キニジン (硫酸キニジン)							↓↓		●, ↓
クロナゼパム (ランドセン, リボトリール)									●
クロバザム (マイスタン)						●			●
ジアゼパム (セルシン, ホリゾン)						●			●
シクロスポリン (サンディミュン,ネオーラル)									●, ↓
ジソピラミド (リスモダン)									●
ゾニサミド (エクセグラン, トレリーフ)									●
タクロリムス (プログラフ, グラセプター)									●
テオフィリン (テオドール, テオロング, ユニフィル)	●							●	●
ハロペリドール (セレネース)							●, ↓		●, ↓
フェニトイン (アレビアチン, ヒダントール)			↑	↑	●, ↑	●, ↑			↑
フェノバルビタール (フェノバール)	↑	↑	↑	↑	↑	●			↑
プリミドン (プリミドン)	↑		↑	↑	↑				↑
フルラゼパム (ベノジール)									↓
フレカイニド (タンボコール)							●		
プロカインアミド (アミサリン)							●		
プロパフェノン (プロノン)							●		
プロプラノロール (インデラル)	●						●		
ブロマゼパム (レキソタン)									●
ベラパミル (ワソラン)									●, ↓
ボリコナゾール (ブイフェンド)					●	●			↓
ミダゾラム (ドルミカム)									●
メキシレチン (メキシチール)	●, ↓						●		
リドカイン (キシロカイン)	↓						●, ↓		●, ↓
ワルファリン (ワーファリン)					●, ↓				

IX

薬物検査

TDMの重要性

薬物名(主な商品名)	主な測定法	有効治療濃度 [1]	測定タイミング [1]	
フェノバルビタール (フェノバール, ノーベルバール, ワコビタール, ルピアール)	EIA法	10〜40µg/mL	投与開始後, もしくは 投与量変更後 2〜3週間以降	
フェニトイン (アレビアチン, ヒダントール)	EIA法	10〜20µg/mL	投与開始後, もしくは 投与量変更後 5〜7日以降	
カルバマゼピン (テグレトール)	EIA法	4〜12µg/mL (他の抗てんかん薬 併用時は4〜8µg/mL)	投与開始後 2週間以降, 投与量変更後 1週間以降	
バルプロ酸ナトリウム (デパケン, セレニカR)	EIA法	50〜100µg/mL	投与開始後, もしくは 投与量変更後 3〜5日以降	
ラモトリギン (ラミクタール)	LC−MS/MS法	2.5〜15µg/mL	投与開始後, もしくは 投与量変更後 1週間以降	
ガバペンチン (ガバペン)	LC−MS/MS法	12〜20µg/mL	投与開始後, もしくは 投与量変更後 2日以降	
レベチラセタム (イーケプラ)	LC−MS/MS法	12〜46µg/mL	投与開始後, もしくは 投与量変更後 2日以降	
トピラマート (トピナ)	LC−MS/MS法	5〜20µg/mL	投与開始後, もしくは 投与量変更後 5日以降	

※採血時期はトラフ(維持濃度)の場合はいずれも次回投与直前。

参考文献：1) 日本TDM学会・編：抗てんかん薬TDM標準化ガイドライン2018. 金原出版, 2018
2) 日本神経学会・監,「てんかん診療ガイドライン」作成委員会・編：てんかん診療ガイドライン2018.
医学書院, 2018

最高血中濃度到達時間[2]	半減期[1]	臨床的意義
0.5〜4時間	53〜118時間	バルビツール酸誘導体の長時間型催眠剤で中枢神経系に全般的な抑制作用をもつ。大脳皮質へのインパルスの伝達阻害により鎮静催眠作用を発揮する。バルビツール作用の発現は遅く持続性である。排泄は遅く，完全に体内から消失するのに約1週間を要する。
4〜8時間	7〜42時間	シナプスのpost-tetanic potentiation (PTP)を抑制し，けいれん閾値上昇によるものではなく，発作焦点からの発射のひろがり阻止により抗けいれん作用を発揮すると考えられている。大発作に有効な抗けいれん薬で，小発作には無効といわれている。
4〜8時間	投与初期：25〜65時間 成人（定常状態）：12〜17時間	吸収量の大部分が主要な薬理作用を有するカルバマゼピン-10, 11-エポキシドに代謝される。服用を開始して3〜4日後に最も高い血中濃度になり，およそ2〜4週間後に定常状態になる。
2〜4時間（徐放性製剤7.5〜16時間）	通常製剤（腸溶錠）：9〜17時間 徐放性製剤：10〜20時間	最もよく頻用される抗けいれん薬の1つで，さまざまなてんかん発作に有効。胎盤透過性を有する。
1〜3.5時間	25〜33時間	ナトリウムチャネルを頻度依存的かつ電位依存的に抑制することによって神経膜を安定化させ，グルタミン酸等の興奮性神経伝達物質の遊離を抑制することにより抗けいれん作用を発揮。他の抗てんかん薬で十分な効果が認められないてんかん患者の部分発作（二次性全般化発作を含む）に対する他の抗てんかん薬との併用療法にも有用。
2〜3時間	5〜7時間	抑制性神経伝達物質であるγ-アミノ酪酸（GABA）の誘導体で電位依存性カルシウムチャネルに抑制的に作用することにより抗けいれん作用を発揮。従来の抗てんかん薬では効果が得られない場合でも効果が期待される。
0.5〜2時間	6〜8時間	他の抗てんかん薬で十分な効果が認められないてんかん患者の部分発作（二次性全般化発作を含む）に対する他の抗てんかん薬との併用療法にも有用。腎排泄型薬剤なので腎機能低下患者に投与の際は注意。
1〜4時間	19〜23時間	電位依存性ナトリウムおよびL型カルシウムチャネル抑制作用などにより抗けいれん作用を発揮。他の抗てんかん薬で十分な効果が認められないてんかん患者の部分発作（二次性全般化発作を含む）に対する抗てんかん薬との併用療法にも有用。

IX 薬物検査　　2 精神神経用薬

薬物名(主な商品名)	主な測定法	有効治療濃度[1]	
炭酸リチウム (リーマス)	原子吸光法	0.5〜1.2mEq/L	
ハロペリドール (セレネース)	EIA法	1〜10ng/mL	
ブロムペリドール (ブロムペリドール)	GC–MS法	12〜15ng/mL	

※参考文献：1) C Hiemke, et al：Consensus Guidelines for Therapeutic Drug Monitoring in
Neuropsychopharmacology: Update 2017. Pharmacopsychiatry, 51:9-62, 2018
　　　　　2) 医薬品インタビューフォーム

IX 薬物検査　　3 心不全治療薬

薬物名(主な商品名)	主な測定法	有効治療濃度[1]	
ジゴキシン (ジゴシン)	EIA法	心拍数コントロール： 0.5〜1.5ng/mL 収縮不全の慢性心不全患者： 0.9ng/mL	

※参考文献：1) 日本循環器学会, 他・編：2015年度版 循環器薬の薬物血中濃度モニタリングに関するガイ
ドライン. 日本循環器学会, 2015
　　　　　2) 医薬品インタビューフォーム

IX 薬物検査　　4 抗不整脈薬

薬物名(主な商品名)	主な測定法	有効治療濃度	
リドカイン (キシロカイン)	EMIT法	1.5〜6.0µg/mL 中毒域：5〜10µg/mL以上[1]	
アプリンジン (アスペノン)	LC–MS/MS法	0.25〜1.25µg/mL[1]	
メキシレチン (メキシチール)	LC–MS/MS法	0.5〜2.0µg/mL[1]	

最高血中濃度 到達時間 [2]	半減期 [2]	臨床的意義
2.6時間 (200mg単回経口投与)	18時間 (200mg単回投与)	躁病および躁うつ病の躁状態に経口投与される向精神薬。腎機能障害など体内貯留を起こす患者では頻回のモニタリングが必要。定常濃度に達するのに5〜7日間を要する。
6.0±3.0時間 (1mg単回経口投与)	約83.2±55.6時間 (1mg単回経口投与)	薬物代謝酵素CYP3A4を誘導する抗てんかん薬(カルバマゼピン,フェノバルビタールなど)との併用で代謝が促進され血中濃度が低下するので注意。服薬開始後約1週間で定常濃度に達する。
4.9±0.4時間 (標準製剤錠剤 3mg単回経口投与)	23.6±1.9時間 (標準製剤錠剤 3mg単回経口投与)	ハロペリドールと同じブチロフェノン系向精神薬。抗幻覚,抗妄想作用を有し,過剰投与で血圧降下,頻脈,錐体外路症状を呈する。

最高血中濃度 到達時間 [2]	半減期 [2]	臨床的意義
0.9±0.2時間 (0.25mg単回経口投与)	30.1±7.8時間 (0.25mg単回経口投与)	最も有名なジギタリス性強心配糖体。排泄は腎機能依存なので,腎機能低下患者に投与する際はクレアチニン値を参考に投与量を決定する。

最高血中濃度 到達時間 [1]	半減期 [1]	臨床的意義
11±6分 (アドレナリン非添加, 静脈血)	2.09±0.14時間 (100mg静注時)	即効性で心筋収縮力低下作用や血圧下降作用が少ない。心室頻拍/心室細動の予防には推奨されない。中枢神経作用について特に高齢者には注意を要する。
2.07±0.59時間 (標準製剤カプセル剤 40mg経口投与)	7.26±4.47時間 (標準製剤カプセル剤 40mg経口投与)	比較的安全に投与でき,半減期も長く投与回数も1〜2/日で維持可能とされる。 解離時定数が比較的長いために心室筋のみならず心房筋の伝導も抑制する。
2.6±0.5時間 (標準製剤カプセル剤 100mg単回経口投与)	8.5±2.5時間 (標準製剤カプセル剤 100mg単回経口投与)	リドカインの類似体で,心機能抑制作用は比較的弱く,頻脈性心室性不整脈に有効とされる。器質的心疾患に伴う心室性不整脈にも適応となる場合がある。

(次頁へ続く)

IX 薬物検査　　4 抗不整脈薬（続き）

薬物名(主な商品名)	主な測定法	有効治療濃度	
ジソピラミド （リスモダン）	EIA法	1μg/mL付近[1]	
プロパフェノン （プロノン）	LC−MS/MS法	約50ng/mLと考えられる[1]	
ピルメノール （ピメノール）	LC−MS/MS法	最小有効血漿中濃度： 　0.4μg/mLと推定[1]	
アミオダロン （アンカロン）	LC−MS/MS法	該当資料なし	
フレカイニド （タンボコール）	LC−MS/MS法	最小有効血漿中濃度： 　約200ng/mLと推定[1]	
ソタロール （ソタコール）	LC−MS/MS法	0.34〜3.44μg/mL[2]	

※参考文献：1）医薬品インタビューフォーム
　2）日本循環器学会，他・編：2015年度版 循環器薬の薬物血中濃度モニタリングに関するガイドライン.
日本循環器学会，2015

IX 薬物検査　　5 気管支拡張薬

薬物名(主な商品名)	主な測定法	有効治療濃度[1]	
テオフィリン （テオドール，テオロング， ユニコン，ユニフィル）	EIA法	8〜20μg/mL	

※参考文献：1）医薬品インタビューフォーム

最高血中濃度 到達時間[1]	半減期[1]	臨床的意義
3.25±1.06時間 (カプセル剤100mg 単回経口投与)	6.05±1.63時間 (カプセル剤100mg 単回経口投与)	Vaughan Williamsの分類によるⅠ群(ナトリウムチャネル抑制)の抗不整脈薬。期外収縮, 発作性上室性頻脈, 心房細動で他の抗不整脈薬が使用できないか, 無効の場合に適応となる。
2.2±0.4時間 (標準製剤錠剤 150mg単回経口投与)	2.6±0.8時間 (標準製剤錠剤 150mg単回経口投与)	頻脈性不整脈で他の抗不整脈薬が使用できないか, 無効の場合に適応となる。肝臓で未変化体の2倍の活性をもつ代謝物に変換されるが, poor metabolizerでは半減期が延長し血中濃度が上昇する。
1.3±0.2時間 (ピルメノール塩酸塩水和物 100mg単回経口投与)	9.1±0.5時間 (ピルメノール塩酸塩水和物 100mg単回経口投与)	Vaughan Williams分類のⅠa群に属する。頻脈性不整脈(心室性)に適応。
5.6±0.98時間 (標準製剤錠剤 100mg単回経口投与)	19.7±6.06時間 (標準製剤錠剤 100mg単回経口投与)	Vaughan Williams分類のⅢ群に分類される抗不整脈薬。心筋細胞膜のカリウムチャネルを抑制し, 活動電位持続時間, 有効不応期を延長させることで不整脈を抑制する。
1.90±0.96時間 (標準製剤錠剤 100mg単回経口投与)	11.96±2.18時間 (標準製剤錠剤 100mg単回経口投与)	強力なナトリウムチャネル遮断作用と弱いカリウムチャネル遮断作用を併せもつVaughan Williams分類のⅠc群に分類される抗不整脈薬である。
2.7±0.9時間 (標準製剤錠剤 80mg単回経口投与)	9.4±1.6時間 (標準製剤錠剤 80mg単回経口投与)	生命に危険のある心室頻拍, 心室細動がある再発性不整脈で他の抗不整脈薬が無効か, または使用できない場合に適応。Ⅱ群がもつ強力な非選択性β遮断薬としての作用と, Ⅲ群として心筋の活動電位を形成するカリウム電流を選択的に抑制する作用を併せもつ。排泄が腎機能依存のためクレアチニン値により投与量を調節する。

最高血中濃度 到達時間[1]	半減期[1]	臨床的意義
約5時間 (テオフィリンとして 400mg単回経口投与)	7.0〜7.4時間 (テオフィリンとして 400mg単回経口投与)	代表的なキサンチン系気管支拡張薬。主要な代謝経路は肝であり, 中毒により振戦, 頻脈をきたすため, 肝機能に注意して投与する。

薬物名(主な商品名)	主な測定法	有効治療濃度[1]	初回測定タイミング[1]	
バンコマイシン (バンコマイシン塩酸塩)	LA法	初回目標トラフ値: 　10〜15μg/mL トラフ値20μg/mL以上は 　腎障害に注意	1日2回投与の 場合,4〜5回目 投与直前 (3日目)	
テイコプラニン (タゴシッド)	LA法	トラフ値:15〜30μg/mL	投与開始4日目	
アミカシン (アミカシン硫酸塩)	KIMS法	ピーク値: 　重症 50〜60μg/mL 　軽・中症 41〜49μg/mL トラフ値:<4μg/mL	2回目投与時 (ただし1回目投与から 少なくとも16時間経過 していること)	
ゲンタマイシン (ゲンタシン)	EMIT法	ピーク値: 　重症 15〜20μg/mL 　軽・中症 8〜10μg/mL トラフ値:<1μg/mL	2回目投与時 (ただし1回目投与から 少なくとも16時間経過 していること)	
トブラマイシン (トブラシン)	HEIA法	ピーク値: 　重症 15〜20μg/mL 　軽・中症 8〜10μg/mL トラフ値:<1μg/mL	2回目投与時 (ただし1回目投与から 少なくとも16時間経過 していること)	
アルベカシン (ハベカシン)	LA法	ピーク値:15〜20μg/mL トラフ値:<1〜2μg/mL	2回目投与時 (ただし1回目投与から 少なくとも18〜20時 間経過していること)	
ボリコナゾール (ブイフェンド)	LC–MS/MS法	トラフ値: 　≧1〜2μg/mL 　≧4〜5μg/mLは肝障害に 　注意	5〜7日目	

※参考文献:1) 日本化学療法学会/日本TDM学会 抗菌薬TDMガイドライン作成委員会・編:抗菌薬TDM
　ガイドライン 改訂版. 日本化学療法学会, 2016
　　2) 医薬品インタビューフォーム

最高血中濃度 到達時間[2]	半減期[2]	臨床的意義
約1時間 （60分点滴静注）	4.29時間 (mean) （0.5g投与， 60分点滴静注）	MRSAに有効なグリコペプチド系抗菌薬。グラム陰性菌にはほとんど抗菌力を示さない。腎機能低下により排泄が遅延。TDMの対象は注射製剤のみ。なお経口投与剤は腸管からほとんど吸収されないため，もっぱら偽膜性腸炎の加療に用いられる。
該当資料なし	46.1〜55.9時間 （テイコプラニン2, 4, 8mg/kgを30分点滴 静注）	MRSAに有効なグリコペプチド系抗菌薬。他の抗MRSA薬に比べて蛋白結合率が高いため，初回投与量を増やす必要がある。腎機能低下により排泄が延長するため，クレアチニン・クリアランス値（Ccr）やeGFR値などにより使用量を減ずる。重症例や複雑性感染症ではトラフ値20μg/mL以上を目標とするが，30μg/mL以上での維持は推奨されない。
0.5±0.1時間 （標準製剤100mg 単回筋注）	1.7±0.2時間 （標準製剤100mg 単回筋注）	ゲンタマイシン耐性緑膿菌などグラム陰性桿菌に効果があり，抗菌スペクトルや抗菌力はカナマイシンと類似する。排泄が腎機能依存のため，Ccrなどを考慮し，投与量を調節する。濃度依存性の抗菌薬であるため，少量頻回投与ではなく，十分量を時間を空けて投与する必要がある。
0.73±0.28時間 （標準製剤10mg 単回筋注）	2.51±0.31時間 （標準製剤10mg 単回筋注）	代表的なアミノグリコシド系抗菌薬。薬効は濃度依存性のため，少量頻回投与ではなく，十分量を時間を空けて投与する必要がある。腎機能低下患者では，排泄が遅延し高濃度が長時間持続するため，第Ⅷ脳神経障害や腎障害を起こすことがある。副作用を避けるには，トラフ値が高くなりすぎないよう注意が必要である。
0.5〜1時間 （筋注）	1.50時間 (mean) （60mg筋注）	もっぱら重症の緑膿菌感染で使用されるアミノグリコシド系抗菌薬。細菌の蛋白合成を阻害することで効果を発揮する。濃度依存性であるため，少量頻回投与ではなく，十分量を時間を空けて投与する必要がある。第4世代セフェム系やカルバペネム系抗菌薬と併用されることが多い。
0.5±0.1時間 （標準製剤75mg 単回筋注）	2.1±0.3時間 （標準製剤75mg 単回筋注）	MRSAによる敗血症，肺炎に適応があるアミノグリコシド系抗菌薬。グラム陰性桿菌の一部にも有効な場合がある。腎不全や第Ⅷ脳神経障害を予防するためトラフ値を低く保つ必要がある。バンコマイシンやテイコプラニンなど他の抗MRSA薬と比較し，比較的早期に定常状態に達するため，早い時期にTDMが可能である。
1.43±0.84時間 （標準製剤錠剤 200mg単回経口 投与）	3.94±1.60時間 （標準製剤錠剤 200mg単回経口 投与）	真菌細胞膜の合成を阻害する深在性真菌感染症の治療薬。侵襲性肺アスペルギルス症など重症時にTDMが推奨される。排泄における腎依存性は少ないため原則として腎機能低下時の投与量の調節は不要とされるが，肝機能低下時には用量調節と管理が必要である。副作用に肝障害の頻度が比較的高く，視覚障害も報告されている。

IX

薬物検査

6

抗菌薬・抗真菌薬

IX 薬物検査　　　7 抗悪性腫瘍薬

薬物名(主な商品名)	主な測定法	有効治療濃度	
メトトレキサート （メソトレキセート）	LC/MS法	該当資料なし	
イマチニブ （グリベック）	LC-MS/MS法	該当資料なし	

※参考文献：1) 医薬品インタビューフォーム

IX 薬物検査　　　8 免疫抑制薬

薬物名(主な商品名)	主な測定法	有効治療濃度 [1]	
シクロスポリン （サンディミュン, ネオーラル）	ECLIA法	該当資料なし	
タクロリムス （グラセプター, プログラフ）	ECLIA法	5～20ng/mL (移植領域)	
エベロリムス （サーティカン）	LC/MS法	3～8ng/mL (免疫抑制薬としてシクロスポリンと併用した場合のトラフ値)	

※参考文献：1) 医薬品インタビューフォーム

最高血中濃度 到達時間 [1]	半減期 [1]	臨床的意義
1.1±0.4時間 (標準製剤カプセル剤 2mg単回経口投与)	2.5±0.3時間 (標準製剤カプセル剤 2mg単回経口投与)	葉酸代謝拮抗作用により白血病や悪性リンパ腫,乳癌,肉腫の治療に用いられる抗悪性腫瘍薬。メトトレキサート・ロイコボリン救援療法時には投与から24,48,72時間後に血中濃度を測定する。
3.10±1.04時間 (錠剤400mg 単回経口投与)	15.9±3.1時間 (錠剤400mg 単回経口投与)	Ph_1染色体の遺伝子産物であるBcr-Ablをターゲットとした分子標的治療薬。適応判定にはbcr/ablキメラ遺伝子の有無を測定する。

最高血中濃度 到達時間 [1]	半減期 [1]	臨床的意義
1.20±0.42時間 (標準製剤カプセル剤 10mg単回経口投与)	2.49±0.95時間 (標準製剤カプセル剤 10mg単回経口投与)	臓器移植時や自己免疫疾患の治療に用いられる薬剤で,拒絶反応を抑制する。投与による副作用を軽減するため,血中濃度測定が必要。投与量は通常,体重により決定される。
1.54±0.57時間 (標準製剤カプセル剤 1mg単回経口投与)	24.52±9.56時間 (標準製剤カプセル剤 1mg単回経口投与)	つくば市の土壌に存在する放線菌より分離された。もともとはマクロライド系抗菌薬であるが,強力な免疫抑制作用をもつ。薬物代謝酵素CYP3Aにより代謝される。
0.5～1.0時間 (錠剤1mgまたは2mg 単回経口投与)	38.5±5.8時間 (錠剤2mg 単回経口投与)	免疫抑制薬(サーティカン)および腎細胞癌治療薬(アフィニトール)として二つの顔をもつ。免疫抑制薬として使用する場合はシクロスポリンおよびステロイドと併用される。肝機能障害患者には,約半量に減量し調節する。

■ 検査に用いられる主な単位

L	liter（＝1,000mL）	mmol	millimole（＝0.001mol）
dL	deciliter（＝100mL）	μmol	micromole（＝0.001mmol）
mL	milliliter	nmol	nanomole（＝0.001μmol）
mm^3	cubicmillimeter	pmol	picomole（＝0.001nmol）
μ^3	cubicmicron	fmol	femtomole（＝0.001pmol）
g	gram	mEq	milli Equivalent
mg	milligram（＝0.001g）	Meq.	mega Equivalent
μg	microgram（＝0.001mg）	FE	Fibrinogen Equivalent
ng	nanogram（＝0.001μg）	BCE	Bone Collagen Equivalent
pg	picogram（＝0.001ng）	LGE	Log Genome Equivalent
U	Unit	mOsm	milli Osmole
UA	Allergen Unit	sec	second
mU	milli Unit (0.001U)	min	minute
μU	micro Unit (0.001mU)	h	hour
IU	International Unit	%	percent
ISU	Internal Standard Unit	‰	permill
AU	Arbitrary Unit	SI	Stimulation Index
BU	Bethesda Unit	cpm	count per minute
CU	Casein Unit	RBC	Red Blood Cell
RLU	Relative Light Unit	cfu	colony forming unit

主な検査方法と概説

BLEIA
生物発光酵素免疫測定法
Bioluminescent Enzyme Immunoassay

ホタルなどがもつ生物発光体のルシフェリンは、その生物特有のルシフェラーゼとのみ反応し、発光する。BLEIA法は、このルシフェリン−ルシフェラーゼ反応を利用した酵素免疫測定法（EIA）の1つである。抗原や抗体を結合させた磁性粒子と検体中の抗原（抗体）を反応させ、さらにルシフェラーゼ標識抗体を加えて、B/F分離後、基質のルシフェリンを加えると発光する。この発光強度により標準線から濃度を測定する。

CF
補体結合反応
Complement Fixation Test

抗原抗体結合物がある一定の条件のもとに補体を活性化し、免疫グロブリンのFc部分に補体を結合する現象を応用した検査法。主にウイルス抗体の検出に用いられる最も基本的な検査法である。CF活性をもつのはIgGとIgMのみであるが、一般に感染後期間のみ検出される場合が多い。ペア血清で力価を比較するのが望ましい。

CLEIA
化学発光酵素免疫測定法
Chemiluminescent Enzyme Immunoassay

被検物質に対する抗体を担体に固相したものに検体および酵素標識抗体を反応させ、これに化学発光基質を加える。この基質は酵素により分解され酵素量にほぼ比例して発光し、その発光量をルミノメーターで測定し定量する検査法である。比較的新しい検査法で感度が高い。

CLIA
化学発光免疫測定法
Chemiluminescent Immunoassay

被検検体にアクリジニウム・エステルを標識した抗体と、固相化抗体を反応させ、サンドイッチ状の複合物を形成させることにより測定する検査法。磁気分離固相法により結合／遊離部分（B/F）を分離した後、専用アナライザーでアクリジニウム・エステル発光量を測定することにより定量する。

dRVVT
希釈ラッセル蛇毒試験法
Diluted Russell's Viper Venom Time

ラッセル蛇毒は、外因性の第Ⅶ因子や接触因子、内因性の抗血性因子の関与を受けずに、直接血漿中の第Ⅹ因子を活性化して凝固反応を開始させ、リン脂質やカルシウム、活性化第Ⅴ因子の共存下でトロンビンを生成させる凝固促進物質である。抗リン脂質抗体の一種であるループスアンチコアグラント（LA）の存在下では、上記反応系からリン脂質が消費され、その結果として凝固時間が延長する。ここであらかじめ過剰なリン脂質を添加してLAの影響を阻害したうえで同様の反応を行い、凝固時間の延長が補正されれば、間接的に血液中のLAの存在を証明することが可能になる。

ECLIA
電気化学発光免疫測定法
Electro Chemiluminescence Immunoassay

電気分解により生成されるエネルギーによりルテニウムピリジン錯体を励起して化学発光させる検査法である。被検検体に、測定目的物質（抗原物質；[A]）に対する抗体を結合したビーズを反応させると、抗原抗体複合物が生成される。次にこのビーズを洗浄し、ビーズに結合した[A]にルテニウム標識抗体を反応させるとサンドイッチ状の複合物が形成される。ビーズをさらに洗浄し、電極上で電気エネルギーを付加するとビーズに結合したルテニウム標識抗体量に応じてルテニウム錯体が発光する。この発光量は[A]の濃度に相関するので、検量線により濃度を測定する。

EIA
酵素免疫測定法
Enzyme Immunoassay

抗原または抗体に被検検体を反応させた抗原抗体複合物に酵素標識抗体を加え反応させた後，その酵素に対する基質を添加し発色させ，その吸光度により比色定量するものである。競合法と非競合法に大別され，広く各種ホルモン，ウイルス抗原・抗体，薬物濃度などの測定に用いられる。標識酵素にはペルオキシダーゼやアルカリフォスファターゼなどが用いられている。RIAに代わって微量物質の定量に用いられる。

ELISPOT
Enzyme-Linked ImmunoSpot

サイトカインを高感度に検出する検査法の1つ。結核菌感染既往指標に利用されるT-SPOT.TB検査に用いられており，検体に抗原を添加・刺激してIFN-γを産生する細胞のスポット数をカウントし，陽性・陰性を判定する。単一細胞レベルで分泌されたサイトカインを通常のEIA法の数十倍以上の高感度で測定可能であり，100,000個の細胞中1個という低レベルでも検出可能とされる。

EMIT
競合的酵素免疫測定法
Enzyme-Multiplied Immunoassay Technique

EMITは，主に薬物検査に用いられる検査法である。検体中の薬物とグルコース-6-リン酸脱水素酵素（G-6-PD）で標識された検査目的薬物の抗体に対する競合反応を利用した定量方法で，抗体に未結合のG-6-PDが，さらにニコチンアミドアデニンジヌクレオチド（NAD）をNADHに還元することによって生じる吸光度変化を測定し，薬物濃度を求めるEIA法の一種である。

FAT
蛍光抗体法
Fluorescent Antibody Test

抗原または抗体を可視化する場合，FITC（フルオレセインイソチオシアネート）などの蛍光色素を標識し抗原と抗体を反応させ，蛍光顕微鏡下で観察が行われる。反応が生じた場合は特異的な染色パターンの蛍光所見が見られ，これにより判定する。抗体（抗原）に蛍光色素を直接結合させる直接法と，抗原抗体反応させた後さらに抗血清に蛍光色素を反応させる間接法がある。

FEIA
蛍光・酵素免疫測定法
Fluorescence-Enzyme Immunoassay

EIA法の1つである。主にアレルゲン特異的IgE抗体を測定するのに用いられる。酵素を標識として用い，測定対象のアレルゲン（抗原）を被検検体に入れ，抗原抗体反応により酵素が基質に反応する。その際に発する蛍光の強度により検量線から濃度を測定する。

FISH
蛍光 *in situ* ハイブリダイゼーション法
Fluorescence *In situ* Hybridization

In situ ハイブリダイゼーション（ISH）法は核酸を抽出せずに，染色体・細胞・組織などの形態を保持したままで相補的プローブを用いて核酸ハイブリダイゼーションを行い，標的遺伝子の有無などを判定する検査法である。FISH法はハイブリダイゼーションが起こったことを蛍光（fluorescence）色素を用いた非放射性標識プローブで検査する方法である。

GC
ガスクロマトグラフィー
Gas Chromatography

固定相として多孔性微粒子担体を使用した充填剤（カラム）を用い，測定試料を流すと，移動相（キャリアーガス）にのって流動する間に溶解性の差によって分離され，その溶出時間を既知の物質と照合することで同定される。充填剤は測定試料の構造により無極性型，極性型があり，検出器には電子捕獲検出器（ECD），水素炎イオン化検出器（FID），熱伝導度検出器（TCD）などが用いられている。

GC-MS
ガスクロマトグラフィ マススペクトロメトリー
Gas Chromatography-Mas Spectrometry

GC-MSは，マススペクトロメトリー（MS：質量分析）にガスクロマトグラフィーを組み合わせたものである。マススペクトロメトリーは，測定試料を気化しイオン化した後，高電圧で加速し，これを磁場に導き，ここで得られたイオン化した物質のエネルギー分布や電荷分布の違いによる特異なスペクトルを解析することにより，化合物の同定，定量，構造解析が行われる。

HEIA
ホモジニアス酵素免疫測定法
Homogeneous Enzyme Immunoassay

検体中の測定目的物質（抗原物質；[A]）は，試薬中の酵素（グルコース-6-リン酸脱水素酵素：G-6-PD）で標識された [A] と同一の抗原物質と反応させると競合する。そして，抗体と結合できなかったG-6-PDで標識された [A] は，G-6-PDの酵素活性によって補酵素であるNADを還元し，NADHに変換する。この酵素活性は抗体と結合すると失活するため，検体中の [A] の量に比例してNADH量が増加する。このNADHの吸光度変化量を測定し，検量線から濃度を測定する。

HI
赤血球凝集抑制試験
Hemagglutination Inhibition Test

多くのウイルスは動物の赤血球を凝集する性質をもっているが，ウイルス抗原が対応する抗体と結合し抗原抗体反応を起こすと赤血球凝集能が抑制される。この性質を利用して，希釈した被検検体にウイルス抗原を加えて反応させ，これに赤血球を加え，どの希釈倍率まで凝集が抑制されたかをみることにより，抗体価を判定する。

HPLC
高速液体クロマトグラフィー
High Performance Liquid Chromatography

微細な球体のシリカやイオン交換樹脂，疎水性のアルキル基，親水基をもったシリカゲルなどを充填したカラムに高圧で試料を送液し，これを光学的方法や電気的な検出方法により高速で分離検出する分析手法。得られたクロマトグラムからピーク高やピーク面積により定量する。

ICP-MS
誘導結合プラズマ質量分析法
Inductively Coupled Plasma-Mass Spectrometry

さまざまな物質を元素レベルで測定する検査法である。ICPは，試料を気化させて高電圧をかけることで物質をプラズマ化し，さらに高周波の変動磁場を用いて高温プラズマ化させる。ICP-MSは，この高温プラズマ化した原子を質量分析計（MS）で検出し，元素の同定・定量を行う。

IR

赤外吸収スペクトロメトリー

Infrared Absorption Spectrometry

分子は各々固有の振動をしているため，測定試料に照射する赤外線の波長を連続的に変化させていくと，試料の分子の固有振動周波数と同じ周波数の赤外線が吸収されて，その分子構造に応じた固有の振動スペクトルを得ることができる。その物質の赤外吸収波数を測定することによって，試料の定性・定量分析を行う方法である。

IRMA

免疫放射定量法

Immunoradiometric Assay

RIA法（ラジオイムノアッセイ）の1つで，非競合的な結合原理であるものをいい，一般のRIA法より特異性が高いといわれる。測定目的物質（抗原）に放射性同位元素（RI）で標識した抗体を加え，抗原と標識抗体が結合した抗原抗体複合物の放射活性による検量線から濃度を測定する。最近では2抗体法以外の方法をIRMAと呼ぶこともある。

KIMS

Kinetic Interaction of Microparticles in a Solution

検体中の測定目的物質（抗原）と試薬中の測定目的物質に対する抗体を反応させると，検体中に測定目的物質が存在する場合は両者が反応して試薬中の抗体量が減少する。しかし，検体中に測定目的物質が存在しない場合は，試薬中の抗体量は変化しない。これらの反応液に測定目的物質が結合した微粒子（microparticles）が入った溶液を添加し反応させると，反応液中に残存する抗体量に比例して微粒子が凝集する。この凝集を吸光度として測定し，標準物質により作成した検量線により濃度を測定する方法である。

LA

ラテックス凝集比濁法

Latex Agglutination-Turbidimetric Immunoassay

測定目的物質（抗原）に対する抗体をラテックス粒子に結合させ，これに被検検体を反応させると，抗原が存在すれば抗原抗体反応によりラテックス粒子が凝集する。この性質を利用し，凝集に伴う反応液の濁度変化に基づいて目的物質を測定する方法である。

LAMP

Loop-Mediated Isothermal Amplification

PCR法に代表される遺伝子増幅法の1つ。ターゲットとするDNAの6つの領域に対して4種類のプライマーを設定し，鎖置換反応を利用して，サンプルとなる遺伝子，プライマー，鎖置換型DNA合成酵素，基質などを一定温度（約65℃）で反応させ増幅する。DNAを15分～1時間で10^9～10^{10}に増幅でき，また逆転写酵素（reverse transcriptase：RT）を用いることでRNAをDNAに変換し増幅することも可能である。

LC-MS/MS

液体クロマトグラフィータンデムMS法

Liquid Chromatography-Tandem Mass Spectrometry

LC-MS/MSは高速液体クロマトグラフィー（HPLC）と質量分析計（MS）を2段結合させた装置である。試料をHPLCにより分離し，1段階目のMSでイオン化させ質量ごとに分離する（プリカーサーイオン）。これを不活性ガスと衝突させ，1段階目のMSで選択したイオンから生じた2次的イオン（プロダクトイオン）を2段階目のMSで計測する分析法である。2回の質量分離を行うため高い分離能と感度が得られ，試料中に存在する夾雑物質の影響を受けにくく，正確で信頼性の高い分析結果が得られる。

LPIA

ラテックス近赤外比濁法

Latex Photometric Immunoassay

測定目的物質（抗原）に対する抗体をラテックス粒子に結合させ，これに被検検体を反応させると抗原抗体反応により凝集が起こり，濁度が変化する。これに赤外線を照射させ，その透過度により定量する方法である。

MAT

磁性化粒子凝集法

Magnetic Agglutination Test

主にHBs抗原を検出する検査法。ウェル（反応をみるプラスチックの小穴）に結合しんHBs抗体とHBs抗体感作粒子は，検体中にHBs抗原があると抗原抗体反応を起こし，ウェル表面に粒子が結合，自然沈降または磁気沈降により凝集像を生じさせる。この凝集の有無で陽性・陰性を判定する。

Methylation-Specific PCR（MSP）

MSP法はbisulfite処理されたDNAを，メチル化および非メチル化を想定したアレル特異的なプライマーによりPCRを用いて増幅させ，その産物によりDNAのメチル化の有無を解析する。

従来，メチル化の検出にはSouthern-blot法が使われていたが手技が複雑で，大量のDNAが必要という欠点があった。DNAのメチル化（シトシン5位のメチル化）による異常は，遺伝子変異や欠失と同様に癌抑制遺伝子の不活化による癌発症の原因となることがあり，MSP法はこの解析を飛躍的に進歩させた。

MGIT

Mycobacteria Growth Indicator Tube

一般に抗酸菌の分離・培養には固形培地（小川培地）が用いられているが，MGIT（ミジット）法は液体培地による培養法である。培養液にはミジットサプリメントとミジットPANTAなどが添加されており，他細菌の生育はミジット PANTAにより抑制される。菌が発育するとオレンジ色の蛍光を発するため，これを検出することでごく微量の抗酸菌発育を自動で捉えることができる。

MLPA

Multiplex Ligation-Dependent Probe Amplification Method

一般的なPCR法では，ターゲットとなる特定のDNA配列領域を増幅するが，MLPA法はハイブリダイズさせるプローブそのものを増幅する技術で，2002年にオランダで発表された。このPCRによる多重連鎖反応により，1回の反応で数十カ所ものDNA領域のコピー数の検出が可能になった。

MLPA法の登場により，従来のサンガーシークエンス法では認識できない特定の遺伝子疾患に関連するターゲット領域のゲノム上のコピー数異常を，エクソン単位で検出することが可能で，さらにメチル化の定量にも応用することができる。

MPHA

混合受身赤血球凝集試験

Mixed Passive Hemagglutination Test

プレートのような担体に測定対象となる抗体に対する抗原を固相する。それに被検検体を加え一定時間反応させ，プレートを洗浄し指示血球を滴下し，数時間後に受身赤血球凝集反応と同様の基準で判定を行う。

NT
中和試験
Neutralization Test

ウイルス抗体価の測定によく用いられる。被検検体を段階希釈しウイルスを添加，混合し検体中の抗体と抗原抗体反応を起こさせ，そのウイルスに感受性のある細胞に接種して一定期間培養を行う。中和抗体が存在するとウイルスが中和され細胞変性効果（CPE）が起こらず，その最大希釈倍率を抗体価とする。最も特異性の高い抗体価測定法である。

PA
粒子凝集試験
Particle Agglutination Test

ゼラチン粒子などの担体に，検出を目的とする抗体に対する抗原を結合させ，これと被検検体を反応させる。抗体が存在する場合にはゼラチン粒子が凝集するため，これにより陽性と判定する。

PCR
ポリメラーゼ連鎖反応
Polymerase Chain Reaction

DNA断片を増幅する方法である。目的とする領域のDNAを増幅するため，まず加熱・変性させ一本鎖DNAにし，各一本鎖に対応する合計2種のプライマーを混合して適当な温度条件でアニールさせる。すると各々のプライマーは変性した一本鎖DNAと相補性のある塩基で対を形成する。さらにDNAポリメラーゼ反応により鎖が伸長し，目的とするDNA部分の鎖が1回だけ増幅される。このプロセスを繰り返すことによりDNA断片のコピーをほぼ無限大に得ることができる。RNA断片を増幅する場合は，逆転写酵素（reverse transcriptase；RT）によりDNAに転換して増幅するRT-PCR法が用いられる。さらにPCRにより増幅した後，シークエンサーにより遺伝子配列を決定するPCR/シークエンス法や，ブロッティグを用い微量なタンパク質を検出するPCR/ドットブロット法など，PCR法を併用したさまざまな検査法が用いられている。

PCR-rSSO
Polymerase Chain Reaction-Reverse Sequence Specific Oligonucleotide Method

PCR-SSO法は主にヒト白血球抗原（HLA）型の同定に用いられる手法で，被検検体からDNAを抽出しPCRで増幅後，担体に固相化した各アレルに特異的な配列に相補的なオリゴヌクレオチドプローブとハイブリダイズさせ，プローブと反応し二本鎖を形成した被検DNAのシグナルを測定することによりアレルを決定する。PCR-rSSO法はPCR-SSO法の改良法で，被検DNAを固相化する方法とは逆にプローブを固相化しているため，逆という意味の"reverse"の"r"を付け加えPCR-rSSO法と呼ばれている。

PHA
受身赤血球凝集試験
Passive Hemagglutination Test

動物の赤血球に，検出を目的とする抗体に対する抗原を結合させ，これに被検検体を反応させる。凝集が起これば抗体が存在する（陽性）と判定し，反応が起こった最終の希釈倍率をもって抗体価とする。

PNA-LNA PCR Clamp
Peptide Nucleic Acid-Locked Nucleic Acid Polymerase Chain Reaction Clamp Method

EGFR変異解析に用いられている塩基配列の欠失や点突然変異の高感度検出法。検体中に野生型と変異型が共存している場合，PCR増幅時に野生型alleleはclamp primerにより増幅が阻害されるが，変異型alleleには阻害が起こらないため，変異型が優先して増幅される。その結果生じたmutantおよびtotal probeのシグナル量により変異の有無を判定する。

RFLP

制限酵素断片長多型

Restriction Fragment Length Polymorphism

遺伝子多型が存在するDNA配列を,制限酵素断片の長さや数によって解析する方法全般を指す。必要量のDNAを採取して直接解析する場合や,PCRにより増幅したDNA断片を試料とする場合がある。

RIA

ラジオイムノアッセイ法

Radioimmunoassay

測定を目的とする抗原を含む被検検体に,特異的な抗体を加え,さらにラジオアイソトープ（主に ^{125} I）で標識した特異抗体を加え,抗原抗体複合物を形成させる。次いで結合物（bound）と未反応物（free）を分離（B/F分離）し,放射活性を測定してB/Fの比率を求めて検量線から濃度を測定する。一般に2抗体法のような競合反応を用いた方法以外を,別にIRMAと呼んでいる。

RPHA

逆受身赤血球凝集試験

Reversed Passive Hemagglutination Test

検出しようとする抗原に対する抗体をある特定の動物の赤血球に吸着させた後,被検検体と反応させ,抗原が陽性の場合に凝集を起こす性質を利用した検査法である。

RPLA

逆受身ラテックス凝集試験

Reversed Passive Latex Agglutination Test

RPHA法と基本的な検出原理は同じだが,抗体の固相化担体として動物赤血球に代えてラテックス粒子を用いるものである。

SRID

免疫拡散法

Single Radial Immunodiffusion

ある特定の抗原量や抗体価を測定する場合に,それに対応する抗体または抗原が入ったゲルを用いた免疫拡散板に検体をスポットし,ゲル内沈降反応により生じた沈降線の直径により被検物質の濃度を定量する方法。本法を応用した二重免疫拡散法では沈降線の交差により類似性がないことを判定する。

TIA

免疫比濁法

Turbidimetric Immunoassay

被検検体中の測定目的物質（抗原）に対応する抗体を加えると,抗原抗体反応により,抗原抗体複合物が生成される。この複合物の濁度は被検物質の抗原量と相関するため,この濁度を測定し既知濃度の標準物質から作成された検量線と比較することで濃度を測定できる。

TMA

転写介在増幅法

Transcription-Mediated Amplification

核酸ハイブリダイゼーションを行う前に,測定対象DNAの検出感度を向上させるために行う増幅法の1つで,転写介在増幅法とも呼ばれる。対象とするDNAの特異的塩基配列をRNAとして増幅する核酸増幅法に加え,増幅したRNA鎖に相補的な化学発光物質標識DNAプローブによるハイブリダイゼーション法を組み合わせた,高感度なDNA定量測定法とされる。

UV

紫外部吸光光度分析法

Ultraviolet Spectrophotometry

通常,比色法は可視部波長を用いて吸光度により測定する。しかし,補酵素のNADHやNADPHが波長340nm付近の紫外部に最大吸収をもつため,これらの補酵素が反応系に関与する場合はUV法を用いて定量する。

イムノクロマトグラフィー法

Immunochromatography

インフルエンザ抗原などで使われている検査法。臨床現場で目視にて確認できるため，迅速検査や簡易検査によく用いられる方法である。液体をニトロセルロースなどの膜に滴下すると毛細管現象により膜上を移動する性質を利用した免疫学的測定法である。液状検体中の標的物質が膜を移動する過程でまず色素標識抗体に結合させ，さらに膜に固相化した抗体で抗原抗体複合体を捕捉する。こうして形成されたサンドイッチ複合体（色素標識抗体－抗原－固相化抗体）は抗体固相化地点で呈色させて判定が行われる。

ウェスタンブロット法

Western Blot Method

電気泳動により分離展開したゲル内の蛋白質を，染色や洗浄の容易なニトロセルロース膜に転写（blotting）し，特異抗体を用いて目的の蛋白バンドを検出する方法。酵素抗体法による染色が用いられるものは特にイムノブロットと呼ばれる。

菌体凝集反応

Bacteria Agglutination Reaction

細菌の培養液そのものと，検体を混和・反応させ，検体中の抗体の存在により菌体自体が凝集する性質を利用して抗体価を測定する検査法。抗原となる菌体由来物質が純化・精製されていないため，偽陽性となることがある。

原子吸光法

Atomic Absorption Method

測定元素試料を化学炎（フレーム法）中や加熱グラファイト管（フレームレス法）中などで元素の基底状態原子化を行い，その元素固有の共鳴線を照射すると吸収が起こる。この吸収は原子蒸気中の原子数に応じて起こるため，これを利用して試料の濃度を測定する。

合成基質法

Synthesized Substrate Assay

人工的に合成された基質に被検検体を反応させ，そのまま，あるいはジアゾ化させて一定の吸光度で生成物を比色定量する分析法。

酵素法

Enzymatic Assay

基本的には比色法やUV法と同じであるが，検体中の測定対象物質をそれに反応する特定の酵素を用いて，特異的に定量する測定方法である。

サザンブロット法

Southern Blot Method

特定のDNAの同定に用いられる電気泳動法。制限酵素処理したゲノムDNAをゲル電気泳動により分離後，ニトロセルロースのような薄膜に泳動像を転写し，アイソトープラベルした特異的プローブを用いて目的とするDNA断片を検出する方法。開発者Edwin M. Southernの名前にちなんでこの名で呼ばれる。

次世代シークエンス（NGS）法

Next Generation Sequencing Method

従来のサンガーシークエンス法では，DNA断片をテンプレートとし，1塩基ずつ再合成する際の蛍光強度を検出することで塩基配列を決定する。サンガー法では原則として一度に1つのDNAフラグメントを検出することしかできないのに対し，次世代シークエンス（NGS）法では数千から数百万ものDNA分子を同時に配列決定することが可能である。このNGSによる高速シークエンス技術は今回のCOVID−19およびその変異株の遺伝子配列の解析にも大いに貢献した。

ダイレクトシークエンス法
Direct Sequencing Method

PCR産物などで，DNA分子をクローニングすることなく，直接鋳型としてシークエンサーにより塩基配列決定を行う方法。特定の領域を読み取ることに優れており，クローニングプロセスを省くことによって，短時間で配列結果を得ることができる。しかし，PCRプライマー配列が正常に機能・増幅されれば変異が検出できるが，もしプライマー配列部分などに異常があれば異常アレルも増幅されず，変異などが見逃される欠点もある。

電気泳動法
Electrophoresis

溶液中のすべての蛋白質は固有の電荷を帯びており，アルカリ溶液中において程度の差はあれマイナスに荷電している。ここに電流を通すと，その物質固有の易動度で陽極側に動く。この性質を利用して目的物質の分離・同定が行われる。易動度はその物質の荷電量や形状，分子量で異なる。泳動を行う際に用いる支持体にはセルロース・アセテート膜やアガロース（寒天）ゲル，比較的分離能がよいとされるポリアクリルアミドゲル（PAGE）などが用いられる。

電極法
Electrode Method

主に電解質などの測定に利用される検査法。イオン選択電極を用いて電気化学的に測定するもので，選択されるイオンの量に対数比例する強度の電位が発生し，この電位を測定することによりイオン濃度を測定する。

ネフェロメトリー法
Nepherometry

検出を目的とする抗原に対応する抗体を被検検体に添加し，抗原抗体反応を行わせ，それによって生ずる抗原抗体複合物に光を照射し，その散乱強度により検量線を作成して濃度を測定する方法。

ハイブリッドキャプチャー法
Hybrid Capture Method

ハイブリッドキャプチャー（HC）法は，RNAプローブを用いて検体中のDNAと相補的にハイブリダイゼーションを行い，生成したDNA/RNAハイブリッドを特異抗体を用いたイムノアッセイにより検出する方法である。増幅操作を行わずに目的とする遺伝子を高感度に検出できる利点をもつ。

バイオアッセイ法
Bioassay

生物学的検定法ともいう。生物そのもの，または組織・細胞などを用いて生物学的応答より生物作用量を主に評価する方法である。In vivoに近い検査であり，小ルモン，ビタミン，薬物などの測定に用いられてきたが，近年の臨床検査の分野においては利用されることが稀になってきている。

比色法
Colorimetric Method

測定物質，または反応生成物を発色物質に変化させて，その発色の度合を最適な波長の可視光線を用いて吸光度を測定することで定量する方法。標準物質により作成した検量線を用いて濃度を測定する。UV法と原理は似ているが，紫外部波長を用いて測定されることで区別される。

比濁法
Turbidimetric Method

混濁反応を呈する物質の測定に用いられる。被検検体と試薬を反応させた溶液に光を照射し，その透過度により濁度を測定し定量するもの。入射光と透過光の光度の比が溶液中の濃度に比例する性質を用いた定量法である。

比濁時間分析法
Turbidimetric Time Assay

エンドトキシン測定法の1つ。エンドトキシンが存在すると，カブトガニ血液抽出物中の凝固成分であるファクターC，ファクターB，凝固酵素（clotting enzyme）前駆体，およびコアグローゲン（coagulogen）が段階的に活性化され，最終的に生成されたコアグリン（coagulin）がゲル化する性質を利用した測定法である。このゲル化反応は濁りを伴うため，ゲル化の過程の透過光量の変化を捉え，設定された濁度に達する時間を測定することで，エンドトキシンを定量する。

氷点降下法
Freezing Point Reduction

液体の氷点降下がモル濃度に比例する性質を利用したもので，溶液を静かにゆっくりと冷却していくと，凝固点を過ぎても溶液が凝固しない過冷却の状態になる。この状態で振動を急激に与えると，溶液は瞬間的に氷結する。この時，1 gの水は80 calの潜熱を発し，氷と水の共存する平衡状態を維持する。この平衡に達している温度を精密に測定し零度との温度差により浸透圧を算出する。

フローサイトメトリー法
Flowcytometry

細胞やその他の粒子が入った懸濁液を秒速10～20 mの高速で流動させ，そこに光を照射して蛍光や反射光散乱光などを光電管で捕え，物質の量や大きさの分布などを測定する方法である。細胞表面マーカーの解析に広く用いられている。

ベセスダ法
Bethesda Method

凝固第Ⅷ因子，第Ⅸ因子の阻止因子（インヒビター）を測定する検査法である。凝固第Ⅷ因子測定の場合は，正常血漿と被検血漿を等量混合したものと，正常血漿と緩衝液を混合したものを37℃で2時間恒温槽に置いた後，各々の残存第Ⅷ因子を測定し，その比によりベセスダ算定図から阻止因子の値を読む。第Ⅸ因子の場合は加温を行わない。

免疫固定電気泳動法
Immunofixation Electrophoresis；IFE

主に単クローン性蛋白（M蛋白）を検出する検査法である。アガロースを支持体として電気泳動を行い，蛋白が泳動されている位置に抗血清を直接塗布すると抗原抗体反応が起こる。その後，未反応蛋白を除去し免疫沈降物を染色すると蛋白分画位置に出現したM蛋白と推測される染色帯が，抗IgG，抗IgA，抗IgM，抗κ鎖，抗λ鎖血清により反応するか否かを観察し，M蛋白の同定を行う。

免疫電気泳動法
Immunoelectrophoresis；IEP

ゲル内沈降反応の1つである。アガロースゲル平板などの試料孔に抗原試料を入れて電気泳動を行い，分離したところで泳動方向に細長い溝を作り抗血清を流し込み静置すると，抗原および抗血清が支持体内に拡散し抗原抗体反応が起こる。その結果，各々特定の位置に弓状の沈降線が現れ，これによりM蛋白やベンスジョーンズ蛋白（BJP）などの同定が行われる。

索引

数字・欧文索引

和文索引

薬の影響を考える

臨床検査値ハンドブック 第4版

定価　本体3,000円（税別）

2012年 6 月30日　初版発行
2014年 7 月25日　第 2 版発行
2017年 2 月25日　第 3 版発行
2022年 3 月15日　第 4 版発行

監修・編集　　木村 聡（き むら さとし）

編　　　集　　三浦 雅一（み うら まさかず）

発　行　人　　武田 信

発　行　所　　株式会社 じほう

　　　　　　101-8421　東京都千代田区神田猿楽町1-5-15（猿楽町SSビル）
　　　　　　振替　00190-0-900481
　　　　　　＜大阪支局＞
　　　　　　541-0044　大阪市中央区伏見町2-1-1（三井住友銀行高麗橋ビル）
　　　　　　お問い合わせ　https://www.jiho.co.jp/contact/

©2022　　　　　　　　組版　（株）ホッズデザイン　　印刷　シナノ印刷（株）
Printed in Japan

ISBN 978-4-8407-5306-7

主な疾患別にみた検査項目索引